高 等 学 校 教 材

XIANDAI SHIPIN YINGYANG YU ANQUAN

现代食品营养与安全

雒晓芳　主编　　乌兰　王冬梅　参编

U0231316

化学工业出版社

·北京·

内 容 提 要

《现代食品营养与安全》从实用角度出发，向广大读者提供食品安全与均衡营养的最新理念，提出影响食品安全的几种主要因素。在此基础上，还对食品中的各种营养素及其价值的需要量详加分析；提出各类食品的安全与采购及其识别方法等。在编写过程中遵循教育规律，力求有关理论知识系统性和科学性，突出教育特色，强调理论联系实际，注重知识的实际应用，体现食品营养与安全和人体健康的关系。

《现代食品营养与安全》可作为高等院校全校性选修课的通识教材，也可供食品企业、餐饮业等从业人员参考。

图书在版编目（CIP）数据

现代食品营养与安全/雒晓芳主编. —北京：化学工业出版社，2020.7（2024.1重印）

高等学校教材

ISBN 978-7-122-36921-5

Ⅰ.①现… Ⅱ.①雒… Ⅲ.①食品营养-高等学校-教材②食品安全-高等学校-教材 Ⅳ.①R151.3②TS201.6

中国版本图书馆 CIP 数据核字（2020）第 081553 号

责任编辑：傅四周　赵玉清　　　　　　　文字编辑：药欣荣　陈小滔
责任校对：赵懿桐　　　　　　　　　　　　装帧设计：韩　飞

出版发行：化学工业出版社（北京市东城区青年湖南街 13 号　邮政编码 100011）
印　　装：北京天宇星印刷厂
787mm×1092mm　1/16　印张 11½　字数 275 千字　2024 年 1 月北京第 1 版第 6 次印刷

购书咨询：010-64518888　　　　　　　　售后服务：010-64518899
网　　址：http://www.cip.com.cn
凡购买本书，如有缺损质量问题，本社销售中心负责调换。

定　价：39.80 元

前　言

营养和安全是食品的两大基本属性。食品安全是前提，食品营养是保证。食品安全直接关乎健康和生命，其日益成为公众关注的焦点。能否保障食品安全，让人吃得健康、吃得安全，对老百姓来说是"天大的事"。我国作为一个发展中大国，面对十四多亿人口的巨大消费需求，有效保障公众饮食安全，比发达国家面临的压力更大，需要付出更艰辛的努力。这是一场凝聚智慧、展示力量的伟大变革和创造。

但是，食品的安全是相对的，没有绝对安全的食品，关键是有害物质含量是否安全可控。相对于食品安全，公众对食品营养关注较少，特别是现在经济条件好了，大多数人想吃什么就能吃什么，自以为吃得很好，营养没有问题。但随之而来的心脑血管病、高血压、糖尿病等疾病的不断增加，并不是因为经济发达、生活富裕造成的，而往往是营养健康知识缺乏和错误生活方式导致的营养失衡造成的。

因此，《现代食品营养与安全》从实用角度出发，向广大读者提供食品安全与均衡营养的最新理念，提出影响食品安全的几种主要因素。在此基础上，还对食品中的各种营养素及其价值的需要量详加分析；提出各类食品的安全与采购及其识别方法等。《现代食品营养与安全》可作为高等院校全校性选修课的通识教材，也可作为食品企业、餐饮业等为满足人民营养的基本需要规划食物生产、加工、发展市场等方面工作的参考用书。

《现代食品营养与安全》由西北民族大学 2018 年校级规划教材建设项目资助，具体编写工作由雒晓芳、乌兰及王冬梅三位教师共同完成。在此期间，获得西北民族大学各位领导、教务处以及实验教学部其他同仁的大力支持，在此，一并予以真诚的感谢！本书在编写过程中，还参考或引用了不同专业的教材、研究论文、期刊等，从中得到许多启发，在此向各位作者表示谢意！

由于本书内容涉及面广，编者水平有限，书中疏漏之处在所难免，不足之处恳请广大读者批评指正，以便进一步完善。

编者

2020 年 3 月

目 录

第四章　农用化学品对食品安全的影响　　96

第一章　绪　论

第一节　基本概念

一、食品

《中华人民共和国食品安全法》（以下简称《食品安全法》）将食品定义为各种供人食用或者饮用的成品和原料以及按照传统既是食品又是中药材的物品，但是不包括以治疗为目的的物品。在《食品工业基本术语》中，食品定义为可供人类食用或饮用的物质，包括加工食品、半成品和未加工食品，但不包括烟草或只作药品用的物质。从食品卫生立法和管理的角度，广义的食品还包括生产食品所需的原料，食品原料的种植、养殖过程接触的物质和环境，食品的添加物质，所有直接或间接接触食品的包装材料和设施及影响食品原有品质的环境。狭义的食品包括平时的普通食品，还包括健康食品、无公害农产品、绿色食品、有机食品、辐照食品、新资源食品及转基因食品等。

健康食品是指天然动植物的食品原料经过先进生产工艺，将其所含的丰富功效成分作用发挥到极致，从而调节人体机能，适于有特定功能需要的相应人群食用的特殊食品。健康食品是食品的一个种类，具有一般食品的共性。

无公害农产品（食品）是指产地环境、生产过程和最终产品符合无公害食品标准和规范，经专门机构认定后，许可使用无公害农产品标识的食品。无公害农产品生产过程中允许限量、限品种、限时间地使用人工合成的安全的化学农药、兽药、渔药、肥料及饲料添加剂等。

绿色食品是指遵循可持续发展原则，按照特定生产方式生产，经专门机构认定后，许可使用绿色食品标识的无污染的安全、优质并具有营养的一类食品。由于与环境保护有关的事物在国际上通常被冠以"绿色"，也为了更加突出这类食品来自良好的生态环境，因此将其定名为绿色食品。

有机食品是指来自有机农业生产体系，根据有机农业生产需求和相应的标准生产加工，即在原料生产和产品加工过程中不使用化肥、农药、生长激素及化学添加剂等化学物质，不使用基因工程技术，并通过独立的有机食品认证机构认证的一切农副产品。有机食品包括符合以上要求的粮食、蔬菜、水果、奶制品、畜禽产品、蜂蜜、水产品和调料等。

辐照食品是指利用辐照加工帮助保存的食物。辐照能杀死食品中的昆虫以及它们的卵及幼虫，消除危害人类健康的食源性疾病，使食物更安全，延长食品的货架期。辐照能杀死细菌、霉菌、酵母菌，这些微生物能导致新鲜食物如水果和蔬菜等的腐烂变质。辐照食品能长期保持原味，更能保持其原有口感。

新资源食品是指在我国无食用习惯的新的食品原料，并不包括用新原料生产制成的终产品。新资源食品是指在中国新研制、新发现、新引进的无食用习惯的，符合食品基本要求，对人体无毒无害的物品，如叶黄素酯、嗜酸乳杆菌等。近年来，对新资源食品和其他特殊食品的监管，也是今后食品安全监管领域亟待解决的问题之一。我国饮食文化源远流长，食补、药膳等传统保健养生理念在民间有一定影响。从现代医学和营养学的角度看，膳食干预调节对于疾病的预防和控制虽有一定效果，但很多机理和量效关系还有待深入研究和探讨。这种情况是我国食品安全监管领域特有的一个现象，无他国先进经验可循。在这个背景下，对新资源食品的监管必须慎之又慎。一方面，必须将监管纳入科学的轨道，在对保健食品、新资源食品和其他特殊食品进行安全性评价的过程中，适时引入风险评估的方式方法，力争做到程序合理、过程合规、结果可信。建议尽快出台相应的评价方案细则，用于指导产品的技术评审。此外，还要兼顾对饮食传统文化的继承和发扬，兼顾制度创新和行业发展，为新资源食品行业的发展创造良好的社会环境。

转基因是指通过基因工程技术将一种或几种外源性基因转移到某种特定的生物体中，并使其有效地表达出相应产物（多肽或蛋白质）的过程。以转基因生物为原料加工生产的食品就是转基因食品。以转基因技术为代表的农业生物技术是伴随着人类认识水平的提高而出现的。生物技术产品从问世起，就伴随着严格的监管，只有确保它足够安全才会上市。事实上，为确保安全性，科学家考虑的会比消费者多得多，并在研究初始阶段就会涉及，主要包含两大问题：食用安全问题和环境生态安全问题。从食用安全方面来说，通常会考虑急性毒性、慢性毒性、过敏性、营养性、致畸性。从生态方面，通常会考虑出现新的性状之后，会不会影响到其他生物。比如转基因粮食抗虫了，虫子会不会慢慢也耐药，产生超级害虫。科学家会专门设计一处"避难所"，即在种植转基因作物的地方，设计一处土地上的作物不具抗性，专门拿给虫子吃，给虫子的种群留下根。另外，科学家还要考虑基因"漂移"和基因"逃逸"的问题，比如转基因作物的花粉吹到别的地方，会不会影响其他作物？如果一辆运载转基因作物的卡车翻车了，会不会造成基因"逃逸"？这都需要做相应的模拟。不计算实验室时间，仅进入安全评价阶段一般就需要 3 年以上时间，目前还没有其他食品需要这样严格的安全评价。转基因安全性强调的是实质等同原则，从逻辑上表述，就是对于某种具体的转基因食品，如果没有明显证据证明其有害，就可以认为其安全。在实质等同原则下证实了安全性的转基因食品，可以放心食用。对于科学来说，没有必要且也不可能完全证明任何食品完全安全，因为所谓绝对安全的食品是不存在的。

网购食品以其种类丰富、价格实惠、方便快捷的优势，成为近年来购买的热点。虽然我国根据《食品安全法》等法律法规，已制定《网络餐饮服务食品安全监督管理办法》，但是由于网络交易的虚拟性和不确定性，网购食品侵权行为时有发生，我国在网购食品方面，需要更加完善立法体系。网购食品带来的食品安全问题主要体现在以下几个方面。第一，销售主体准入问题。目前，缺乏食品生产、流通、卫生许可证的"三无"网络店铺仍部分存在，对销售主体缺乏有效的规范和约束。例如，产品类别归属、企业规模、必备的管理条件等。此外，农产品欺诈、售假现象比较严重。例如，网络食品经营者通常会利用消费者对商品信息的不了解，在网上发布虚假的食品介绍及宣传广告。稍有不慎，引起交易纠纷事小，引发食品安全事故事大。第二，网购食品安全问题。网购不是面对面经销模式，消费者无法对食品进行真实性鉴别。无论是品牌、厂家还是生产日期、保质期等信息，消费者都只能得到卖家的口头承诺，食品质量无法得到切实保障。第三，网购食品包装问题。网购食品的包装材料是否符合食品安全相关要求？包装所带来的资源浪费如何应对？对于这些问题，现行的网络食品法律法规只有一些原则性规定，未来还需要有实施的条例和细则。第四，产品标识问题。在网络销售的食品中，很多进口食品没有合格的中文标签，部分进口食品存在来源渠道不明等问题，没有经过正规的检验检疫程序，缺乏必要的安全卫生检疫。第五，维权难度比较大。网络食品交易存在虚拟性、隐蔽性和不确定性，并且网店很多没有实体店，许多商家没有取得工商、食品、税务等相关部门的许可证，无法出示购物发票。一旦发生食品安全事故，消费者很难得到赔偿。同时，网络交易多涉及异地维权，消费者所在地的监管部门不具有管辖权，异地维权难度较大。因此，需要完善、提高网络食品安全水平的措施。网络食品是食品安全的新领域，可能会成为食品安全隐患的新爆发点。人们对食品安全的认识水平已经提高，食品安全监管水平也有了很大提升，互联网不是法外之地，网络食品监管同样也是全程监管理念的应有之义。不仅是"最后一公里"，网络食品的经营与准入、制作过程、添加过程、添加情况、运输情况等，都需要有行之有效的监管方式。要提高网络食品安全水平，建议先从政策层面加强《食品安全法》和《网络餐饮服务食品安全监督管理办法》的执行力度，细化执法操作实施细则，提升可操作性。同时要重视和扶持食品企业和食品实体经营企业的食品安全建设，充分发挥行业监管和市场淘汰机制，净化行业风气，提升行业诚信道德水准。此外，也要强化网络交易平台的食品安全责任意识，加强食品物流环节相关的食品安全科学研究，为安全物流提供有力的技术支撑。还要加强食品安全科普宣传教育，提高真假食品安全信息的辨识能力和食品安全自我防护意识。

二、食品营养

营养（nutrition）原意指"谋求养生"。根据《中国营养科学全书》中的定义，营养指机体通过摄取食物，经过体内消化、吸收和代谢，利用食物中对身体有益的物质构建机体组织器官、满足生理功能和体力活动需要的过程。

营养素（nutrient），指具有营养功能的物质，包括蛋白质、脂类、糖类（又称碳水化合物）、维生素、矿物质、水六大类。已研究明确并得到公认的人体营养素有 41 种，其中包括 8 种必需氨基酸（异亮氨酸、亮氨酸、赖氨酸、甲硫氨酸、苯丙氨酸、苏氨酸、色氨酸、缬氨酸）、2 种必需脂肪酸（亚油酸和 α-亚麻酸）、14 种维生素（维生素 A、维生素 D、维生素 E、维生素 K、维生素 B_1、维生素 B_2、维生素 B_6、维生素 B_{12}、烟酸、泛酸、叶酸、胆碱、生物素、维生素 C）、7 种常量元素（钾、钠、钙、镁、硫、磷、氯）、8 种微量元素（铁、碘、锌、硒、铜、铬、钼、钴）、1 种糖类（葡萄糖）和水。有一些营养物质人体可能需要，但尚未确定，如硅、硼等。有一些营养物质在婴幼儿体内不能合成，如牛磺酸、肉碱。此外，还有一些非常物质，虽然不作为营养素，但却是人体所必需的，如膳食纤维。

健康（health）：根据世界卫生组织（WHO）的定义，是指身体、心理及社会适应三个方面全部良好的一种状况，而不仅仅是没有生病或者体格健壮。可见，健康不仅指躯体健康，而且还包括心理健康、社会适应良好和道德健康等几个方面。健康的标志主要包括：①充沛的精力，能从容不迫地负担日常工作和生活而不感到过分紧张和疲劳；②处世乐观，态度积极，乐于承担责任，事无大小，不挑剔；③作息规律，睡眠好；④应变能力强，能适应外界环境中的各种变化；⑤能够抵御一般感冒和传染病；⑥体重适当，身体匀称，站立时头、肩位置协调；⑦眼睛明亮，反应敏捷，眼睑不发炎；⑧牙齿清洁，无龋齿，不疼痛，牙龈颜色正常，无出血现象；⑨头发有光泽，无头屑；⑩肌肉丰满，皮肤有弹性。

亚健康（inferior health 或 sub-health）：指身体存在某种或多种不适，但无身体器质性病变的状态。

营养不良（malnutrition）：或称营养失调，是指由于一种或几种营养素的缺乏或过剩所造成的机体健康异常或疾病状态。营养不良包括两种表现，即营养缺乏（nutrition deficiency）和营养过剩（nutrition excess）。

三、营养价值

食品的营养价值通常是指在特定食品中的营养素的质和量的关系及其满足人体需要的程度。一般认为食品中含有一定量的人体所需的营养素，则具有一定的营养价值，否则即无营养价值。例如市场上出售的有些饮料完全是由某些食品添加剂如食用色素、香精和人工甜味剂加水配制而成，几乎无营养价值可言。而对那些含有较多营养素且质量较高的食品，则其营养价值较高。因此，不同食品因其营养素的构成不同，其营养价值是不一样的。

总的来说，食品营养价值的高低，取决于食品中的营养素是否齐全，数量多少，相互比例是否适宜，以及是否易于被人体消化、吸收等。食品中提供的营养素种类及其含量越接近人体需要，则该食品的营养价值就越高，例如母乳或者配方奶粉对于婴儿来说，营养价值就很高。总之，食品的营养价值是个相对的概念，即使是同一种食品，由于其品种、产地、部位以及烹调加工方法的不同，其营养价值也可能会有所不同。例如蔬菜经过不同的烹调加工处理后，其中保留的维生素 C 含量就不同。

四、膳食营养素参考摄入量

膳食营养素参考摄入量（dietary reference intake，DRI）是在 RDA 基础上发展起来的一组每日平均膳食营养素摄入量的参考值，包括以下四项内容指标。

① 平均需要量（estimated average requirement，EAR）指满足某一特定性别、年龄及生理状况群体中 50% 个体需要量的摄入水平。

② 推荐营养素摄入量（recommended nutrient intake，RNI，相当于 RDA）指满足某一特定性别、年龄及生理状况群体中 97%～98% 个体需要量的摄入水平。如果需求量呈现正态分布时，则 RNI＝EAR＋2 SD（标准差），若 EAR 的变量不足以计算 SD 时，可假设 10% EAR＝1 SD，则 RDA＝1.2EAR。

③ 适宜摄入量（adequate intake，AI）指通过观察或实验获得的健康人群对某种营养素的摄入量。一般会大于 EAR，也可能大于 RNI，但小于可耐受最高摄入量（UL）。AI 不一定是一个理想摄入量。在个体需要量的研究资料不足，不能计算 EAR，也不能求得 RNI 时，可设定 AI 来代替 RNI。

④ 可耐受最高摄入量（tolerable upper intake level，UL）指某一生理阶段和性别人群，几乎对所有个体健康都无任何副作用和危险的平均每日营养素最高摄入量。目的是为了限制膳食和来自强化食物及膳食补充剂的某一营养素的总摄入量，以防止该营养素引起的不良作用。

第二节　食品安全

"民以食为天"，食品是人们生活的最基本必需品。每天只要打开电视、翻看报纸，就可以看到大量的各种各样的食品广告。随意走上街头，不论是在商场、超市乃至街旁商亭，食品都成为不可缺少的一部分。

食品安全问题已成为威胁人类健康的重要因素。无论在国外还是国内，消费者都对食品安全问题忧心忡忡。然而，食品安全问题不像一般的急性传染病那样，会随着国家经济的发展，人民生活水平的提高，卫生条件的改善以及计划免疫工作的持久开展而得到有效的控制。相反，随着新技术和化学品的广泛使用，食品安全问题可能日益严峻。不论是发达国家还是发展中国家，不论食品安全监管制度完善与否，都普遍面临食品安全问题。因此，食品安全已成为当今世界各国关注的焦点。

一、食品安全概念及分析

1. 食品安全概念

根据 1996 年世界卫生组织（WHO）的定义，食品安全是对食品按其原定用途进行制作和食用时不会使消费者健康受到损害的一种担保，它主要是指在食品的生产和消费过程中没有达到危害程度的一定剂量的有毒、有害物质或因素的加入，从而保证人体按正常剂量和以正确方式摄入这样的食品时不会受到急性或慢性的危害，这种危害包括对摄入者本身及其后代的不良影响。

欧洲科学家 Paracelsus（1493～1541 年）曾说过："所有的物质都是有毒的，没有一种不是有毒的，正确的剂量才使得毒物与药物得以区分"。而食品安全正是研究食物的毒性因素及其可能存在的风险，并为控制和降低这些毒性和风险制定相应措施或方法的一门科学。在自然界中，物质的有毒有害性同有益性一样，都是同剂量紧密相连，所以不能离开剂量来讨论其有毒有害或有益性。例如，成人每日摄入 $50\sim<200\mu g$ 硒时有利于健康，但如果每日摄入量低于 $50\mu g$ 时，就会出现心肌炎或克山病等疾病，并诱发免疫功能低下和老年性白内障等疾病；如果每日摄入量为 $200\sim1000\mu g$，则出现中毒，急性中毒表现为厌食、运动障碍、气短、呼吸衰竭等症状，慢性中毒表现为视力减退、肝坏死和肾充血等症状；如果每日摄入量超过 $1000\mu g$ 则可导致死亡。也就是说，假如摄入的剂量足够大，任何物质都是有毒的。另外，对食品安全性而言，除与食品中的有毒有害物质的摄入剂量和方式相关外，还与食品的制作方法相关联。例如，目前对转基因食品安全性的争论实际上就起源于食品的制作方法。

食品安全的概念还曾指消费不含有毒有害物质的食品，不含有毒有害物质实际上是指不得检出某些有毒有害物质或检出值不得超过某一阈值。随着化学物质检测水平的提高和相应检测精确度及灵敏度的提高，发现原来难以检出的某些微量化合物在食品中以极微量的形式存在也可引起人体损伤。但要注意，对于不同的生物系统，这些微量化合物引起危害的阈值不尽相同。

也有学者将上述定义称为狭义的"食品安全"。相对而言，广义的食品安全除包括狭义食品安全所有的内涵以外，还包括由于食品中某种人体必需营养成分的缺乏或营养成分的相互比例失调，人们长期摄入这类食品后所出现的健康损伤。

2. 食品安全概念分析

从目前的研究情况看，在食品安全概念的理解上，国际社会已经基本形成以下共识。

（1）食品安全是个综合概念

作为种概念，食品安全包括食品卫生、食品质量、食品营养等相关方面的内容和食品（食物）种植、养殖、加工、包装、贮藏、运输、销售、消费等环节。而作为属概念的食品卫生、食品质量、食品营养等（通常被理解为部门概念或者行业概念），均无法涵盖上述全部内容和全部环节。

（2）食品安全是个社会概念

与卫生学、营养学、质量学等学科概念不同，食品安全是个社会治理概念。不同国家以及不同时期，食品安全所面临的突出问题和治理要求有所不同。在发达国家，食品安全所关注的主要是因科学技术发展所引发的问题，如转基因食品对人类健康的影响；而在发展中国家，食品安全所侧重的则是市场经济发展不成熟所引发的问题，如假冒伪劣、有毒有害食品的非法生产经营。我国的食品安全问题则包括上述全部内容。

（3）食品安全是个政治概念

无论是发达国家，还是发展中国家，食品安全都是企业和政府对社会最基本的责任和必须做出的承诺。食品安全与生存权紧密相连，具有唯一性和强制性，通常属于政府保障或者政府强制的范畴。而食品质量等往往与发展权有关，具有层次性和选择性，通常属于商业选择或者政府倡导的范畴。近年来，国际社会逐步以食品安全的概念替代食品卫生、食品质量的概念，更加凸显了食品安全的政治责任。

（4）食品安全是个法律概念

进入 20 世纪 80 年代以来，一些国家以及有关国际组织从社会系统工程建设的角度出发，逐步以食品安全的综合立法替代卫生、质量、营养等要素立法。1990 年英国颁布了《食品安全法》，2000 年欧盟发表了具有指导意义的《食品安全白皮书》，2003 年日本制定了《食品安全基本法》，部分发展中国家也制定了《食品安全法》。综合型的《食品安全法》逐步替代要素性的《食品卫生法》《食品质量法》《食品营养法》等，反映了时代发展的要求。

基于以上认识，食品安全的概念可以表述为：食品（食物）的种植、养殖、加工、包装、贮藏、运输、销售、消费等活动符合国家强制标准和要求，不存在可能损害或威胁人体健康的有毒有害物质以导致消费者病亡或者危及消费者及其后代的隐患。该概念表明，食品安全既包括生产安全，也包括经营安全；既包括结果安全，也包括过程安全；既包括现实安全，也包括未来安全。

二、食品安全性

1. 概述

（1）食品安全性概述

"安全性"（safety）是损害和危险性的反义词，常被解释为无风险性和无损伤性。1984 年世界卫生组织在《食品安全在卫生和发展中的作用》的文件中，将"食品安全"与"食品卫生"作为同义语，定义为："生产、加工、储存、分配和制作食品过程中确保食品安全可靠，有益于健康并且适合人消费的种种必要条件和措施。"1996 年世界卫生组织在《加强国家级食品安全计划指南》中则把"食品安全"与"食品卫生"作为两个概念不同的用语加以区别。其中，"食品卫生"所指的范围似乎比食品安全稍窄一些，只是指"为了确保食品安全性和适用性在食物链的所有阶段必须采取的一切条件和措施"。

有些有害成分是食物本身所固有的，如有毒蘑菇中的各种毒素、扁豆（四季豆）中的皂素、植物血凝素，如果在食用时不加以注意，就会造成食物中毒。但更多的有害成分是食品在生产、加工、储存、运输、销售、烹调等环节中被一些有毒、有害因素污染所造成的。既然食品会天然存在有毒、有害物质或被无意污染，因此需要判断食品中哪些物质或成分属于有毒、有害物质，以及在什么条件下会对人体健康产生危害或损害。在目前的科学水平下，某些有毒、有害因素难以得出"健康影响"和"有害效应"的结论，但随着人们认识的发展就会有新的发现，如长期低剂量接触某些有毒、有害物质，会在多年后出现健康损害。尽管这些有毒、有害效应一直存在，但目前的技术手段还不能识别这些效应或目前的检测技术还不能够发现相关有毒、有害物质。也就是说，人类消费任何一种食品要保证绝对安全（危险性为零）几乎是不可能的。食品中既然总是存在能够引起健康损害的物质，也就总是存在危害（hazard），但存在危害并不意味着就一定会产生健康损害。毒理学上有一个基本概念叫"剂量决定毒性"，即如果危害的暴露水平在允许摄入量以下，产生健康损害的可能性要小得多；也就是说，不同食品中存在的有害物质引起健康损害的可能性是不同的。在一定条件下能够引起某种健康损害出现的概率称为危险性、危险度或风险度（risk）。

安全性虽然是危险性的反义词，但是安全性很显然与某一指定的低危险水平及损害效应的低严重性联系在一起。所谓安全是指社会能接受的某种严重程度的有害效应的特定危险水平，指在可以接受的危险度下不会对健康造成损害，是一个应用很广泛的概念。理论上安全性是指无危险度或危险度达到可忽略的程度，而实际上不可能存在绝对的无危险度。对安全性的另一种解释是：在建议使用剂量和接触方式的条件下，外源化学物不致引起机体损害作用的"实际可靠性"。另外还有一种观点认为，安全性应根据社会可接受的危险度来进行评定，低于这个可接受的危险度就是安全的，否则就不安全。食品安全性评价（food safety evaluation）是运用毒理学动物实验结果，并结合人群流行病学调查资料来阐明食品中某些特定物质的毒性及潜在危害、对人体健康的影响性质和强度，预测人类接触后的安全程度。

（2）食品安全现代内涵

① 食品安全性

食品安全性是食品质量的最重要组成部分，而人们常常忽视其对公众生活、社会安定可能带来的严重影响，这对食品的生产者、经营者、社会管理部门及政府决策部门，提出了一个日益紧迫的课题，即如何从当前和长远的角度把食品安全落到实处。解决好这个问题，首先需要对食品安全性有一个充分而科学的理解。

食品安全可以分为宏观性的食品安全和微观性的食品安全。宏观性的食品安全又称为食品的量安全，是以食品的供给保障安全为内涵的食品安全（food security），与粮食安全具有同等含义。微观性的食品安全又称为食品的质安全，是以保障人体健康为内涵的食品安全（food safety）。

按照我国新《食品安全法》对食品安全的定义是：食品无毒、无害，符合应当有的营养要求，对人体健康不造成任何急性、亚急性或者慢性危害。当然不少曾被认为是"无污染"食品或"清洁"食品并非真的安全，而许多被宣布有毒有害的化学物质实际上在环境中和食品中都被发现以极微量广泛存在，这个安全性如何界定？从对人体健康的影响来看，除明显致病的以外，所谓慢性毒害、慢性病、健康隐患、对后代的影响等，也都需要更明确的解释。美国学者 Jones 则曾建议区分绝对安全性与相对安全性两种不同的概念。

② 绝对安全性和相对安全性

绝对安全性是指确保不可能因食用某种食品而危及健康或造成损害的一种承诺，也就是食品应绝对无风险。相对安全性是指一种食物或成分在合理食用方式或正常食量的情况下，不会导致健康损害的实际确定性。

因此，一种食品是否安全，取决于其制作、食用方式是否合理，食用数量是否适当，还取决于食用者自身的一些内在条件。以上也说明一个问题，那就是对食品消费者和食品生产管理者来讲，前者要求提供没有风险的食品，而将频繁发生的安全性事件归因于技术和管理的不当，后者则是从食品的构成和食品科技的现实出发，认为安全食品并非是完全没有风险的食品，而是在提供最丰富营养和最佳品质的同时，力求把可能存在的任何风险降至最低限度。

（3）人类对食品安全性认识的过程

在市场发展和社会进步的同时，食品安全性问题的焦点与热点逐渐从食品不卫生、传播流行病、掺杂制伪等为主转为某些化学品对食品的污染及对消费者健康的潜在威胁方面。农药和常规药物在人类的食物和人体内长期残留，将危及整个生态系统和人类的健康。

20 世纪末至今，新的病原微生物引起食物中毒，畜牧业中滥用兽药、抗生素、激素类物质的副作用，食品的核素污染，对转基因食品安全的争论，英国的疯牛病事件，以及沙门氏菌、现代乳品低温冷藏中的嗜冷性致病菌（李斯特菌、耶尔森菌）、致病性大肠杆菌 EHEC（肠出血性大肠杆菌 O157：H7）造成的食品安全等问题都是有代表性的。人类社会发展的多个方面通过人类食物链对食品安全性的影响，进一步显露出来。而人类对全球生态环境变化及其与自身生存关系认识的深化，激发了人们的生态环境意识。这就使食品安全性再次作为人类面临的重大生活或生存问题，从多个方面被提上社会的议程。

历史表明，食品安全性的问题发展到今天，已远远超越了传统的食品卫生或食品污染的范围，而成为人类赖以生存和健康发展的整个食物链的保护与管理问题。

（4）食品安全性的现代问题

人类社会的发展和科学技术进步，正在使人类的食物生产与消费活动经历巨大的变化。与人类历史上任何时期相比，目前，一方面是饮食水平与健康水平普遍提高，反映食品安全性的状况有较大提高，甚至是质的改善；另一方面则是人类食物链环节增多和食物结构复杂化，这又增添了新的饮食风险和不确定因素。

英国 C. E. Fisher（1993）对当代发达和较发达的国家提出的一张饮食风险清单可以代表一般食品安全性。清单如下：营养过剩或营养失衡；酗酒；微生物污染；自然产生的食品毒素；环境污染（包括核污染）；农药及其他农用化学品残留物；兽用药物残留；包装材料污染；食品添加剂和饲料添加剂；新开发食品及新工艺产品（如生物技术食品、辐照处理食品等）；其他化学物质引起的饮食风险（如工业事故污染食品等）。此外，假冒伪劣食品（劣质，掺杂毒物、异物等）在食品安全性问题中也占有重要地位。以上可归纳为现代食品安全性的六大类问题，即：营养失控、微生物致病、自然毒素、环境污染物、人为加入食物链的有毒化学物质、其他不确定的饮食风险。在食品相对充裕的条件下，因饮食结构失调使高血压、冠心病、肥胖症、糖尿病、癌症等慢性病显著增多，这说明食品供应充足不等于食品安全性改善。高能量、高脂肪、高蛋白、高糖、高盐和低膳食纤维，以及忽视某些矿物质和必需维生素摄入，都可能给人的健康带来慢性损害。

2. 影响食品安全性的因素

食品是人类生存的基本因素，但是食品中可能含有或是被污染带入危害人体健康的物质，食品中具有的危害统称为食源性危害。根据引起食源性危害的因素不同，将其分为生物性危害、化学性危害和物理性危害三大类。当前，我国主要有以下 10 种具体因素较为严重地影响着食品安全。

（1）食品添加剂

食品添加剂，如香精、甜味剂（甜蜜素）、抗氧化剂（特丁基对苯二酚）及防腐剂等的过量加入和违法使用。

（2）食品掺杂使假

个别食品生产企业为了降低成本，掺杂使假，导致食物的品质降低，混入有毒有害物质，使食品产生严重的安全隐患。

（3）包装材料

各种包装材料都有可能存在有毒有害物质或受到有毒有害物质的污染，造成对食品的二次污染。例如，聚氯乙烯本身无毒，但其含有的氯乙烯单体残留具有麻醉作用，同时还有致癌致畸作用。此外，包装材料在制造过程中所加入的有毒添加剂也存在残留与释放问题。

（4）农业化学控制物质

农业化学控制物质，如抗生素、杀菌剂、饲料添加剂、β-兴奋剂、类固醇激素、镇静剂、农药、化肥、除草剂和植物激素等造成的残留。

（5）食源性致病菌、病毒和寄生虫

食源性致病菌、病毒和寄生虫，如食品中污染的沙门氏菌、志贺菌、金黄色葡萄球菌、猪链球菌等食源性致病菌，肝炎病毒、疯牛病毒、禽流感病毒等病毒，绦虫、蛔虫、旋毛虫、广州管圆线虫等寄生虫。

（6）真菌毒素

真菌毒素，如黄曲霉毒素、麦角毒素、赭曲霉毒素造成的食品污染。

（7）环境污染物

环境污染物，如多环芳烃、多氯联苯、二噁英、铅、汞、镉、砷及核污染等造成的食品污染。

（8）动植物天然毒素

动植物天然毒素，如河豚毒素、贝类毒素、秋水仙碱、蓖麻毒素、龙葵素等造成的危害。

（9）新开发食品及新工艺产品

新开发食品及新工艺产品，如生物技术产品、转基因食品、辐照食品等都可能产生和引起人体安全危害。

（10）营养过剩及营养失衡

由于生活的改善和食物的丰富，无节制地摄入食物，导致营养过剩，产生肥胖、高血脂、高血糖或脂肪肝等疾病；偏食或长期摄入低营养性食物可导致营养失衡，造成发育迟缓、贫血、器官组织机能低下等症状。

3. 食品安全性检测方法

随着食品卫生与安全问题日益被广大消费者和各国政府重视，以及国际食品贸易的不断发展，食品卫生与安全检测方法的研究也受到了重视并得以迅速发展。食品卫生与安全检测方法主要是指对食品原料中以及食品在生产、加工、储运、销售等过程中存在的、从环境中引入或产生的有毒有害物质的分析检测方法。

物理性危害中的沙石、毛发、金属异物等可以通过过筛、磁铁作用、金属探测及 X 射线等物理方法进行检测，放射性物质可采用放射性检测仪定量检测；化学性危害物的检测主要采用化学分析、仪器分析和免疫分析等检测方法；生物性危害中致病微生物的检测主要有传统的培养检测、生物化学检测、免疫学检测及分子生物学检测等方法。

三、国内外食品安全概况

1. 国外食品加工业安全现状

自 20 世纪 90 年代以来，国际上食品安全恶性事件时有发生，如英国的疯牛病、比利时的二噁英事件等。随着全球经济的一体化，食品安全已变得没有国界，世界上某一地区的食品安全问题很可能会波及全球，乃至引发双边或多边的国际食品贸易争端。因此，近年来世界各国都加强了食品安全工作，包括机构设置与强化或调整政策法规、监督管理和科技投入。各国政府纷纷采取措施，建立和完善食品管理体系和有关法律、法规。美国、欧洲等发达国家和地区不仅对食品原料、加工品有较为完善的标准与检测体系，而且对食品的生产环境，以及食品生产对环境的影响都有相应的标准、检测体系及有关法规、法律。

2. 中国食品安全问题现状

（1）食品添加剂过量使用

食品添加剂是指为改善食品品质，以及因防腐和加工工艺的需要而加入食品中的人工合成或者天然物质。然而，随着社会经济的飞速发展，滥用食品添加剂的现象比较突出。某些不法商家为了节约成本，提高经济效益，往往会过量使用食品添加剂，加到食品当中。食品添加剂的使用在一定阈值内不会对人体造成伤害，但若过量使用，会给消费者身体带来潜在危害。

（2）非法食品添加物的滥用

为了延长食品货架期，改善食品外观，部分不法商家会在食品中加入非法添加物。比如黄色素奶油、苏丹红红心鸭蛋、瘦肉精猪肉、染色馒头等，此类食物不仅会影响人体健康，甚至会增加癌症患病概率。食品添加剂与非法添加物最主要的特征区别是：前者已经过大量研究证实，在法律允许的一定范围内，不会对人体产生危害，而后者不属于食品添加剂，本不应出现在食品当中，如果添加到食品当中，往往会对人产生或多或少的伤害。

（3）食物源头污染突出

近年来，食品源头的污染问题也较为突出。农产品是我国主要食物来源。随着人们生活水平的不断提高，为了提高产品美观度，追求经济效益，延长农产品保存时间，少量种植者会滥用化肥农药。长此以往，使得土壤性质恶化、肥力下降，以致农作物从源头上造成污染，有毒有害物质含量超标，农作物营养成分下降。

（4）环境污染

环境污染也是导致食品安全问题的重要因素之一，环境中的有毒有害物质通过食物链进入人体，从而产生不良影响。若过量使用兽药、催生剂，易使水产或家畜家禽等产品中激素或有害物质含量超标。此外，工业生产中产生的"三废"若未经妥善处理，也会直接污染大气、水源、农田，进而给农作物品质带来影响。

（5）食品安全监管体系不完善

食品安全问题频发，而食品安全涉及的环节较多，具有多样性和复杂性的特点。虽然我国已着力改善现有的监管体系，但是由于食品安全监管主体单一、信息不畅、职责混淆等诸多问题，食品安全监管效率受到制约，这也阻碍了我国食品安全法治建设的规范化进程。因此，我国食品安全监测监管体系目前尚不完善，与其他发达国家相比，仍有许多不足之处。

3. 我国食品安全问题的对策

（1）增强群众食品安全意识

加强对农业生产者的教育，引导他们正确合理地使用农用化学产品，减少化肥农药对生态环境的污染。同时，增强农民生产积极性，促进有机食品的发展，从源头上提高农产品质量。另外，仍需加大宣传力度，提高群众食品安全意识，提高人们对食品安全的认识水平，通过正规的渠道购买食品，实现食品安全的全民监督机制，引导健康食品消费观的形成。由此可见，提高消费者的食品安全意识，是解决食品安全问题的必要手段。

（2）加大监管力度

我国人口众多，对于食品安全监管要求较高。因此，加大食品安全监管力度迫在眉睫。应在政府各部门分段监管食品的安全基础上，将食品安全监管作为主体，有效实行防治结合，制定重大食品安全事故的处理预案，健全对问题食品的召回与处理机制，同时，进一步完善网络平台的监管功能，加强食品安全监管的制度化以及规范化建设，形成"全国统一管理、社会监督、地方配合、部门指导"的食品安全全面监管体系。还应借鉴国外较为完备的管理体制，建立具有中国特色的食品安全监管体系。

（3）完善相应的法律法规

法律法规是食品安全的制度保障，只有拥有足够的政策支持，食品安全问题才能得到更好的解决与预防。近年来，针对新时期出现的食品安全问题，相关部门在制定食品安全法律法规的过程中，应涵盖到涉及食品安全问题的方方面面，多借鉴国际上较先进的食品安全标准，在解决现存食品安全制度保障问题的同时，能够防患于未然。同时，制定长期战略方案，以应对更为复杂的问题。另外，应适当加强对食品安全违法行为的惩戒力度，适当增加食品生产企业的违法成本。

（4）规范食品市场，完善准入标准

目前，食品安全问题发生的主要原因之一，是准入制度不够完善，普遍存在食品市场流通标准不完善、生产方资质审核不严格等情况。因此，相关部门需根据食品市场的实际情况，严格规范食品市场的准入标准，并定期审核生产方资质，对市场的食品类型进行检查，加强生产方资质审核，以保证市场销售食品的安全性。

4. 我国食品安全法律体系

要实现"从农田到餐桌"的全过程管理，需要考虑到食品生产的各个环节。在食品安全领域，我国目前主要有两部综合性的法律作为保障，一部是《食品安全法》，另一部是《农产品质量安全法》。2009年我国第一部《食品安全法》正式颁布，并于2015年进行了修订，2018年进行了修正。该法的立法理念从"食品卫生"跃升为"食品安全"，与国际接轨，扩大了其法律适用主体和治理监管范围。同时，该法规定食品生产经营者为食品安全第一责任人，规范了食品生产加工"从农田到餐桌"的全过程，包括生产、运输和销售等环节，强调食品种植、养殖、生产、加工、流通、销售、消费等环节的食品安全，这更加符合社会公众对食品安全的需求。该法还规定国务院卫生行政部门承担食品安全综合协调职责，提出建立食用农产品生产记录制度，加强对食品广告的监督，加强对食品添加剂和保健品的监管。此外，该法在民事赔偿责任方面取得了突破，提高了赔偿标准，建立食品安全惩罚性赔偿制度。食品安全监管模式也变事后监管为主动全程监管，统一食品安全标准，解决了此前食品安全标准太多、重复、层次不清等问题。2006 年我国第一部《农产品质量安全法》适时出台，填补了当时《食品卫生法》《产品质量法》的相关法律空白，因为《食品卫生法》并不涉及种植、养殖等农业生产活动，而《产品质量法》则只适用于那些经过加工、制作的产品，不适用于未经加工、制作却和人民群众生活与健康息息相关的农业初级产品的问题。《农产品质量安全法》主张从源头对农产品质量进行管理和控制，将原本局限于流通领域的风险防控延伸到生产源头的潜在风险预防。该法针对农产品质量安全标准、产地、生产、包装和标识以及监督检查、法律责任等方面作出规定，基本实现了"从农田到餐桌"全过程质量安全控制。从《食品卫生法》到《食品安全法》，包括《农产品质量安全法》，甚至《刑法》都对食品领域的违法问题（如添加有害物质、非食品添加剂）如何处理，进行了修订和增补。另外，我国还出台了食品相关的条例规定，例如《生猪屠宰管理条例》《农药管理条例》《兽药管理条例》等，这些共同构成了一个食品安全法律法规体系。

让食品从业者能够看明白怎么去守法，让食品监管者明白如何去执法。

四、食品安全问题造成的巨大经济损失和社会影响

食品安全问题造成的经济损失十分严重。美国每年约有 7200 万人发生食源性疾病，造成 3500 亿美元的损失。英国的养牛业、饲料业、屠宰业、牛肉加工业、奶制品工业、肉类零售业无不受到严重打击，仅禁止进出口一项，英国每年就损失 52 亿美元，再加上为杜绝疯牛病而采取的宰杀行动，损失高达 300 亿美元。比利时发生的二噁英污染事件不仅造成了比利时的动物性食品被禁止上市并大量销毁，而且导致世界各国禁止动物性产品的进口。食品安全事件的发生不仅影响到消费者对政府的信任，乃至威胁社会稳定和国家安全。如比利时的二噁英污染事件使执政长达 40 年之久的社会党政府内阁垮台；2001 年德国的疯牛病暴发，导致卫生部长和农业部长被迫引咎辞职。

五、食品安全展望

人类食品的安全性正面临着严峻的挑战，解决目前十分复杂而又严重的食品问题需要全社会的共同努力。同时，这些问题的解决将极大地丰富食品安全与卫生学的内容，并推动它向新的高度发展。

在今后一段时间内，我国在保证食品安全方面需要着重开展以下工作：加大人力和物力的投入力度，进行相关理论的研究和技术的开发；以现代食品安全控制的最新理论和技术，不断制定和修订各项食品安全与卫生技术规范，并加以落实；不断完善相应的法律法规，加强法制管理，明确执法机构人员的职责；对食品生产的环境开展有害物的背景值调查，对各种食品中的危害因子进行系统的检测与分析，为食品安全的有效控制提供基础数据和信息；研究食物中毒的新病原物质，提高食物中毒的科学评价水平和管理水平；进一步推广良好操作规范（GMP）和危害分析与关键控制点（HACCP）等有效的现代管理与控制体系；提高

食品毒理学、食品微生物学、食品化学等学科的研究水平，并将这些研究领域的成果不失时机地应用于食品安全保障工作之中，对全体人民加强新知识、现代技术和食品安全基本常识的宣传与教育，加强相关法律法规的教育，提高广大民众自我保护意识；研究世界卫生组织规则中有关食品安全的条例，充分应用和有效应对国际食品贸易中与食品安全相关的技术壁垒以保护我国的经济利益和广大民众的生命安全；加强国际合作，同联合国粮农组织（FAO）、世界卫生组织等国际专门机构或组织进行经常性的沟通与合作，不断就世界范围的食品污染物和添加剂的评价、制定 ADI 值、食品规格、监督管理措施等问题提出意见或建议，维护我国在处理有关食品安全国际事务中的权力和利益。

思　考　题

1. 如何理解食品安全的概念？
2. 为什么说食品安全是一个综合概念？
3. 安全食品包括哪些层次？

第二章 营养与健康

第一节　人体必需营养素及其功能

人体必需营养素包括蛋白质、脂类、糖类、维生素、矿物质、水、膳食纤维等。

一、蛋白质

1. 蛋白质组成

蛋白质约占人体整体重量的五分之一，约占人体干物质重量的一半。人体蛋白质由20种氨基酸组成，其中8种为必需氨基酸，即人体需要但自己不能合成或合成速度不能满足需要的氨基酸（包括甲硫氨酸、色氨酸、赖氨酸、缬氨酸、异亮氨酸、亮氨酸、苯丙氨酸、苏氨酸），其他为非必需氨基酸。

2. 蛋白质的分类

（1）根据食物来源

动物蛋白质：主要源自鱼虾类、禽畜肉类、牛奶和鸡蛋等食物，见图 2-1。氨基酸组成与人体必需氨基酸需要量模式较接近，所含的必需氨基酸在体内利用率较高，称为优质蛋白质。

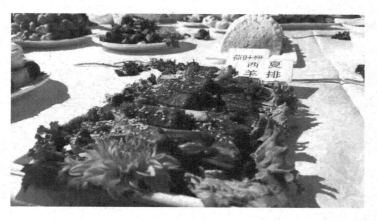

图 2-1　羊排

植物蛋白质：主要源自谷类、豆类、根茎类、坚果（如花生、瓜子、核桃）等食物。赖氨酸、甲硫氨酸、苏氨酸和色氨酸含量相对较低，所以营养价值也较低。

（2）根据食物蛋白质所含氨基酸的种类和数量

完全蛋白质（优质蛋白质）：所含的必需氨基酸种类齐全，比例适当；既可以维持人体健康，又可以促进生长发育。如：奶、蛋、鱼、肉。

半完全蛋白质：氨基酸种类齐全，但限制性氨基酸数量不足；只能维持生命，但不能促进生长发育。如：谷、豆、米、玉米。

不完全蛋白质：不能提供人体所需的全部必需氨基酸；既不能促进生长发育，也不能维持生命。如肉皮。

3. 蛋白质摄入不合理的影响

蛋白质缺乏：成年人表现为消化不良、肌肉消瘦、肌体免疫力下降、贫血，严重者产生水肿。未成年人表现为 Kwashiorker 征（浮肿型：指能量摄入基本满足而蛋白质严重不足的儿童营养性疾病）和 Marasmus 征（消瘦型：指蛋白质和能量摄入均严重不足的儿童营养性疾病）。

蛋白质摄入过量：增加肾脏负担；多余的蛋白质会转化为脂肪，导致肥胖；产生酮毒症。

二、脂类

脂类是油、脂肪和类脂的总称。食物中的油脂主要是油和脂肪，一般把常温下是液体的称作油，而把常温下是固体的称作脂肪。脂肪由 C、H、O 三种元素组成。脂肪是由甘油和脂肪酸组成的甘油三酯，其中甘油的分子比较简单，而脂肪酸的种类和长短却不相同。脂肪酸分三大类：饱和脂肪酸、单不饱和脂肪酸、多不饱和脂肪酸。脂肪可溶于多数有机溶剂，但不溶于水。脂肪是储存能量的重要营养素。

1. 脂肪酸

脂肪酸（fatty acid），是有机物，是指一端含有一个羧基的长的脂肪族碳氢链，直链饱和脂肪酸的通式是 $C_nH_{(2n+1)}COOH$。低级的脂肪酸是无色液体，有刺激性气味；高级的脂肪酸是蜡状固体，无可明显嗅到的气味。脂肪酸是最简单的一种脂，它是许多更复杂的脂的组成成分。脂肪酸在有充足氧供给的情况下，可氧化分解为 CO_2 和 H_2O，释放大量能量，因此脂肪酸是机体主要能量来源之一。具体可见表 2-1 和表 2-2。

非必需脂肪酸是指机体可以自行合成，不必依靠食物供应的脂肪酸，它包括饱和脂肪酸和一些单不饱和脂肪酸。而必需脂肪酸为人体健康和生命所必需，但机体自己不能合成，必须依赖食物供应，它们都是不饱和脂肪酸，均属于 ω-3 族和 ω-6 族多不饱和脂肪酸。过去只重视 ω-6 族的亚油酸等，认为它们是必需脂肪酸。自发现 ω-3 族脂肪酸以来，其生理功能及营养上的重要性越来越被人们重视。ω-3 族脂肪酸包括亚麻酸及一些多不饱和脂肪酸，它们大多数存在于深海鱼的鱼油中，其生理功能及营养作用有待开发与进一步研究。必需脂肪酸不仅为营养所必需，而且与儿童生长发育和成长健康有关，更有降血脂、防治冠心病等治疗作用，且与智力发育、记忆等生理功能有一定关系。

亚油酸和 α-亚麻酸是人体必需的两种脂肪酸。人体所必需的其他多不饱和脂肪酸有：ARA、EPA、DHA。ARA，花生四烯酸，可由亚油酸转化而成。EPA，二十碳五烯酸，可由亚麻酸转化而成，主要来源是冷水海洋鱼类。DHA，二十二碳六烯酸，可由亚麻酸、丙氨酸转化而来，鱼油中含量较多；又称"脑黄金""聪明因子"，主要食物来源是深海鱼。

表 2-1　部分食用油脂肪酸比例　　　　　　　　　　　　　　　　　　　/%

组分	油茶油	菜籽油	花生油	棕榈油	葵花油	芝麻油
月桂酸	5.04	0.55	5.84	4.72	0.51	0.4
肉豆蔻酸	1.96	1.55	2.24	2.59	1.58	0.35
棕榈酸	0.41	10.75	11.23	40.96	7.53	12.57
油酸	74.34	54.14	45.27	35.21	15.25	40.4
亚油酸	7.08	23.57	31.36	14.22	60.92	42.75
硬脂酸	0.67	2.72	2.43	0.5	4.59	0.84
其他	10.5	7.88	1.63	1.7	9.62	2.69

注：引自李静，王永，杨耀东. 棕榈油与常见食用油脂肪酸组分的比较分析，2016。

表 2-2　部分食用油中各种不饱和脂肪酸含量　　　　　　　　　　　　　/%

脂肪酸	油茶油	菜籽油	花生油	棕榈油	葵花油	芝麻油
不饱和脂肪酸	81.43	77.7	76.63	49.53	76.17	83.14
饱和脂肪酸	8.09	14.41	21.74	48.77	14.21	14.17

注：引自李静，王永，杨耀东. 棕榈油与常见食用油脂肪酸组分的比较分析，2016。

二十二碳六烯酸存在于人体多个部位。大脑：占大脑脂质 10%，是大脑灰质中脂肪的主要成分，占 ω-3 不饱和脂肪酸 97%；视网膜：占 ω-3 不饱和脂肪酸 93%；心脏：重要组分；母乳：天然存在。

二十二碳六烯酸的功能：对孕妇而言，促进孕期健康、减少产后抑郁症的发生概率、增加母乳中 DHA 的含量；对婴幼儿而言，影响大脑和视力发展和功能、提高视力敏锐度、提高认知能力；对儿童和成年人而言，促进心脏健康、降低甘油三酯、增加高密度脂蛋白；对成年人而言，促进维护正常认知能力、降低患痴呆症的风险、降低老年黄斑变性的风险。

儿童补充海藻 DHA 可以显著提高血液中的 DHA 含量；足量的 DHA 可以提高儿童的认知能力，特别是注意力和记忆力；DHA 可降低心律失常的风险，降低甘油三酯的浓度，减缓动脉硬化板块的产生；血浆 DHA 可使患老年痴呆症的可能性减小。日常生活中 DHA 的主要来源和含量如表 2-3 所示。

表 2-3　DHA 的主要来源及含量

来源	物种名称	含量及组成
深海鱼类	马鲛鱼、三文鱼、沙丁鱼、黄花鱼、秋刀鱼、鳝鱼等	DHA 含量 5%～15%
微藻类	异养隐甲藻、鞭金藻、紫球藻等	DHA 含量 15%～45%
菌类	破囊壶菌、裂殖壶菌等	视菌种类型、培养条件而定

注：引自李鹤，胡文忠，姜爱丽. 不同来源 DHA 提取技术及其在食品工业中的应用进展，2017。

2. 反式脂肪酸

反式脂肪酸也叫反式脂肪，又称为"逆态脂肪酸"，而且被戏称为现代饮食的"美味杀手"，主要来源是部分氢化处理的植物油。部分氢化油具有耐高温、不易变质、存放久等优点，在蛋糕、饼干、速冻比萨饼、薯条、爆米花等食品中使用比较普遍。过多摄入反式脂肪酸可使血液胆固醇增高，从而增加心血管疾病发生的风险。一般存在于反刍动物的脂肪和乳制品、人造黄油、快餐等。

反式脂肪酸危害如下。①影响生长发育：对中枢神经系统的发育产生不良影响，抑制前列腺素的合成，干扰婴儿的生长发育。②导致血栓形成，促进动脉硬化：可以增加体内的总胆固醇水平，可以增加低密度脂蛋白水平（LDL），减少高密度脂蛋白水平（HDL）。③造成大脑功能的衰退：血液中胆固醇增加，不仅加速心脏的动脉硬化，还促使大脑的动脉硬化。

3. 甘油三酯

甘油三酯（triglyceride，TAG）是 3 分子长链脂肪酸和甘油形成的脂肪分子。甘油三酯是人体内含量最多的脂类，大部分组织均可以利用甘油三酯分解产物供给能量，同时肝脏、脂肪等组织还可以进行甘油三酯的合成，在脂肪组织中储存。理想的甘油三酯水平应低于 1.70mmol/L，超过 1.70mmol/L 则需要改变生活方式，控制饮食，增加运动；高于 2.26mmol 则表示甘油三酯偏高，需要吃药，以防病变。

甘油三酯偏高的危害：最直接体现在动脉粥样硬化上。轻度可能由糖类食物摄入过多、吸烟、肥胖等因素引起；中度一般认为是继发性表现；重度为头晕、头痛、胸闷、气短、肢体麻木、四肢无力、神疲气短、耳鸣、视力退化、失眠健忘等。

4. 胆固醇

胆固醇是人体所必需的营养成分之一。胆固醇摄入过多会引起高胆固醇血症，进而形成冠状动脉粥样硬化性心脏病等所谓的"富贵病"。低密度脂蛋白胆固醇（LDL-C）：偏高，冠心病的危险性就会增加，通常称之为"坏胆固醇"。高密度脂蛋白胆固醇（HDL-C）：对心血管有保护作用，通常称之为"好胆固醇"，功能有护心脑，降三高、抗衰老。

5. 磷脂

磷脂是指甘油三酯中一个或两个脂肪酸被含磷酸的其他基团所取代的一类脂类物质。具有亲水性和亲油性，其中最重要的是卵磷脂（lecithin）。功能：①可提供热能；②是细胞膜的构成成分；③脂溶性维生素的载体，并协助其吸收利用。

缺乏症：会造成细胞膜结构受损，出现毛细血管的脆性和通透性增加，皮肤细胞对水的通透性增高，引起水代谢紊乱，产生皮疹等。

6. 脂肪摄入不合理的危害

脂肪缺乏：必需脂肪酸缺乏病（如生长迟缓、生殖障碍等）；脂溶性维生素缺乏病（如脂溶性维生素 A 缺乏症、夜盲症、眼干燥症等）。

脂肪摄入过量：肥胖；脂肪肝；引发高血压、高脂血症、高血糖。

7. 脂类的食物来源

动物脂肪：各种畜禽肉类及其脂肪组织、水产品、奶油等，通常含饱和脂肪酸和单不饱和脂肪酸多，而多不饱和脂肪酸含量较少。部分食物的脂肪含量如表 2-4 所示。

植物油：大豆油、花生油、菜籽油、芝麻油、橄榄油、棉籽油等，一般含不饱和脂肪酸多，是人体必需脂肪酸的良好来源。

三、糖类

糖类是获取能量的主要营养素。

表 2-4　部分食物的脂肪含量（平均值/%±标准差/%）

样品	1	2	3
瘦猪肉	28.34±0.11	27.62±0.15	28.81±0.11
瘦牛肉	7.53±0.17	7.63±0.18	7.95±0.13
瘦羊肉	12.02±0.05	12.65±0.19	12.37±0.11
鸡肉	3.63±0.21	3.84±0.30	3.27±0.09
鸭肉	6.13±0.22	6.37±0.12	5.99±0.08

注：引自于文萃．五类常见食品脂肪含量的测定，2013。

1. 主要来源

面包（图 2-2）、谷物、面食、水果、蔬菜、牛奶、乳制品、大米。

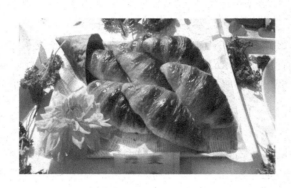

图 2-2　面包

2. 糖类分类

能被人类利用的：单糖、双糖、低聚糖、葡聚糖、淀粉类。不能被人类利用消化的：膳食纤维（果胶、树胶、海藻酸盐）、粗纤维（纤维素和木质素）。

3. 糖类摄入量不合理的危害

（1）膳食中糖类缺乏：将导致全身无力、疲乏、血糖含量降低，产生头晕、心悸、脑功能障碍等，严重者会导致低血糖昏迷。

（2）膳食中糖类过多：就会转化成脂肪储存于体内，使人过于肥胖而导致各类疾病如高血脂、糖尿病等。

4. 膳食纤维

膳食纤维指不被消化的多糖类和木质素，包括纤维素、半纤维素、木质素、果胶、树胶、黏胶等。作用：饱腹感，有利于降低体重；吸水性使粪便变软，可以防止便秘；改善肠道健康，预防肠道癌症；降低血清胆固醇吸收；延缓血糖上升；保持肠道一定的紧张度，防止憩室病；减少有害物质被吸收。

膳食纤维摄入不合理的影响：①缺乏容易导致便秘，可能引起肠道癌，易患心血管疾病；②过量导致腹泻、胀气、肠梗阻，会影响一些维生素和微量元素的吸收。

患有以下疾病的病人不宜多食膳食纤维：各种急性慢性肠炎、伤寒、痢疾、肠道肿瘤、消化道少量出血、肠道食道管腔狭窄、某些食道静脉曲张以及肠道手术前后。

四、营养成分在体内的作用

1. 食物是人体机器的燃料——产生热能

人是恒温动物，必须产生足够的热量，以维持恒定的体温；人体内各种功能的实施，都需要消耗能量，尤其是人在劳动和运动时付出的能量更多。这些能量都要从摄取的食物中产生。

那么，热能是怎样产生的呢？在讨论蛋白质、脂肪和糖类的结构时，曾经讨论过。淀粉分解成葡萄糖，蛋白质分解成氨基酸，脂肪分解成脂肪酸和甘油，才能被肠壁吸收。而葡萄糖、氨基酸、脂肪酸、甘油的基本结构都是由碳分子链组成的碳氢化合物或碳氢氧化合物，其中的碳链都是由多个碳原子构成的，只是个数不同而已。以葡萄糖为例，是六个碳原子的碳链，在一种特殊的酶的作用下，有一个碳原子进行氧化，产生二氧化碳和水，变成剩下的五碳糖；接着又在另一种酶的作用下，将其中一个碳原子氧化，产生二氧化碳和水，变成剩下的四碳糖。这样，碳原子一个一个地被氧化，在每次氧化的过程中，都产生了能量。这些能量，再经过磷酸腺苷系列中磷酸键不断变化，即从一磷酸腺苷、二磷酸腺苷和三磷酸腺苷之间的不断互变中，把能量传递到需要能量的细胞内，这就是人体代谢的基本生物化学过程——三羧酸循环。这些变化是在细胞内的线粒体中进行的。

脂肪变成脂肪酸和甘油、蛋白质变成氨基酸后，它们也都是碳链结构，所以它们的产热也是按照这个途径进行的。

热能是一切生物体，包括人类维持生命和一切活动所必需的能量。这种能量只能来自蛋白质、脂肪和糖类三大产热营养素，这些产热物质是人们每日膳食的主要部分。它们进入机体后，通过生物氧化，将其内在的化学潜能变成热能并释放出来。供人类食用的植物性食物中的热能是从太阳能中得来的，而动物性食物中的热能则又从植物中取得。总的来说，我们享用的热能来源于太阳能。

各国人民的饮食习惯不同，热能来源也不尽相同。西方国家人民习惯以动物性食物为主，其热能主要来自蛋白质和脂肪，这种膳食结构不但不经济，且会因为摄入过多的动物脂肪而于健康不利。我国人民长期以来以粮食为主，动物性食物为辅，三大营养素产热占总热能的比例为蛋白质 10%～15%、脂肪 20%～25%、糖类 60%～70%。这是典型的东方人膳食，大量的医学资料证明，这种食品比例的习惯既经济实惠，又有利于健康。

对于产热营养素的消耗，也与摄取食品的习惯相关。以粮食为主食的我国人民，从消耗产热营养素的顺序看，一般情况下，人体总是先消耗糖类，然后消耗蛋白质，最后消耗体内储备的脂肪。

脂肪热能占总热能的百分率（不分性别）：成年人为 20%～25%，少年、儿童为 25%～30%，婴儿为 30%～45%。还有一个十分重要的事实也必须认识：体内的葡萄糖可转化成肝糖原储存在肝细胞，转化成肌糖原储存在肌肉细胞，以备需要时应用；脂肪也可储存作为产热的后备原料，其储存库包括全身的皮下、大网膜、肠系膜，以及细胞与细胞之间的间隙等。此外，当摄入量超过了需要量时，多余的氨基酸、葡萄糖、脂肪酸、甘油等，都可转化为脂肪堆积起来。

2. 食物营养素是构成与修复人体组织的重要物质

营养素进入人体后，除了产生热能以外，更为重要的是修复人体组织。对于成长期的人来说，还有建设新的组织的需要，以达到生长和健壮的目的。

我们的身体是由细胞组成的，细胞由细胞膜、细胞质、细胞核组成。细胞膜的结构成分主要为糖蛋白和脂蛋白，细胞质主要为蛋白质，细胞核则由蛋白质、核糖核酸（RNA）和脱氧核糖核酸（DNA）等组成，脱氧核糖核酸是储存和传递遗传信息的物质。以上这些都是由蛋白质、氨基酸、糖类、脂类等物质转化而来的。

正如机器的零件常常需要更新置换一样，人体的构件也必须更新置换，但这种更新和置换很特殊，并非一件一件地置换，而是在各种酶的作用下，把微小的结构一件一件地分离出来，替换上新的结构。比如蛋白质是由氨基酸组成的，氨基酸的结构中有氨基，也有羧基，可在脱氨酶的作用下，把氨基解脱出来，换上新的氨基；或在脱羧酶的作用下把羧基解脱出来，换上新的羧基；也可通过切割酶，把 DNA 的长螺旋状结构切下一段，换上新的。方式和"花样"很多，反正每个微小结构都能更换，而且在不断地更新着，人体就是这样依靠修补延续自身生命的。

人体的结构许多都失去了再生的能力，除了肝在细胞数减少的情况下有再生能力以外，其他脏器都没这一功能。但随着生长发育，细胞的体积却增大了。举重运动员的肌肉如此发达，肌细胞数没有增加，而每个肌细胞的体积都增大了，这些全要靠营养素提供物质基础。人从婴儿长大成人，也是一样。

修复还包括各种酶的补充，酶虽然不参与生物化学本身的反应，而只是起催化作用，但酶的种类太多了，还是有一定的消耗量。一个典型的例子是消化酶，完成任务后的消化酶都随着粪便排出了体外，毕竟是损失，所以酶以及相关物质都必须得到修复和补充。

在生长发育阶段，人体需要的营养素更多。除了生理的产热和修复需要，还要有更多的能量和营养成分参与人体的建设，科学、全方位、符合实际需要地增加供应量显得格外重要。

3. 人体内的酸碱度与食品

近年来，一个生理名词已为多数人所熟悉，这就是"内环境"。内环境指的是人体细胞内和细胞间液体的酸碱度和水、电解质的代谢状况。

内环境是一个范围广泛却又实在的讨论内容。举例来说，葡萄糖在氧气充足的情况下，产生二氧化碳和水，二氧化碳溶解在水中，变成碳酸，碳酸又可离解成为氢离子和碳酸根离子，碳酸呈弱酸性；葡萄糖在氧气供应不充足时产生乳酸，也是呈酸性；人吃了含钠、钾、钙、镁等元素的碱性食品，呈现了碱性，这些物质以镁离子、钠离子、钙离子等形式存在于体液中。人体内有着各种各样的化学基团，如硫酸根、碳酸根、盐酸根（即氯离子）都属于酸性基团，还有氢氧基团，属于碱性基团，体液中的水也有很小的部分可离解为酸性的氢离子和碱性的氢氧根离子。另一方面，当体液的酸性提高时，碳酸就会分解成二氧化碳和水，二氧化碳可经肺排出，一些有机酸可从尿中排出，这样酸碱度就下降了；当碱性食物使得体液碱性提高时，减少二氧化碳的排出和减少酸性物质从尿中排出，且增加碱性物质的排出，从而达到酸和碱的平衡。当然，实际情况要比介绍的复杂得多。肺和肾是酸、碱的主要调节器，皮肤也是调节器之一。所以在复杂的体液环境中，实际是依靠这些调节器，保持酸碱度的动力平衡，这就叫做人体的缓冲系统，在这个过程中，水起到核心作用。人体各种体液的酸碱度并不完全一致，在某一种体液中，酸碱度也只是相对恒定，保持一定的正常值范围。以血液为例，人体正常的血液酸碱度，即 pH 在 $7.35 \sim 7.45$，唾液在 6.8 左右，尿液在 6.5左右，尤其是尿液，pH 可在 $4.5 \sim 10$ 波动。这个调节系统保证了内环境的相对平衡，而这一平衡的参与者主要是水和矿物质。

从人体的酸碱度出发，把产生酸性物质的食品命名为酸性食品，如含蛋白质、脂肪和糖量高的食品；摄取后在体内产生碱性物质的食品命名为碱性食品，如蔬菜、水果等。把饮料也分为酸性饮料和碱性饮料，前者如碳酸饮料，后者目前市售的很少。

对于内环境的意义，平时一般不会有人意识到内环境的平衡有多少价值，但一旦感冒发热，吃不下东西，喝的水也少了，而水分蒸发得多，出现脱水时，体内的代谢转向了偏酸性，出现了体液的偏酸现象。一天下来就会感到浑身不适，犹如大病来临，其实没有多大的病，只是体液的酸碱平衡失调而已。进了医院，输入一些生理盐水或补充一点碱性药把偏酸现象中和一下，顿时病情大轻，仿佛两个世界。这很好地说明了内环境的重要性。

五、个例分析

1. 奶茶

奶茶是一种较为独特的茶饮料，将牛奶（粉）和茶汁相结合，口感更加清新圆润，形成独特的风味。速溶茶粉是将茶叶提取液经冷冻干燥或喷雾干燥而制成的粉末，它既保持了茶叶原有的营养成分、风味和色泽，又具有极佳的溶解性。

劣质奶茶多用植脂末、香精、色素和糖兑制。植脂末（奶精）的主要成分是氢化植物油、乳化剂和酪蛋白酸钠，并不是奶粉。奶精口感比牛奶和奶粉冲剂都好，又香又滑，没有油腻感。奶精、植脂末、氢化植物油都富含反式脂肪酸，危害比较大，会使胆固醇升高，也会使一些"好胆固醇"降低。有研究表明，反式脂肪酸还可能增加乳腺癌和糖尿病的发病率。当茶混合牛奶的时候，双方的营养成分会有一定的抵消：比如茶多酚会和蛋白质结合，减弱茶多酚的有益作用，茶也会阻碍牛奶中维生素 A、维生素 D、钙等物质的吸收。

2. 茶叶

茶叶中含有茶多酚类物质 30 余种，具有不同的抗氧化、抗癌防癌、防高血压、抗辐射作用；茶叶中特有的茶氨酸具有增强记忆、防止老年痴呆的作用；茶叶中的咖啡碱可以增强血液循环，有利尿的作用；茶叶中还含有维生素 C，能溶于水的钾、氟、钠、铁等微量元素，对调节人体血液 pH 平衡、保持人体健康有益。

3. 乳类食品

乳类食品是指以乳或是乳制品为主要原料，经混合调制和特定的工艺处理加工而成的一种或一类动物性食品。

乳制品的分类如下。

① 液体乳类：杀菌乳、灭菌乳、酸牛乳、配方乳等。

② 乳粉类：全脂乳粉、脱脂乳粉、全脂加糖乳粉和调味乳粉、婴幼儿配方乳粉、其他配方乳粉。

③ 炼乳类：全脂无糖炼乳（淡炼乳）、全脂加糖炼乳、调味炼乳、配方炼乳等。

④ 乳脂肪类：稀奶油、奶油、无水奶油等。

⑤ 干酪类：原制干酪、再制干酪等。

⑥ 乳冰淇淋类：主要包括乳冰淇淋、乳冰等。

⑦ 其他乳制品类：干酪素、乳糖、乳清粉、浓缩乳清蛋白等。

以牛奶为例介绍乳类食品营养特点。牛奶含有丰富的蛋白质、脂肪、无机盐和维生素等各种人体所需的物质，而且易消化吸收。牛奶蛋白质含量平均为 3.5%，都是完全蛋白。牛奶中脂肪含量平均为 3.5％，消化吸收率高（高达 98％），牛奶脂肪中的脂肪酸有一定量的低级和中级脂肪酸，也含磷脂和必需脂肪酸。牛奶中糖类主要为乳糖（约 4.5％），在肠中经消化酶作用可水解为葡萄糖和半乳糖，并有助于肠乳酸菌的繁殖，从而改善肠菌群分布使腐败菌减少。牛奶中含有婴儿生长需要的几乎全部无机盐，总量约为 0.7％，特别富含钙、磷、钾。牛奶中的钙不仅含量高而且吸收率也高。此外奶类还含有许多微量元素如铜、锌、锰、碘、氟、钴等，属于人体所必需。牛奶中含维生素 A、D、B$_1$、B$_2$。

5. 快餐

快餐的好处：供应快捷，极佳的色香味刺激食欲，易食、方便。

快餐的坏处如下。

① 营养供应有欠均衡。只注重肉类、糖类及油脂类供应，缺乏了蔬菜、水果、纤维素、矿物质等，所以长期食用快餐会导致营养失衡。

② 热量供应过量。快餐是以油脂及单糖类为主的能量供应餐，所以可轻易地获取超过我们每日所需的能量；多食油脂，尤其是动物性的，容易导致胆固醇过高，危害心脏健康。

③ 盐分供应过多。大多数快餐的调味料都是很浓的，含有大量盐分，对心脏血管及肾脏都无益处，长久食用，身体健康肯定受损，只是危害并不明显，所以不为人所知。

选择快餐尽量要均衡，进食时要考虑其中的肉类、淀粉类、蔬菜水果类及乳类制品搭配均衡；不要选多油和太甜的食物，太多油、太甜的食物要适可而止，不宜大量进食，否则会摄取过高的热量，危害身体健康；不要选用口味过重的食物，作膳浅尝无妨，多食不利健康；吃快餐要适可而止，快餐可以解决每日的一餐膳食，但其余的餐数应该进食正常饮食，以补充快餐的不足；要加吃水果。

洋快餐特点是"三高三低"。"三高"：高热量、高脂肪、高蛋白质。"三低"：低矿物质、低维生素和低膳食纤维。某些"洋快餐"用的油是氢化油，即把植物油加氢生产出的油。氢化油中含一些自然界本不存在的反式脂肪酸，会影响人类内分泌系统，危害健康。流行病学研究表明氢化脂肪的摄入量与患心脏病和糖尿病成正比，危害性高于饱和脂肪。最新的研究结果发现炸薯条、汉堡、薄脆饼、烤猪肉等含有大量的丙烯酰胺，大量丙烯酰胺损害中枢神经系统，可以诱发良性或恶性肿瘤。对 750 种食品的检查结果，再度证实了炸薯条、炸薯片、爆米花、油炸食品（图 2-3）中含有致癌物质——丙烯酰胺。

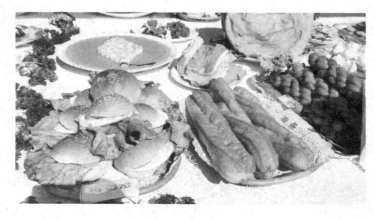

图 2-3　油炸食品

第二节　食品营养价值

何为食品的营养价值？食品的营养价值指某种食品所含营养素和热能满足人体营养需要的程度。决定因素包括所含营养素种类是否齐全，数量多少，相互比例，是否易消化。

一、谷类食品的营养价值

常见的谷类食品有小麦、大米、玉米、小米、高粱、薯类等，如图2-4所示，它可提供50％～70％的热能，55％的蛋白质，无机盐和B族维生素，占我国膳食构成的49.7％。

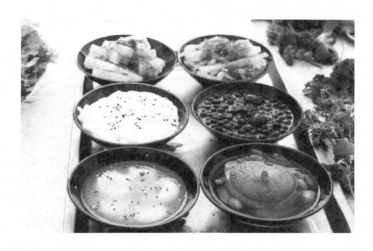

图2-4　常见谷类食品

谷类的结构和营养素主要分布于谷皮、胚乳和胚芽，如图2-5所示。谷皮（13％～15％）：谷粒的外壳，主要由纤维素、半纤维素构成，含较高灰分和脂肪。胚乳（83％～87％）：为谷类的主要部分，含大量淀粉和一定量的蛋白质。谷皮与胚乳之间还有糊粉层，含有较多的磷和丰富的B族维生素与无机盐。胚芽（2％～3％）：富含脂肪、蛋白质、无机盐、B族维生素和维生素E。

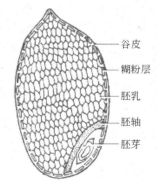

图2-5　谷类的结构和营养素分布

引自：厉曙光，营养与食品卫生学，2012

谷类的营养成分主要有以下几种，谷类蛋白质中必需氨基酸组成不平衡，营养价值低，但谷类在膳食中所占比例较大，为膳食蛋白质的重要来源；糖类含量在70％以上，主要为淀粉（直链和支链），是人类最理想、最经济的能量来源；脂肪含量低，主要集中在糊粉层和胚芽中，在谷类加工时，易转入副产品中。米糠含米糠油、谷维素和谷固醇，胚芽含胚芽油；1.5％～3％的矿物质主要在谷皮和糊粉层中；维生素是膳食B族维生素的重要来源，主要存在于胚芽和糊粉层中。

加工、烹调及储存对谷类营养价值的影响：加工精度与营养素的保留程度呈负相关关系；烹调方式主要是对B族维生素的影响较大；应避光、通风、干燥、阴凉储存。

二、豆及豆制品的营养价值

1. 大豆的营养价值

大豆的营养成分为 35％～40％ 的蛋白质，氨基酸组分与人体接近，为优质蛋白质；15％～20％ 的脂肪，其中不饱和脂肪酸占 85％；25％～30％ 的糖类（只有 50％ 可利用）；还含丰富的钙、维生素 B_1、维生素 B_2 及维生素 E（豆油中）。

大豆的抗营养因素有：蛋白酶抑制剂、豆腥味（脂肪氧化酶产生）、胀气因子（水苏糖和棉子糖）、植酸（影响矿物元素的吸收利用）、皂苷和异黄酮、植物红细胞凝血素。抗营养因素的存在使大豆的消化率只有 65％，影响营养价值。

其他豆类中蛋白质的含量少，约 20％，脂肪含量极少，糖类占 50％～60％。

2. 豆制品的营养价值

豆制品的分类：非发酵性豆制品（豆浆、豆腐、干燥豆制品）、发酵性豆制品（腐乳、豆豉、臭豆腐）、豆芽（除原有的营养成分外，还增加了维生素 C）。

大豆经以上各种方法制成制品后消化率明显提高。

三、蔬菜水果的营养价值

蔬菜水果中营养丰富，含有以下营养物质。糖类：简单糖（胡萝卜、番茄、南瓜、甜薯以及各类水果）、淀粉（根茎类蔬菜含量多）、膳食纤维。维生素：维生素 C、胡萝卜素、维生素 B_2 和叶酸含量丰富。矿物质：钙、磷、铁、钾、钠、镁、铜，是膳食无机盐的主要来源，草酸会影响它们的吸收和利用。芳香物质、有机酸和色素、某些酶类、杀菌物质和具有特殊功能的生理活性成分。蔬菜：先洗后切或现炒现切，急火快炒，现做现吃。水果：在制成干果、罐头食品和果脯等时，维生素有不同程度的流失。在日常生活中，水果搭配应多种多样。

香蕉：营养高、热量低，可当早餐、减肥食品并有降压通便之功效，香蕉能帮助内心软弱、多愁善感的人驱散悲观、烦躁的情绪，保持平和、快乐的心情。忌：香蕉性寒，体质偏虚寒者，最好避之。

草莓：外观呈心形，鲜美红嫩，果肉多汁，酸甜可口，香味浓郁，不仅有色彩，而且还有一般水果所没有的宜人的芳香，是水果中难得的色、香、味俱佳者，老少皆宜，因此常被人们誉为"水果皇后"。

葡萄：最健康的吃法是"不剥皮、不吐籽"，葡萄皮和葡萄籽比葡萄肉更有营养。红葡萄酒之所以比白葡萄酒拥有更好的保健功效，就是因为它连皮一起酿造。葡萄所含热量远比苹果、梨等水果高。

樱桃：被人们誉为"鲜果第一枝"。樱桃中铁和维生素 A 含量很高，具有促进血红蛋白再生及防癌的功效。其是特别适合女性吃的水果，有补虚养血的功效。樱桃仁含氰苷，水解产生氢氰酸，误食可能出现中毒症状。

梨：令人生机勃勃、精力十足的水果，水分充足，富含维生素和碘，能维持细胞组织的健康状态，帮助器官排毒、净化，还能促使血液将更多的钙运送到骨骼。吃梨时一定要细嚼慢咽才能较好地吸收。

橘子：维生素 C 和柠檬酸含量最丰富，前者具有美容作用，而后者则具有消除疲劳的作用，它们有降低人体中血脂和胆固醇的作用。所以，冠心病、血脂高的人多吃橘子很有好处。

柚子：有"天然水果罐头"之称。柚子营养价值很高，含有非常丰富的蛋白质、有机酸、维生素以及钙、磷、镁、钠等人体必需元素，它含有的果胶能降低低密度脂蛋白，减轻动脉血管壁的损伤，维护血管功能，预防动脉硬化和心脏病。

苹果：含有 15% 的糖类及果胶，维生素 A、C、E 及钾和抗氧化剂等含量很高。因苹果里的一些物质能排除体内有害健康的铅、汞元素，而其中含量丰富的天然抗氧化剂能够有效消除自由基，降低癌症发生率，所以，欧洲科学家称苹果为防癌药。

番茄：既是蔬菜又具水果特质的番茄是特具茄红素的超级食物，可抑制体内自由基的产生，防止细胞病变，并且富含柠檬酸与苹果酸，能清热解毒、保肝利尿，对改善宿醉十分有效。同时用于低脂餐单、瘦身及美容。

柠檬：是西餐桌上常备果品，有"西餐之王"的美誉。柠檬含有黄酮类，可杀灭多种病原菌，并且富含柠檬酸及柠檬油精，有助于增加肝脏的酶含量，加速分解致癌的化学物质，清除积存于肝脏内的杂质与毒素。可消食、解酒、减肥。女性食用柠檬，还有润肤、养颜的作用。

李子：李子的果实含有丰富的糖类、维生素、果酸、氨基酸等营养成分，具有很高的营养价值。现代中医认为李子具有清肝、生津、利尿等功效，有助于改善津少易渴、小便不利、食欲不振、肝硬化腹水、酒精中毒等症状。不能多吃。

西瓜：又名寒瓜，是所有水果中果汁含量最丰富的，号称"夏季瓜果之王"。西瓜味甘淡、性寒，具有清热解暑、生津止渴、利尿等功能。盛夏酷暑吃不下饭，形体消瘦的"苦夏症"患者，多吃西瓜有开胃助消化、促进新陈代谢、滋养身体的作用。不可多食，西瓜属性寒之果品，吃多了易伤脾胃，引起腹痛腹泻。

杨桃：又称作五棱子，能减少机体对脂肪的吸收，有降低血脂、胆固醇的作用，对高血压、动脉硬化等心血管疾病有预防作用，同时还可保护肝脏，降低血糖。杨桃中糖类、维生素 C 及有机酸含量丰富，且果汁充沛，能迅速补充人体的水分，生津止渴，并促进体内热或酒毒排出体外，消除疲劳感，促进消化。杨桃性寒，凡脾胃虚寒或腹泻的人宜少食。

猕猴桃：是各种水果中营养成分较丰富、较全面的水果。其果实鲜嫩多汁，清香鲜美，酸甜宜人，营养极为丰富。它的维生素 C 含量比柑橘、苹果等水果高几倍甚至几十倍，还含大量的糖类、蛋白质、氨基酸等多种有机物和人体必需的多种矿物质。一天一个即可满足对维生素 C 的供给。无毛为上品、软毛次之、硬毛的较差。

荔枝：富含多种人体必需的微量元素和维生素，有生津、益智、促气养颜的作用，常吃补脾益肝悦颜，生血、养心神。中医学认为，常食荔枝可使人脸色红润，身体健康。荔枝属湿热之品，民间有"一颗荔枝三把火"之说，因此如果正在长青春痘、生疮、伤风感冒或有急性炎症时，不适宜吃荔枝，否则会加重病症。身体虚寒、胃寒的则适宜多吃。

桑葚：又名桑果，原先是中国皇帝御用补品。含有丰富的活性蛋白、维生素、氨基酸、胡萝卜素、矿物质等，具有提高人体免疫力、延缓衰老、补肝益肾、生津润肠、乌发明目、美容养颜多种功效，被医学界誉为"二十一世纪的最佳保健果品"。一般成人适合食用，女性、中老年人及过度用眼者更宜食用。桑葚有黑、白两种，鲜食以紫黑色为补益上品。

龙眼：味甜，有抗衰老、开胃益脾、养血安神、补虚长智、抗子宫癌等功效。对失眠、心悸、神经衰弱、记忆力减退、贫血有较好的辅助疗效。龙眼有补益作用，对病后需要调养及体质虚弱的人有辅助疗效。体弱妇女最适宜食用。龙眼属湿热食物，多食易滞气，有上火发炎症状的时候不宜食用。

菠萝：性凉，含维生素 A、B、C、E，有机酸及大量果糖成分。降血压，消暑解渴，助消化，增进食欲和防止便秘，同时对面颊发烫的皮肤有益。菠萝的果肉中含有一种独特的酶，能分解蛋白质，因此，若是吃了大量肉类菜肴后，再嚼上几片鲜菠萝，对消化吸收有帮助。菠萝含苷类和 5-羟色胺，苷类是一种有机物，对人的皮肤、口腔黏膜有一定刺激性，所以吃未经处理的生菠萝后口腔觉得发痒、发麻，但对健康尚无直接危害。

榴莲：含有丰富的蛋白质和脂类，对机体有很好的补养作用，是良好的果品类营养来源。榴莲有特殊的气味，榴莲的这种气味有开胃、促进食欲之功效。其中的膳食纤维还能促进肠蠕动。一般健康人都可食用。

山竹：与榴莲齐名，号称"果中皇后"。山竹含有一种特殊物质，具有降燥、清凉解热的作用，这使山竹能克榴莲之燥热。在泰国，人们将榴莲-山竹视为"夫妻果"。山竹含有丰富的蛋白质和脂类，对机体有很好的补养作用，对体弱、营养不良、病后都有很好的调养作用。一般人都可食用。其含糖分较高，体弱、病后的人更适合，因此肥胖者宜少吃，糖尿病者更应忌食。

火龙果：含有一般植物少有的植物性白蛋白及花青素、丰富的维生素和水溶性膳食纤维。火龙果中的白蛋白对重金属中毒有解毒的功效，对胃壁还有保护作用。火龙果含有维生素 E 和花青素，具有抗氧化、抗自由基、抗衰老的作用，还能提高对脑细胞变性的预防，抑制痴呆症。一般人都可以食用。

芒果：被誉为"热带水果之王"。芒果的胡萝卜素含量特别高，有益于视力，能润泽皮肤，是女士们的美容佳果。芒果有益胃、止呕、止晕的功效。芒果含芒果酮酸等化合物，具有抗癌的药理作用。芒果汁还能增加胃肠蠕动，使粪便在结肠内停留时间缩短。它还有祛疾止咳的功效，对咳嗽、痰多、气喘等症有辅助食疗作用。一般人都能食用。芒果性质带湿毒，若本身患有皮肤病或肿瘤，应谨记避免进食；由于芒果含糖量较高，故糖尿病患者应忌食或少食。

金橘：对防止血管破裂，减少毛细血管脆性和通透性，减缓血管硬化有良好的作用，对血压能产生双向调节。高血压、血管硬化及冠心病患者食之有益。金橘的香气令人愉悦，具有行气解郁、生津消食、化痰利咽、醒酒的作用，为脘腹胀满、咳嗽痰多、烦渴、咽喉肿痛者的食疗佳品。常食可增强机体的抗寒能力，防治感冒。一般人皆可食用，特别是中老年人更加适合。金橘性温，口舌生疮等病症者不宜食用，糖尿病患者忌食或少食。

大枣：有"天然维生素丸"的美誉。大枣能提高人体免疫力，并可抑制癌细胞。经常食用鲜枣的人很少患胆结石，这是因为鲜枣中丰富的维生素 C，使体内多余的胆固醇转变为胆汁酸。大枣中富含钙和铁，它们对防治骨质疏松和贫血有重要作用。大枣还可以抗过敏、除腥臭怪味、宁心安神、益智健脑、增强食欲。是中老年人、青少年、女性的理想天然保健食品，是病后调养的佳品。枣皮中含有丰富的营养素，炖汤时应连皮一起烹调。

四、畜肉、禽肉及鱼肉的营养价值

1. 畜肉的营养价值

蛋白质占 10%～20%，氨基酸组分与人体需要接近，易消化吸收，价值高；富含能溶于水的含氮浸出物，使肉汤具鲜味；但其中的间质蛋白利用率低。

脂肪含量因牲畜的肥瘦程度及部位的不同有较大差异，以饱和脂肪酸为主，内脏中富含胆固醇。

糖类主要是糖原，含量极少。矿物质为 $0.8\% \sim 1.2\%$，钙少，铁和磷较多且利用率高。B 族维生素含量丰富，内脏中富含维生素 A 和 B_2。

2. 禽肉的营养价值

其营养价值与畜肉相似，但脂肪含量少且熔点低，易消化吸收，氨基酸组成接近人体需要，含量约为 20%，质地细嫩，含氮浸出物多，如图 2-6。

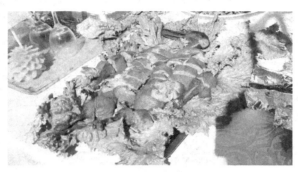

图 2-6　烤鸭

3. 鱼肉的营养价值

蛋白质占 $15\% \sim 25\%$。鱼肉的组织软而细嫩，更易消化，营养价值与畜、禽肉近似，如图 2-7。浸出物以胶原和黏蛋白为主（形成鱼冻）。脂肪占 $1\% \sim 3\%$，多由不饱和脂肪酸组成（80%），消化吸收率高，其中的长链不饱和脂肪酸如 EPA 和 DHA 具有降血脂、防动脉硬化作用。矿物质占 $1\% \sim 2\%$，磷、钙、钠、氯、镁、钾含量丰富，海产鱼还富含碘，富含维生素 B_1，海鱼肝富含维生素 A 和 D。加工烹调对其主要营养素影响不大，但对维生素 B_1 而言，烹调方式的不同会造成损失。

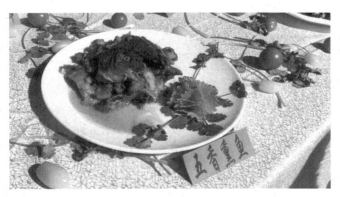

图 2-7　五香熏鱼

五、奶及奶制品的营养价值

奶类由水、脂肪、蛋白质、乳糖、矿物质、维生素等组成，是营养成分齐全、组成比例适宜、易消化吸收、营养价值高的天然食品，能满足初生婴儿迅速生长发育的全部需要。

1. 奶的营养价值

蛋白质占 3.5%，其中有 79.6% 的酪蛋白（对酸敏感），11.5% 的乳清蛋白（对热敏感），3.3% 的乳球蛋白（与免疫有关）；脂肪占 3.5%，消化吸收率高达 97%；糖类为乳糖；矿物质占 0.7%～0.75%，钙、磷、钾多，且钙的吸收率高，为钙的良好来源，但铁含量低；含有人体所需的各种维生素。

2. 奶制品的营养价值

消毒鲜奶：维生素 C 和维生素 B_1 略有损失，市售奶常强化维生素 D 和维生素 B_1。奶粉：全脂奶粉与鲜奶的营养成分相差无几，脱脂奶粉脱脂会使脂溶性维生素略有损失，调制奶粉为人乳化奶粉。酸奶：酸奶经接种乳酸菌发酵而成，风味独特，营养丰富，易消化吸收，可刺激胃酸分泌。炼乳（浓缩乳）：甜炼乳（加 16% 的蔗糖并经减压浓缩到原体积 40% 的乳制品）；淡炼乳（将牛奶浓缩到原体积三分之一经加热灭菌制成的具有保存性的乳制品），维生素 B_1 略有损失，其余几乎相同。复合奶：脱脂奶粉和无水奶油分别溶解，按比例混合后，加入 50% 的鲜奶即成复合奶，其营养价值与鲜奶基本相似。奶油：牛奶中分离的脂肪制成的产品。

六、蛋及蛋制品的营养价值

蛋白质含量为 12.8%，其氨基酸模式与人体组织蛋白质相似，易消化吸收，营养价值高，糖类含量少，脂肪多为中性脂肪及一定量的磷脂和胆固醇，矿物质主要为铁、磷、钙，维生素主要为 A、D、B_1 及 B_2。

七、菌藻类食物的营养价值

常见的菌藻类食物：双孢蘑菇、香菇、酵母、银耳、木耳、海带、紫菜、发菜、海藻等，是一类对人体有益的活菌体或藻体，味道鲜美，营养丰富，其蛋白质含量如表 2-5 所示。

表 2-5　食用菌（干）的蛋白质含量

名称	口蘑	双孢蘑菇	香菇	金针菇	平菇
蛋白质含量/%	35.6	36.1	18.4	16.2	19.46

注：引自罗青. 食用菌营养价值及开发利用研究，2015。

营养价值：含有丰富的热量、蛋白质和糖类，并含有钙、铁、碘等无机盐和丰富的 B 族维生素。还具有一定的天然保健疗效，如海带可治疗地方性甲状腺肿，银耳对呼吸道疾病有一定疗效。

八、坚果类食物的营养价值

坚果指的是外面包有一层硬壳的籽实类植物性食物，常见的坚果有芝麻、花生、瓜子、核桃、松子、榛子等。含有丰富的蛋白质、脂肪、热量、钙等多种营养素并高于优质动物性食物，1kg 核桃仁中所含的各类营养素相当于 5kg 鸡蛋、9.5kg 牛奶所提供的各种营养素。其所含脂肪多由不饱和脂肪酸组成，是构成脑组织的物质，并可为脑组织的活动提供能源，是天然的健脑食品。

第三节　《中国居民膳食指南》及平衡膳食宝塔

一、《中国居民膳食指南》

膳食指南是指一个国家或一个地区在一定时期内对所有居民或特殊人群膳食的总指导原则，是依据营养学理论，结合社区人群实际情况制定的，是社区人群采取平衡膳食、摄取合理营养、促进健康的指导性意见。目的是帮助居民合理选择食物，进行适量的身体活动，以改善营养和健康状况，减少或预防慢性疾病的发生，提高国民的健康素质。每种食物含不同的营养成分，任何天然食物都不能提供完全的营养，需要多种食物搭配，才能满足人体各种营养需求。

食不要过精，谷类食物是能量的主要来源，应保持中国传统饮食习惯，避免高能量、高脂肪的摄入；常吃粗杂粮和全谷类，最好 50～100g/d，米面类不宜加工过细，避免维生素B、矿物质等营养素和膳食纤维的丢失。

1. 多吃蔬菜、水果和薯类

蔬菜与水果是维生素、矿物质、膳食纤维以及植物化学物质的重要来源。薯类含丰富膳食纤维、多种维生素和矿物质。建议每天吃蔬菜 300～500g，最好深色蔬菜约占一半，吃水果 200～350g，适当摄入薯类。

2. 每天吃奶类、大豆或其制品

我国平均钙摄入量不到 RDA 一半，建议每人每天饮奶 300g 或摄入相当量的奶制品。奶营养成分齐全，含蛋白质，钙，维生素 A、B_2、B_6、烟酸。牛奶含钙量高，且含有乳糖、优质蛋白质等促进钙吸收的营养物质。牛奶中的钾、钙、锌、蛋白质等具有稳定情绪、降低血压和保护心脏的功能。儿童、青少年饮奶有利于其生长发育，中老年人饮奶可减少骨质丢失。

豆类含丰富的优质蛋白质、必需脂肪酸、B 族维生素、维生素 E 和膳食纤维等营养素，可提高居民的蛋白质摄入量，防止城市居民过多摄入肉类带来的不利影响，建议每人每天摄入 25～35g 大豆或相当量的豆制品。

3. 常吃适量的动物性食物

动物性食物蛋白质含量高，是优质蛋白的良好来源，氨基酸组成更适合人体需要。其含较多脂溶性维生素、维生素 D 和矿物质。大多含有一定量的饱和脂肪和胆固醇，摄入过多会增加患心血管病的危险性。

天然营养库——海参：历史可追溯到明代，"陆有人参，海有海参"，被誉为"海产八珍"之首。含有 50 多种营养成分，养血润燥。胆固醇量低，延缓衰老。黏多糖成分能促进生长发育。牛磺酸等能预防癌症，提高和改善免疫力。

不同肉类的营养特点：鱼类脂肪含量较低，且含较多的多不饱和脂肪酸；海鱼类富含二十碳五烯酸（EPA）和二十二碳六烯酸（DHA）。

4. 减少烹调油，吃清淡少盐膳食

我国城乡居民平均每天摄入烹调油 42g，每天食盐平均摄入量为 12g。脂肪摄入过多，

可引起肥胖、高血脂、动脉粥样硬化等多种慢性疾病。盐摄入量过高与高血压密切相关。膳食不要太油腻，不要太咸，不要摄食过多的动物性食物和油炸、烟熏、腌制食物。建议每人每天烹调油用量 25～30g，食盐不超过 6g，包括酱油、咸菜中的量。

5. 食不过量，天天运动，保持健康体重

体重与能量的关系：能量摄入＞能量消耗，多余的能量以脂肪的形式储存，体重增加；能量摄入＜能量消耗，体重减轻。

保持健康体重的主要因素为进食量和运动。养成天天运动的习惯，建议成人每天进行相当于步行 6000 步以上的身体活动。

6. 三餐分配要合理，零食要适当

三餐能量分配（占全天总能量的比例）：早餐占 25％～30％；午餐占 30％～40％；晚餐占 30％～40％。早餐营养充足，午餐要吃好，晚餐宜节制。

7. 每天足量饮水，合理选择饮料

水主要以尿的形式排出，其次是经肺呼出，经皮肤和随粪便排出。在温和气候条件下轻体力活动的成人每日最少饮水 1500mL。在高温或强体力劳动的条件下，应适当增加。

合理选择饮料，最好喝白开水。乳饮料和纯果汁饮料含有一定量营养素和有益膳食成分，有些饮料添加了一定矿物质和维生素，适量饮用可作为膳食补充。

8. 饮酒应限量

过量饮酒易导致酒精中毒、脂肪肝、肝硬化，增加高血压、脑卒中等患病风险。

建议如饮酒选低度数，成年男性酒精量＜25g/d，成年女性＜15g/d，孕妇和儿童青少年应忌酒。

9. 吃新鲜卫生的食物

正确采购食物；合理储藏，避免污染；动物性食物加热熟透；烹调加工避免交叉污染；注意个人环境卫生和用具的洁净。

二、平衡膳食宝塔

为了帮助消费者在日常生活中实践《中国居民膳食指南》，专家委员会进一步提出了食物定量指导方案，并以宝塔图形表示。它直观地告诉居民食物分类的概念及每天各类食物的合理摄入范围，也就是说它告诉消费者每日应吃食物的种类及相应的数量，对合理调配平衡膳食进行具体指导，故称为中国居民平衡膳食宝塔。

中国居民平衡膳食宝塔（以下简称膳食宝塔）是《中国居民膳食指南》的核心内容，结合中国居民膳食的实际状况，把平衡膳食的原则转化成各类食物的重量，便于人们在日常生活中实行。如图 2-8 所示，膳食宝塔提出了一个在营养上比较理想的膳食模式，同时注意了运动的重要性。

饮食宝塔的特点：一杂（多样性）；二平（平衡性）；三适量（计划性）；四搭配（合理性）；五多五少（针对性）。

四搭配：主副搭配、粗细搭配、荤素搭配、生熟搭配。

五多：多吃天然富含纤维的食品；多吃五谷类食物；多吃豆类、豆制品；多吃奶、奶制品；多吃鱼及菌类食品。

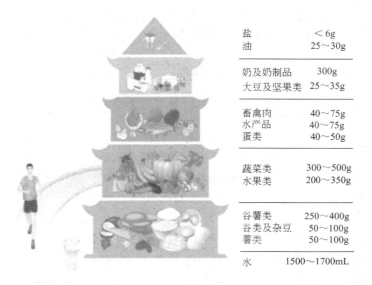

盐	< 6g
油	25～30g
奶及奶制品	300g
大豆及坚果类	25～35g
畜禽肉	40～75g
水产品	40～75g
蛋类	40～50g
蔬菜类	300～500g
水果类	200～350g
谷薯类	250～400g
谷类及杂豆	50～100g
薯类	50～100g
水	1500～1700mL

图 2-8　中国居民平衡膳食宝塔

引自：中国营养学会．中国居民膳食指南 2016

五少：少吃被农药污染的食物；少吃被重金属污染的食物；少吃含亚硝酸盐类的食物；少吃熏烤、油炸类食品；少吃腌制、冷冻食品。

1. 中国居民平衡膳食宝塔释义

（1）膳食宝塔结构

膳食宝塔共分五层，包含我们每天应吃的主要食物种类。膳食宝塔各层位置和面积不同，这在一定程度上反映出各类食物在膳食中的地位和应占的比重。谷薯类食物位居底层，每人每天应该吃 250～400g；蔬菜和水果居第二层，每天应吃 300～500g 和 200～350g；畜禽肉、蛋、水产品等动物性食物位于第三层，每天应吃 120～200g（水产品 40～75g，畜禽肉 40～75g，蛋类 40～50g）；奶类和豆类食物位居第四层，每天应吃 300g 奶类及奶制品和 25～35g 的大豆及坚果类；第五层塔顶是油和盐，每天油控制在 25～30g，食盐不超过 6g。膳食宝塔没有建议食糖的摄入量，因为我国居民现在平均吃糖的量还不多，对健康的影响还不大。但多吃糖有增加龋齿的危险，尤其是儿童、青少年不应食用太多的糖和含糖高的食品及饮料。饮酒的问题《中国居民膳食指南》中已有说明。

膳食宝塔图中水和身体活动的形象，强调足量饮水和增加身体活动的重要性。水是膳食的重要组成部分，是一切生命必需的物质，其需要量主要受年龄、环境温度、身体活动等因素的影响。在温和气候条件下生活的轻体力活动的成年人每日至少饮水 1500mL。在高温或重体力劳动的条件下，应适当增加。饮水不足或过多都会给人体健康带来危害。饮水应少量多次，要主动喝，不要感到口渴时再喝水。目前，我国大多数成年人身体活动不足或缺乏体育锻炼，应改变久坐少动的不良生活方式，养成天天运动的习惯，坚持每日多做一些消耗体力的活动。建议成年人每日进行累计相当于步行 6000 步以上的身体活动，如果身体条件允许，最好进行 30min 中等强度的运动。

（2）膳食宝塔建议的食物量

各类食物摄入量都是指食物可食部分的生重。各类食物的重量不是指某一种具体食物的重量，而是一类食物的总量，因此在选择具体食物时，实际重量可以在互换表中查询。如建议每日 300g 蔬菜，可以选择 100g 油菜、50g 胡萝卜和 150g 圆白菜，也可以选择 150g 韭菜和 150g 黄瓜。

① 谷类、薯类及杂豆：谷类包括小麦面粉、大米、玉米、高粱等及其制品，如米饭、馒头、烙饼、玉米面饼、面包、饼干、麦片等；薯类包括红薯、马铃薯等，可替代部分粮食；杂豆包括大豆以外的其他干豆类，如红豆、绿豆、芸豆等。谷类、薯类及杂豆是膳食中能量的主要来源，建议量是以原料的生重计算，如面包、切面、馒头应折合成相当的面粉量来计算，而米饭、大米粥等应折合成相当的大米量来计算。

谷类、薯类及杂豆食物的选择应重视多样化，粗细搭配，适量选择一些全谷类制品、其他谷类、杂豆及薯类，每 100g 玉米掺和全麦粉所含的膳食纤维比精面粉分别多 10g 和 6g，因此建议每次摄入 50～100g 粗粮或全谷类制品，每周 5～7 次。

② 蔬菜：包括嫩茎、叶、花菜类，根菜类，鲜豆类，茄果，瓜菜类，蒜类及菌藻类。深色蔬菜是指深绿色、深黄色、紫色、红色等颜色深的蔬菜，一般含维生素和植物化学物质比较丰富，因此在每日建议的 300～500g 新鲜蔬菜中，深色蔬菜最好占一半以上。

③ 水果：建议每日吃新鲜水果 200～350g；在鲜果供应不足时可选择一些含糖量低的纯果汁或干果制品；蔬菜和水果各有优势，不能完全相互替代。

④ 肉类：包括猪肉、牛肉、羊肉、禽肉及动物内脏类，建议每日摄入 40～75g。目前，我国居民的肉类摄入以猪肉为主，但猪肉含脂肪较高，应尽量选择瘦畜肉或禽肉。动物内脏有一定的营养价值，但因胆固醇含量较高，不宜过多食用。

⑤ 水产品类：包括鱼类、甲壳类和软体类动物性食物，其特点是脂肪含量低，蛋白质丰富且易于消化，是优质蛋白质的良好来源。建议每日摄入量为 40～75g，有条件可以多吃一些。

⑥ 蛋类：包括鸡蛋、鸭蛋、鹅蛋、鹌鹑蛋、鸽蛋及其加工制成的咸蛋、松花蛋等，蛋类的营养价值较高，建议每日摄入量为 40～50g，相当于半个至 1 个鸡蛋。

⑦ 奶类：有牛奶、羊奶和马奶等，常见的为牛奶。奶制品包括奶粉、酸奶、奶酪等，不包括奶油、黄油。建议量相当于液态奶 300g、酸奶 360g、奶粉 45g，有条件可以多吃一些。婴幼儿要尽可能选用符合国家标准的配方奶制品。对于饮奶多者、中老年人、超重者和肥胖者建议选择脱脂或低脂奶。乳糖不耐受的人群可以食用酸奶或低乳糖奶及奶制品。

⑧ 大豆及坚果类：大豆包括黄豆、黑豆、青豆，其常见的制品包括豆腐、豆浆、豆腐干及千张等。推荐每日摄入 25～35g 大豆，以提供蛋白质的量计算，40g 干豆相当于 80g 豆腐干，120g 北豆腐，240g 南豆腐，650g 豆浆。坚果包括花生、瓜子、核桃、杏仁、榛子等，由于坚果的蛋白质与大豆相互补充，有条件的居民可吃 5～10g 坚果替代相应量的大豆。

⑨ 烹调油：包括各种烹调用的动物油和植物油，植物油包括花生油、豆油、菜籽油、芝麻油、调和油等，动物油包括猪油、牛油、黄油等。每日烹调油的建议摄入量为 25～30g，尽量少食用动物油。烹调油也应多样化，应经常更换种类，食用多种植物油。

⑩ 食盐：健康成年人一天食盐包括酱油和其他食物中的食盐，建议摄入量不超过 6g。一般 20mL 酱油中含 3g 食盐，10g 黄酱中含盐 1.5g，如果菜肴需要用酱油和酱类，应按比例减少食盐用量。

2. 中国居民平衡膳食宝塔的应用

（1）确定适合自己的能量水平

膳食宝塔中建议的每人每日各类食物适宜摄入量范围适用于一般健康成人，在实际应用时要根据个人年龄、性别、身高、体重、劳动强度、季节等情况适当调整。年轻人、身体活动强度大的人需要的能量高，应适当多吃些主食；年老、活动少的人需要的能量少，可少吃些主食。能量是决定食物摄入量的首要因素，一般来说人们的进食量可自动调节，当一个人的食欲得到满足时，对能量的需要也就会得到满足。但由于人们膳食中脂肪摄入的增加和日常身体活动减少，许多人目前的能量摄入超过了自身的实际需要。对于正常成人，体重是判定能量平衡的最好指标，每个人应根据自身的体重及变化适当调整食物的摄入，主要应调整含能量较多的食物。

（2）根据自己的能量水平确定食物需要

膳食宝塔建议的每人每日各类食物适宜摄入量范围适用于一般健康成年人，按照7个不同能量水平分别建议了10类食物的摄入量，应用时要根据自身的能量需要进行选择（表2-6）。建议量均为食物可食部分的生重量。

表 2-6   按照 7 个不同能量水平建议的每日食物摄入量

能量水平/kJ	6700	7500	8350	9200	10050	10900	11700
谷类/（g/d）	225	250	300	300	350	400	400
大豆类/（g/d）	30	30	40	40	40	50	50
蔬菜/（g/d）	300	300	350	400	450	500	500
水果/（g/d）	200	200	300	300	400	400	400
肉类/（g/d）	50	50	50	75	75	75	75
乳类/（g/d）	300	300	300	300	300	300	300
蛋类/（g/d）	25	25	25	50	50	50	50
水产类/（g/d）	50	50	75	75	75	100	100
烹调油/（g/d）	20	25	25	25	30	30	30
食盐/（g/d）	6	6	6	6	6	6	6

注：引自唐雨德，周东明. 食品营养与安全，2016。

膳食宝塔建议的各类食物摄入量是一个平均值。每日膳食中应尽量包含膳食宝塔中的各类食物。但无需每日都严格照着膳食宝塔建议的各类食物的量吃。例如，烧鱼比较麻烦，就不一定每天都吃 40～75g 鱼，可以改成每周吃 2～3 次鱼、每次 120～150g 较为切实可行。实际上平日喜欢吃鱼的多吃些鱼、愿吃鸡的多吃些鸡都无碍，重要的是一定要经常遵循膳食宝塔各层中各类食物的大体比例。在一段时间内，比如一周，各类食物摄入量的平均值应当符合膳食宝塔的建议量。

（3）食物同类互换，调配丰富多彩的膳食

人们吃多种多样的食物不仅是为了获得均衡的营养，也是为了使饮食更加丰富多彩，以满足人们的口味享受。假如人们每天都吃同样的 50g 肉、40g 豆，难免久食生厌，那么合理营养也就无从谈起了。膳食宝塔包含的每一类食物中都有许多品种，虽然每种食物都与另一种不完全相同，但同一类中各种食物所含营养成分往往大体上近似，在膳食中可以互相替换。

应用膳食宝塔可把营养与美味结合起来，按照同类互换、多种多样的原则调配一日三餐。同类互换就是以粮换粮、以豆换豆、以肉换肉。例如，大米可与面粉或杂粮互换，馒头可与相应量的面条、烙饼、面包等互换；大豆可与相当量的豆制品互换；瘦猪肉可与等量的鸡、鸭、牛、羊、兔肉互换；鱼可与虾、蟹等水产品互换；牛奶可与羊奶、酸奶、奶粉或奶酪等互换。

多种多样就是选用品种、形态、颜色、口感多样的食物和变换烹调方法。例如，每日吃40g豆类及豆制品，掌握了同类互换多种多样的原则就可以变换出多种吃法：可以全量互换，即全换成相当量的豆浆或豆干，今天喝豆浆、明天吃豆干；也可以分量互换，如1/3换豆浆、1/3换腐竹、1/3换豆腐；早餐喝豆浆、中餐吃凉拌腐竹，晚餐再喝酸辣豆腐汤。

（4）因地制宜充分利用当地资源

我国幅员辽阔，各地的饮食习惯及物产不尽相同，只有因地制宜充分利用当地资源才能有效地应用膳食宝塔。例如，牧区奶类资源丰富，可适当提高奶类摄入量；渔区可适当提高鱼及其他水产品摄入量；农村山区则可利用山羊奶及花生、瓜子、核桃、榛子等资源。在某些情况下，由于地域、经济或物产所限无法采用同类互换时，也可以暂用豆类代替乳类、肉类；或用蛋类代替鱼、肉；不得已时也可用花生、瓜子、榛子、核桃等坚果代替大豆或肉、鱼、奶等动物性食物。

（5）养成习惯，长期坚持

膳食对健康的影响是长期的过程，应根据膳食宝塔的指导，自幼养成习惯，并坚持不懈，才能充分体现平衡膳食对健康的重大促进作用。

3. 食谱编制

食谱是将能达到合理营养的食物科学地安排至每日各餐中的膳食计划。即按照《中国居民膳食营养素参考摄入量》的标准，合理安排每日膳食，以每日膳食计划的"日食谱"为基础，进而设计并编制出"周食谱""半月食谱""月食谱"，有目的、有计划地安排和调节每餐食物的膳食。

（1）食谱编制的原则

编制食谱总的原则是满足平衡膳食及合理营养的要求，并同时满足膳食多样化的原则和尽可能符合进餐者的饮食习惯和经济能力。

（2）食谱编制的方法

食谱编制的方法常用的有3种，即食物代量搭配法（又称计算法）、食品交换份法以及电脑软件计算法（营养软件法）。作为普通读者，前2种方法有些专业，不太容易掌握，而电脑软件计算法则相对简单，只要把一些基本数据输入，就可出现一周食谱。

其实，编制食谱没有那么麻烦，你只要到市场把当季能买到的食品全部记录下来，按照谷类、大豆类、蔬菜类、水果类、肉类、乳类、蛋类、水产类以及调味料进行分类，再按表2-6建议的不同能量水平每日食物摄入量，根据自己的经济能力与食物偏好对每餐、每日食物进行调剂，一周食谱很快就能制定好。

第四节　饮食营养搭配

一、我国传统的饮食结构

孔子在《论语·乡党》篇中说"肉虽多，不使胜食气"，这实际上是我国传统膳食结构理论最早的文字记载。《黄帝内经》提出"五谷为养、五果为助、五畜为益、五菜为充"的饮食结构。平衡膳食宝塔提出了一个营养上比较理想的膳食模式。

我国传统膳食结构的优点：主、副食划分明显；荤、素混食；豆类、豆制品和鱼虾类的摄入较多。传统饮食结构的不足：牛奶及奶制品摄入不足；食盐摄入过高；白酒的消耗量过多。

二、国外饮食结构

1. 以美国及欧洲发达国家为代表的"三高型"饮食结构

年粮食食用量：50～75kg。肉类：100kg。奶类：100～150kg。

美国及欧洲发达国家的饮食结构的缺点：①每天摄入大量的蛋白质和脂肪，纤维素的摄入较少；②在烹调中常食用动物油；③喜欢将咖啡作为主要饮品；④饭后通常吃甜食；⑤经常吃冷冻食品、罐头及腌制食品。

2. 日本的饮食结构

①可以随时吃到大量新鲜的海产品；②日常生活中食用豆腐等豆类食品的频率非常高；③饮食中的三大营养素比例相对合理；④食物中植物性蛋白和动物性蛋白的比例为1：1；动物性蛋白中肉和鱼的比例也为1：1；⑤日本料理被称为"水料理"；⑥日本人的菜肴是低盐高蛋白，如图2-9的日式料理。

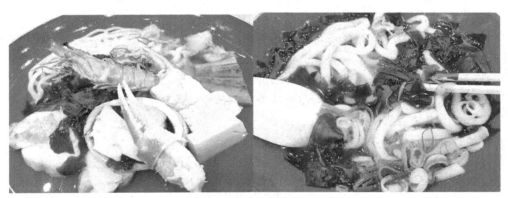

图 2-9　日式料理

3. 地中海式饮食结构

淀粉类食品和菜糊状调料，加上大量绿叶蔬菜、新鲜水果就是典型的地中海式饮食结构，如图2-10所示。生活在欧洲地中海沿岸的意大利、西班牙、希腊等国家的居民心脏病发病率很低，是世界长寿地区之一。

地中海式饮食结构特点：①坚持以全谷食物为主；②蔬菜摄取量大，每天吃5种以上的蔬菜水果才能满足人体的营养需求；③简单烹饪也是地中海饮食的特点，低温烹调是健康的烹调方式；④饮食中使用橄榄油，不饱和脂肪酸与油酸、亚油酸比例均衡，是人体必需脂肪酸的理想来源；⑤常饮用干红葡萄酒。

三、一日三餐的科学搭配

一日三餐的合理性：人类为什么要把食物分成三顿饭来吃？

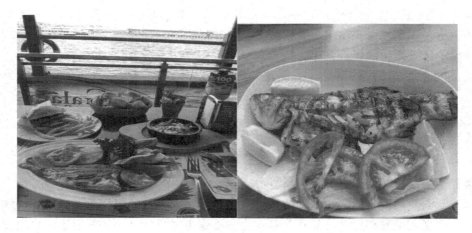

图 2-10　地中海式美食

每日三餐，食物中的蛋白质消化吸收率：85％；每日两餐，食物中的蛋白质消化吸收率：75％。食物在胃中停留的时间是 4～5h，所以两餐间隔时间以 4～5h 为宜，如果是 5～6h 也基本合乎要求。

三餐中食物的选择，按食量分配，早、中、晚三餐的比例为 3：4：3。

1. 早餐的科学搭配

早餐"两宜两不宜"：宜软不宜硬；宜少不宜多。

早餐宜选择的食物：富含优质蛋白质的食物，鸡蛋、牛奶、香肠、豆浆；富含维生素的食物，果汁、蔬菜、水果；富含糖类的食物，面包、馒头、花卷；富含水分的液体食物，米粥、牛奶、豆浆、果汁；开胃的、增加食欲的食物，果汁、番茄汁、小酱菜。

早餐不宜选用的食物：油炸食物如炸油条、榨油饼、炸糕、油炸馒头片。

早餐的危险食物：①豆浆＋油条、烧饼、油条、鸡蛋饼、煎饺等；②回锅早餐（剩饭菜、剩菜炒饭、剩菜煮面）；③西式快餐（汉堡包、油炸鸡翅等）；④零食早餐（饼干、巧克力、雪饼）。

不吃早餐的影响：①注意力不集中，工作效率低；②易患消化道疾病；③使胆固醇增高；④易患胆结石；⑤导致肥胖；⑥皮肤干燥、起皱和贫血；⑦易患感冒、心血管疾病。

2. 午餐的科学搭配

俗话说"中午饱，一天饱"，午餐所提供的能量应占全天总能量的 40％，这些能量来自足够的主食、适量的肉、油脂和蔬菜。

3. 晚餐的科学搭配

晚餐过饱、暴饮暴食、多荤油、进食太晚均对健康有害，如果晚餐不科学，易得 8 种病：肥胖、胰腺炎、结石、多梦、肠癌、冠心病、糖尿病、高血压。

四、饮食科学搭配

饮食科学的搭配原则：能量代谢平衡原则、物质代谢平衡原则。

能量代谢平衡原则：按照饮食者的年龄、性别和劳动强度，先确定一日总热量的摄入量标准，再对三大产热营养素进行合理分配；三大产能营养素（即糖类，脂类，蛋白质）所供给的热能占总热量的比例分别为：63％、25％、12％。

物质代谢平衡原则：根据饮食者的年龄、性别和劳动强度，按照不同食物所含营养素的情况再进行合理的食物搭配，这样就使饮食所摄取的营养素在数量和质量上满足机体的要求。

1. 饮食科学搭配的效应

食物搭配是合理利用食物、提高饮食营养价值和饮食质量、增进人体健康的重要措施。科学搭配有利于增加营养，使营养更加全面合理；利于营养素的消化和吸收，提高营养素的利用率；减少食物的副作用，达到相互协调、取长补短的目的；防病治病，保持人体健康。

食物的合理搭配在提高营养价值上可产生三种效应：互补效应、强化效应、相异相配效应。互补效应指搭配多种食物蛋白质，可彼此取长补短，互相弥补不足，提高蛋白质的利用率。以蛋白质为例，各种食物蛋白质的氨基酸种类和含量也不同，因此，搭配多种食物蛋白质可达到互补效应。如五谷杂粮各有所长，谷类食物甲硫氨酸含量高，但赖氨酸含量低；大豆含赖氨酸多，但亮氨酸低；而小米富含亮氨酸，如果三种混合食用，则正好余缺互补，收到相辅相成的效应，使摄入的氨基酸更接近人体的需要。

强化效应指粮食和豆类、粗粮和细粮、豆类和肉类等混合食用，比单一吃某种食物的营养价值要高得多，而且易被人体吸收。以面粉、小米、大豆和牛肉为例，如果单独食用，它们蛋白质的生物价分别为 67、57、64 和 76，而把四种食物混合食用，它们的生物价可提高到 89，这就是强化效应。

相异相配效应指生物属性差异越大的食物互相搭配，营养价值越高。动物性食物和植物性食物搭配，优于单纯的动物性或植物性食物的营养价值。因为同性蛋白质的互补作用弱或无互补作用，而异性蛋白质的互补作用强，所以，不要把同属畜肉的蛋白质搭配，这样相互配合，不但不能提高蛋白质的生理价值，甚至还会降低蛋白质的利用率。肉类最好和豆类、蔬菜相搭配，其蛋白质的生理价值可提高。另外，肉类食物中含蛋白质和脂肪，若把二者适当搭配，营养互补，就能大大提高食物的营养价值。

在我国民间食物搭配中，具有民族特色和优良传统的"带馅食物"不仅营养全面，而且别有风味，如包子、饺子、馅饼、烧麦、煎包、馄饨等，都是我国人民普遍喜爱的食物，也为我国的饮食文化增添了风采。带馅食品是主副食搭配、荤素搭配的最好方法，既有肉、鱼、蛋、虾，又有各种时令蔬菜，营养全面，而且味道鲜美、易于消化，尤其适合老年人食用。

2. 主食搭配

主食的种类很多，它们所含的营养种类和数量却不尽相同。科学调配主食：粗细粮搭配、粮豆混食、干稀搭配。

3. 副食搭配

副食能给人体提供丰富的蛋白质、脂肪、维生素和无机盐等营养物质，对人体健康有重要的作用；科学调配副食：荤素搭配好，生熟搭配好。

4. 科学配菜

数量搭配：主食与副食的比例要恰当，一般为 2∶1、4∶3、3∶2。色泽搭配：使食物色泽协调，引起食欲。

五、良好的饮食习惯

养成良好的饮食习惯：不要挑食和偏食，吃饭要定时定量，节制饮食。杜绝不良饮食习惯：零食、偏食、暴食、快食、烫食、咸食。

进食前的注意事项：①进食前不宜剧烈运动，一般在剧烈运动后 0.5~1h，身体恢复正常后再进食；②进食前不宜大量喝水，应在进餐前 0.5~1h 左右饮适量水为宜；③进餐前不宜多吃甜食和饮料；④进餐前宜食蔬菜，有防癌的作用。

第五节　保健食品

一、概述

随着时代的进步、科技的发展和生活水平的不断提高，人们对健康、长寿有着越来越高的渴望和要求，于是保健食品应运而生，业已成为营养学界和食品加工行业研究与生产的热点。

1. 保健食品的概念

人们对食品有 3 个基本要求：一是营养要求，即吃食物是为了从外界获取维持生存和繁衍所必需的能量和各种营养素；二是感官要求，即要求食品色、香、味、形要好，能满足人们的感官享受；三是安全无毒，任何食物尽管含有丰富的营养素，又能提供较好的感官享受，但只要含有有毒的物质即会损害身体健康，甚至威胁生命，就不符合食物的基本要求。

美国学者称这类食品为健康食品（health foods）或营养食品（nutritional foods）。对于健康食品给出如下 3 个方面的定义：①食品中含有特殊成分，用于疾病的预防或维持健康，这类食品为狭义的健康食品；②尽量保持自然，不对其进行精制或过度精加工，不含食品添加剂的食品，称之为天然食品；③不使用化学肥料、农药，只使用堆肥等有机肥料生产的食品称为有机食品。

欧洲保健食品制造商协会联合英国保健食品制造商协会经过 3 年多的酝酿和讨论，将保健食品定义为：①含有充分的营养成分的食品；②特别选择的食品或滋补品，即含有特殊营养物质的食品；③补充日常膳食中缺少的营养素的食品；④增强体质和美容的食品；⑤以治疗为目的或以维持和增进健康为目的的医疗特别食品；⑥无化肥、无农药、不含人工添加剂的天然有机食品。

日本厚生省称这类食品为"功能食品"，将功能食品定义为：具有与生物防御、生物节律调整、防止疾病、恢复健康等有关的功能作用，经设计加工，对生物有明显调整功能的食品。并要符合以下要求：①由通常食品所使用的原料或成分加工而成；②以通常形态和方式摄取；③标有生物调整功能的标签。

我国卫生部《保健食品卫生管理办法》（1996）中，将保健食品定义为：以食品为主要成分，具有调节机体的机能，可预防疾病，增进健康或有助于机体康复，但不以治疗为目的，供人食用的无毒、无害，符合应当有的营养要求的食品。并规定保健食品应当符合下列要求：①具有合理的配方和生产工艺，配方的组成及用量必须具有科学依据，选用的工艺应能保持产品的特异成分基本不损失、不破坏、不转化和不产生有害的中间体，并保持一定的稳定性；②食用安全，各种原料及其产品必须符合食品卫生要求，对人体不产生任何急性、亚急性或慢性危害；③具有明确的保健作用，应当经过必要的动物功能试验和人群试验，根据试验结果提出保健作用；④应当与药品区别，产品和原料均应符合食品卫生法的规定，标签不得标注药品批号和宣传疗效作用；⑤产品标准应当科学完整，指标中应当有功效成分的特异指标和其他定性、定量的检测方法；⑥具有良好的生产设施、技术和质量保证体系。

2. 广义的保健食品和狭义的保健食品

凡是对健康有特殊意义的食品，均可称为保健食品，此即广义的保健食品，它包括天然食品、遗传工程食品和加工保健食品。

天然食品：①绿色食品，系指安全营养无公害的食品，在国外多称为有机食品；②某些营养成分很高的食品，如富硒食品；③自然食品，指不过分精加工，不含添加剂，含有较多天然存在的营养素的食品；④中医药中的一些滋补食品。

遗传工程食品：用遗传工程的方法，通过改变生物的基因，以改善其营养成分的食品。

加工保健食品：①强化食品，是针对天然食品中的营养缺陷，向食品中添加工业生产的营养剂或天然食品，达到营养素平衡、增加食品营养作用的食品；它要求向食品中添加的营养剂是这种食品中最为不足的营养成分，否则就达不到提高营养作用的效果；常作为强化剂的营养素有氨基酸类、蛋白质类、维生素类、矿物质和微量元素类。②功能食品（狭义的保健食品），是指其中含有特定功效成分的食品，这些功效成分能够调节机体生理机能、抵御微生物、预防疾病和促进康复，这类食品是目前保健食品中研究得最多的，其中尤其是对于含有抗衰老、抗心血管病变、抗肿瘤、抗疲劳、增强免疫力、调节生物节律等作用的功效成分的食品研究得最为深入。③疗效食品，是指针对某些疾病（尤其与饮食密切相关的疾病）的保健食品，这类食品可达到某种治疗目的。④特殊功能食品，这主要是指针对特殊人群的保健食品。

二、保健食品研究和发展概况

20 世纪的 10～20 年代，芬克提出了人体必需的"维生素"（vitamin）。1938 年路斯指出 20 种氨基酸中有 8 种必须通过食物补充，研制出强化食品。保健食品功能作用研究开发的重点转移到这些热点：①抗衰老功能；②增强机体免疫力功能；③抗疲劳功能；④促进生长发育功能；⑤调节生物节律功能；⑥促进学习、增进记忆功能；⑦壮阳功能；⑧抗突变功能；⑨抗辐射功能；⑩抑制肿瘤细胞功能；⑪预防高血压和高血脂功能。

早期的功能食品，只是根据食物中含有的营养成分和可能起作用的功效成分，推断这类食品可能有某些功能，这被称为第一代功能食品。而第二代功能食品是经过动物和人体实验证明，具有某些生理调节功能的食品。第三代功能食品不仅需要经过人体和动物实验证明它的生理调节功能，而且需要确切知道起功能作用的有效成分的化学结构和在该产品中的含量。

功能食品与药物的区别：①功能食品是以正常的食物摄入途径摄入人体中，无副作用，无剂量的控制；②功能食品强调对人体的调节作用和生物防御作用，而药物起治疗作用；③针对的对象也不同，主要是针对第三态人群（健康人和病人之间存在着 1 种第三态人群）。

目前世界医药保健品市场年贸易额已超过 2000 亿美元，近 10 年平均年增长率为 12%，大大高于药品。

三、保健食品的功效成分及其功能评价

按照《保健食品管理办法》，保健食品是指具有特定保健功能的食品，通常它应具有明确的功效成分。保健食品开发中已明确的功效成分有 10 余类，100 余种。

1. 膳食纤维

膳食纤维（dietary fiber）是不被人体消化吸收的多糖类和木质素的统称，即膳食中的非淀粉类多糖与木质素。它主要由 3 部分组成：纤维素（纤维状糖类）；果胶类物质、半纤维素和糖蛋白（基料糖类）；木质素（填充类化合物）。纤维素、半纤维素和果胶类物质是构成细胞壁的初级成分，随着细胞的生长而生长；木质素是细胞壁的次生成分，为死组织，没有生理活性。

（1）膳食纤维物化特性

① 持水力强，膳食纤维的化学结构中含有许多亲水性基团，因而持水性强。② 对阴离子的结合和交换能力，膳食纤维化学结构中的羧基和羟基侧链起到一个弱酸性阴离子交换树脂的作用，可与阴离子（特别是有机阴离子）进行可逆交换，这种可逆性的交换能改变离子的瞬间浓度，从而对消化道的 pH、渗透压和氧化还原电位产生影响，形成一个更缓冲的环境以利于消化吸收。③ 对有机化合物的吸附整合作用，膳食纤维表面的活性基团可吸附整合胆固醇和胆汁酸等有机化合物，抑制人体对它们的吸收；此外，膳食纤维还能吸附肠道内的有毒物质、化学药品和有毒医药品，并能促使它们排出体外。④ 类似填充剂的作用，膳食纤维吸水膨胀时会在胃肠道内占有一定体积，引起饱腹感；同时，膳食纤维的存在也影响机体对其他成分的消化吸收，因而对肥胖症有较好的预防效果。

（2）膳食纤维生理功能

通便及预防结肠癌的作用；降血脂及预防动脉硬化的作用；降血糖及预防糖尿病的作用；膳食纤维的其他生理功能，如预防肥胖病的作用，预防胆结石的作用，还可能有抗乳腺癌的作用。

（3）膳食纤维主要品种

① 谷物纤维，以小麦纤维、燕麦纤维、大麦纤维、黑麦纤维、玉米纤维和米糠纤维为主；② 豆类纤维，以豌豆纤维、大豆纤维和蚕豆纤维为主；③ 水果和蔬菜纤维，主要有橘子纤维、胡萝卜纤维、葡萄纤维和杏仁纤维等；④ 其他天然纤维，品种很多，如甘蔗纤维、甜菜纤维和毛竹纤维等。

2. 活性多糖

（1）活性多糖种类

主要包括真菌多糖和植物多糖。真菌多糖主要有香菇多糖（lentinan）、银耳多糖、金针菇多糖、云芝多糖、茯苓多糖、冬虫夏草多糖、灵芝多糖、黑木耳多糖、灰树花多糖、猪苓多糖，还有核盘菌多糖、裂褶多糖、滑菇多糖、平菇多糖、竹荪多糖和草菇多糖等。植物多糖主要有海藻多糖（螺旋藻多糖、海带多糖、羊栖菜多糖、鼠尾藻多糖等）；药用植物多糖（人参多糖、刺五加多糖以及从黄芪、红芪和黄精等提取的多糖）。

（2）活性多糖生理功能

① 抗肿瘤作用：活性多糖具有抗肿瘤的活性，只是抵抗能力不同而已；一般情况下，活性多糖大多不具备直接杀伤肿瘤细胞的能力，而是通过调节机体的免疫功能来达到抵抗肿瘤的作用。② 抗衰老作用：能明显降低心肌组织的脂褐质含量，增加脑和肝脏组织中的

SOD（超氧化物歧化酶）活力，有清除自由基的作用。③ 保肝作用：能明显抵抗四氯化碳引起的谷丙转氨酶升高，缓解肝细胞损伤，具有保肝作用。④ 降血糖作用：多糖减弱四氧嘧啶对 β-胰岛β细胞的损伤。⑤ 降血脂和抗血栓作用：可明显降低血清胆固醇水平，还可延长特异性血栓及纤维蛋白血栓的形成时间，降低血液黏度。⑥ 其他作用：银耳多糖对放射性损伤有一定的保护作用，并能改善骨髓的造血功能；蜜环菌多糖对中枢神经系统有镇静和抗惊厥作用，可改善血液循环，增加脑动脉和冠状动脉的血流量，是治疗偏头痛的特效成分；灵芝多糖对中枢神经系统起镇静和镇痛作用，对心血管系统起增强心肌收缩力和增加心血输出量的作用，对垂体后叶素心肌缺血起保护作用，还有止咳、祛痰和保护肝脏的作用。

3. 油脂类

作为保健食品功效成分的油脂类，主要包括多不饱和脂肪酸和磷脂，它们都具有重要的生理功能，可用来代替以饱和脂肪酸为主的动物脂肪，并达到增进人体健康的目的。

（1）多不饱和脂肪酸

天然存在的不饱和脂肪酸的种类很多，其中有一类是维持生命活动所必需的脂肪酸，它们在人体中不能合成，而必须通过食物摄取，称为必需脂肪酸（essential fatty acid，EFA）。必需脂肪酸主要有亚油酸、γ-亚麻酸、花生四烯酸、α-亚麻酸、二十碳五烯酸（EPA）和二十二碳六烯酸（DHA）。

生理功能：预防心血管疾病的作用；增强脑神经机能的作用；抑制肿瘤的作用；抗衰老作用。

（2）磷脂和胆碱

磷脂包括含甘油的甘油磷脂和含鞘氨醇的鞘磷脂两大类。甘油磷脂的分布较广，常见的主要有卵磷脂、脑磷脂、肌醇磷脂和丝氨酸磷脂；鞘磷脂主要是分布于细胞膜中的神经鞘磷脂。胆碱是卵磷脂和鞘磷脂的关键组成部分，也是乙酰胆碱的前体化合物。

生理功能：生物膜的重要组成成分；提高大脑活力；预防脂肪肝；降低胆固醇，预防心血管疾病。

4. 自由基清除物质

自由基是人体生命活动中多种生化反应的中间代谢产物，它具有高度的化学活性，正常情况下在人体内是处于不断地产生与清除的动态平衡之中。自由基学说认为自由基攻击生命大分子而造成组织和细胞的损伤，从而导致机体的衰老，同时也是诱发肿瘤等恶性疾病的重要原因；自由基清除物质则能够清除人体代谢过程中产生的过多的自由基，从而消除各种疾病，起到增进人体健康的作用。

（1）自由基的种类

自由基是含有未配对电子的基团、原子或分子。主要包括超氧阴离子 O_2^-、羟自由基 OH^-、过氧化氢分子 H_2O_2、氢过氧基 HO_2^-、烷氧基 $RO\cdot$、烷过氧基 $ROO\cdot$、氢过氧化物 $ROOH$ 和单线态氧等。它们又统称为活性氧。存在于人体内的非氧自由基主要有氢自由基 H^- 和有机自由基 R^- 等。

（2）自由基清除剂

自由基清除剂包括酶类清除剂和非酶类清除剂两大类。酶类清除剂是一系列抗氧化酶，主要有超氧化物歧化酶（SOD）、过氧化氢酶（CAT）和谷胱甘肽过氧化物酶（GPX）；非酶类自由基清除剂是一些抗氧化剂，主要有维生素 E、维生素 C、β-胡萝卜素和还原型谷胱甘肽（GSH）。

5. 乳酸菌

乳酸菌是一类能利用糖类发酵而产生大量乳酸的细菌。乳酸菌按形态可分为球状和杆状；按照生化分类法，乳酸菌可分为乳杆菌属、链球菌属、明串珠菌属、双歧杆菌属和片球菌属，每个属又有很多种，某些种还包括数个亚种。

乳酸菌属的乳酸菌一般呈细长杆状，大多为链状排列。它们都是革兰氏阳性无芽孢菌，微需氧。链球菌属乳酸菌一般呈短链或长链状排列，为无芽孢的革兰氏阳性菌，兼性厌氧。明串珠菌属大多呈圆形或卵圆形的链状排列，常存在于水果和蔬菜中，能在高浓度的含糖食品中生长。双歧杆菌属的细菌因其菌体尖端呈分支状而得名，它们是无芽孢革兰氏阳性菌，专性厌氧。片球菌属的乳酸菌呈四联状排列。

乳酸菌生理功能：营养作用；缓解乳糖不耐症作用；抗菌和整肠作用；防癌和抗癌作用。

6. 其他功效成分

在保健食品中还有一些其他的活性物质，如二十八烷醇、植物甾醇、多酚类化合物、黄酮类化合物和皂苷等。

（1）茶多酚

作为保健食品的多酚类化合物主要是茶多酚。茶多酚大量存在于茶叶中，约占干物质的20%～35%，是茶叶中30多种多酚类化合物的总称。茶叶中的茶多酚类物质主要由儿茶素、黄酮类物质、花青素和酚酸组成。

生理功能：消炎灭菌作用；增强毛细血管作用；降血压和预防动脉硬化作用；防辐射作用；抗癌作用。

（2）皂苷

皂苷是以人参为代表的包括刺五加和绞股蓝等中草药植物中的主要活性成分。皂苷类化合物以人参皂苷为代表，研究得也最为深入，它能增强心肌收缩力，增加血输出量，具有强心的作用，并可以在冠状动脉阻塞、心肌缺氧和心肌梗死的情况下起到保护心肌的作用；人参皂苷能提高骨髓的造血功能，从而增加红细胞、白细胞和血红蛋白的含量；人参皂苷能降低胆固醇的含量，降低血液的黏稠度，起到抗血栓和抗动脉硬化的作用；人参皂苷还能改善人脑的记忆力和反应能力，提高人的学习和工作效率，还有提高机体免疫力和清除自由基的作用，从而起到防癌和抗衰老的作用。

（3）黄酮类化合物

黄酮类化合物包括黄酮、异黄酮、黄烷酮、双黄酮及其苷类。黄酮类化合物有降低血压、增加冠状动脉血流量、减慢心率和抵抗自发性心律不齐的作用；黄酮类化合物可清除自由基，预防脂质的过氧化，起到抗氧化和抗衰老的作用；黄酮类化合物对一些致癌物和致突变剂有抵抗作用，同时它还能杀伤和抑制癌细胞，具有较好的抗肿瘤活性。

四、保健食品的种类

1. 膳食纤维保健食品

（1）添加膳食纤维的保健食品

高纤维面包，面包是最常见的添加膳食纤维的食品，国外的许多主食或点心面包都不同程度地添加膳食纤维。高纤维糕点，膳食纤维有较强的持水力，可吸附大量的水分，添加到糕点食品中有利于制品的结团和保鲜。高纤维口香糖膳食纤维可吸收唾液膨胀，从而加大口香糖与牙齿的接触面，提高洁齿效果。

（2）香菇柄膳食纤维饮料

香菇柄不仅营养丰富，还含有大量的膳食纤维，采用香菇柄汁、白砂糖、稳定剂及适量的柠檬酸调制成的饮料是一种理想的膳食纤维饮料。

（3）魔芋仿生牛肉干

魔芋是一种高纤维低热能的天然保健食品，兼具药食两用功能。以魔芋精粉为主要原料或辅料制得的魔芋食品能阻碍人体对糖、脂、胆固醇的过量吸收，并能有效地阻碍有害物的侵袭，对高血压、高胆固醇血症、心血管疾病有辅助治疗作用，还有通脉化瘀、消肿散毒、护肤健美、强身健体之功效。

（4）蛋白纤维牛肉

人造牛肉是以大豆分离蛋白为原料，生产出具有天然牛肉色、香、味和口感的蛋白质纤维，然后通过加碱催熟、纺丝、黏合或热压合，形成具有天然畜肉粗视结构的蛋白质纤维牛肉。这种蛋白质纤维牛肉与天然牛肉相比，蛋白质含量相近，脂肪含量低，几乎不含胆固醇，而糖类高于天然牛肉，是心血管疾病、消化道、肥胖病等患者的优良食物。

（5）老年人保健食品

老年人保健食品是根据老年人的营养要求和生理特点，采用富含膳食纤维的芝麻膜、豆膜、麦膜、脱脂奶粉、低聚糖、多不饱和脂肪酸（玉米油、大豆油）、A-K 糖、复合维生素、矿物质等制得的食品。该食品富含膳食纤维，含量高达 10％以上，对老年人结肠癌、憩室性疾病、高胆固醇血症、便秘、痔疮等有良好的防治作用。不含胆固醇，不饱和脂肪酸含量达 70％～80％，基本上满足老人的要求。

2. 富含活性多糖的保健食品

（1）中华香菇多糖营养液

利用香菇经液体深层通气发酵培养制得的保健品。该营养液含有香菇多糖和 18 种氨基酸。还含有维生素 B_1、维生素 B_2、维生素 D、维生素 E 等以及钾、钙、磷、铜、锌、铁、锰、锶、锗、硒等对人体有益的无机盐和微量元素，营养价值较高，而且服用安全。中华香菇多糖营养液所采用的主要原料有香菇、白糖、大麦、花生粉等。该产品能提高机体的抗疲劳和耐缺氧能力，具有提高细胞免疫功能和抗体形成的作用，能够明显地增强体质，促进智能发育，还具有显著的抗衰老作用，是理想的新型保健营养饮品。

（2）食用菌类保健蜜酒

食用菌类保健蜜酒是采用多种食用菌和柠檬分别在优质曲酒中浸泡、配制后，再加入蜂蜜调制而成。食用菌的营养丰富，味道鲜美，富含人体必需的多种氨基酸、维生素、钙、磷、铁等矿物质，而且还含有药用菌的主要成分，如真菌多糖、多肽、氨基酸等，有很高的药用和食用价值。我国已发现有 150 种大型真菌具有抗肿瘤活性，均对抗癌、降血脂、活血、清肺、益胃健脑及嫩肤养颜有一定功效。蜂蜜中含有多种糖类、氨基酸、维生素和矿物质等，具有清热、解毒补血、止痛、润肺、止咳等功效。而且蜂蜜中残存的花粉粒对调剂人体和治疗肠胃疾病、提高人体血红素含量都有较好功效。柠檬含有维生素 C、维生素 B_1、维生素 B_2、柠檬酸、蛋白质及钙、磷、铁等成分。柠檬汁不但有清热退烧、清除疲劳之功效，而且能够预防和治疗风湿病、血胆固醇增高等症。柠檬酸盐还能预防肾结石，且柠檬风味清香，使人有清香悦腑之感。

（3）茯苓保健饮料

茯苓保健饮料是用茯苓提取液与蜂蜜配制而成的。茯苓属多孔菌科，主要含有三萜酸类化合物、茯苓酸、块苓酸、齿苓酸、松苓酸、松苓新酸等。还含有茯苓聚糖（pachyman）及麦角甾醇、胆碱、腺碱、组氨酸、蛋白质、树胶、卵磷脂、酶等。能减少有毒物质的吸收，有助于预防和缓解冠心病、动脉硬化、糖尿病，对老年人多发的便秘有疗效。它还可降低血脂，降低体内自由基，增加细胞内各种酶系统和能量转换系统的活性物质，从而增强细胞的生理功能，延长细胞的寿命，能显著提高人体的免疫功能。

（4）猴头菇保健饮料

猴头菇味道鲜美，营养丰富，具有较高的药用价值。中医理论认为，猴头菇性平、味甘，具有利五脏、助消化的功效，并能增强人体免疫力，对消化不良、胃及十二指肠溃疡、神经衰弱等疾病均有一定疗效。现代研究还发现，猴头菇多糖、多肽对癌细胞有一定抑制作用，尤其是服用猴头菇能产生干扰素，增强抗癌效果。

（5）双孢蘑菇饮料

双孢蘑菇含有丰富的氨基酸、维生素和多种药效成分，是一种比较理想的食品。双孢蘑菇还含有多糖体和有机锗，对人体具有抗癌作用和生理活性作用。此外，还有降低胆固醇、预防肝硬化和动脉硬化等功效。

（6）茯苓抗衰老奶粉

茯苓抗衰老奶粉是在奶粉中添加了茯苓、蜂蜜和葡萄糖，同时强化了部分微量元素和维生素。经常饮用可起到抗衰老作用，对其他疾病也有一定的疗效，并可满足儿童生长发育时的营养需要，是中老年人和儿童的理想保健食品。

（7）金针菇保健酒

金针菇是一种营养价值很高的菌，含有活性多糖和18种氨基酸，特别富含赖氨酸和精氨酸。经常食用有健脑和增强记忆力的作用，可有效预防高血压，治疗肝脏及胃溃疡等疾病。金针菇保健酒是用新鲜金针菇进行破碎、压榨、发酵、提取液汁配制而成的。

3. 富含多不饱和脂肪酸和磷脂的保健食品

（1）玉米胚饮料

玉米胚营养丰富，其中含蛋白质15%～18%，脂肪49%～56%，糖类15～24%，粗纤维10%～13%；玉米胚中赖氨酸和色氨酸较丰富，必需氨基酸组成比例较为平衡，胚芽油中不饱和脂肪酸占80%以上，其中人体必需脂肪酸亚油酸占50%以上，另外玉米胚中还含有丰富的维生素E和谷胱甘肽，能抑制癌细胞的形成和发展。其中所含的谷维素和谷甾醇能降低血清胆固醇，防治动脉硬化、高血压等心血管疾病。玉米胚饮料是一种天然的营养保健饮料，既保持了玉米胚的营养风味，又具有一定的保健功能。

（2）大豆全脂营养奶粉

大豆全脂营养奶粉是以牛乳为主要原料，利用大豆植物蛋白，精炼豆油、糖类调整产品中的蛋白质、脂肪、糖类比例，并强化维生素、矿物盐和微量元素、有机锗、异构化乳糖配制成。产品中的营养成分比例合理，氨基酸、脂肪酸、维生素、微量元素、有机锗、异构化乳糖含量均高于普通甜奶粉。由于大豆蛋白质含有比较全面的氨基酸，不含胆固醇，对心血管、动脉硬化、肥胖病人是一种理想食品。精炼豆油含有丰富的不饱和脂肪酸（亚油酸）。大豆蛋白全脂营养奶粉不仅提高了产品的营养价值，而且食用安全，经济实惠，是男女老少、孕妇咸宜的高级营养品。

4. 乳酸菌发酵保健食品

（1）活性酸奶片

乳酸菌是对人体健康有益的一类细菌，这些细菌进入人体肠道后，可以抑制有害细菌的繁殖，防止下痢、便秘、腹泻，对消化不良很有疗效，对胃肠癌也有一定的治疗作用。活性酸奶片是采用鲜牛奶、葡萄糖、硬脂酸镁经发酵后加工而成。

（2）含乳酸菌冰淇淋

含乳酸菌冰淇淋是以牛乳为原料，接种、发酵制成酸乳，在此基础上再添加脱脂奶粉、奶油、鸡蛋、稳定剂，进行均质、老化、冻结而成，具有保健作用。在−18℃下保质期可达6个月，在低温状态下，乳酸菌处于休眠状态，不会继续发酵。一旦进入人体则复活，会继续繁殖，从而克服酸奶保存期短的缺点。

（3）灵芝乳酸浓缩汁

灵芝含有多糖及有机锗，不仅能刺激生物体的免疫系统，赋予人以抗癌能力，而且有健肝、利尿、益胃、消炎、镇痛及消除呼吸器官疾病和循环系统障碍等多种功效。灵芝多糖不同于多数菌类多糖体，它经口服亦有效果，且无副作用，适宜制作保健食品。

5. 含皂苷、茶多酚和黄酮类物质的保健食品

（1）绞股蓝啤酒

绞股蓝为葫芦科多年生草质藤本植物，含有50多种皂苷，其中有4种与人参皂苷很相似，其量是人参皂苷含量的8倍，总皂苷含量是人参的3倍；并富含人体必需的7种氨基酸、5种维生素，以及铁、镁、钠、硅及多种微量元素。它具有滋补、提神、抗癌、抗衰老之功效，还有消炎解毒、生津止咳的作用，故有"南方人参"和"第二人参"的美誉。绞股蓝啤酒是由绞股蓝提取液与食用酒精配制而成的。绞股蓝啤酒色泽金黄，澄清透明，泡沫洁白细腻，具有明显的绞股蓝特有的香气和酒花香，口味纯正，爽口，略苦，风味独特。其中，绞股蓝皂苷含量达4000～6000μg/mL，既保持了传统啤酒的风味和营养成分，又增加了对人体的保健作用，具有促进新陈代谢，增强机体素质，消除体内有害物质，提高免疫力，延缓细胞衰老，抗感染，抗疲劳，加速组织恢复健康之功效。

（2）茶汁冰淇淋

茶汁冰淇淋是以白砂糖、奶粉、奶油、茶叶（红茶和绿茶）、淀粉、明胶、琼脂、羧甲基纤维素钠、蔗糖脂肪酸酯（乳化剂）、曼氏红茶香精、曼氏绿茶香精、色素为原料加工而成。该冰淇淋将茶和奶的香味融合在一起，具有香甜可口、营养丰富的特点，为老少咸宜的营养佳品。

（3）二花柠檬茶

二花柠檬茶是以红茶、菊花和金银花为主料，辅以柠檬汁和蔗糖配制而成，所以它是一种天然保健饮料。红茶含蛋白质、氨基酸等营养物质和微量元素，能化痰消食，利尿解毒，明目醒脑，如图2-11所示；菊花有降低血压，扩张冠状动脉，加强心肌收缩的功能，且有明目美容之功效；金银花含有抗菌作用的绿原酸，能抗病毒，清热治痢。因此，该饮料既充分发挥了红茶、菊花和金银花的药用功效，又保持了菊香的特有风味，也是一种消暑解渴的天然保健饮料。

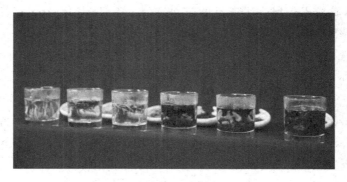

图 2-11 茶饮

（4）菊花露

菊花中含有菊苷、腺嘌呤、胆碱、水苏碱、黄酮类成分，具有清热、解毒、明目之功效，对多种细菌有较强的抑制作用，也有明显的降压作用。菊花露是将菊花浸提、过滤后浸液，再与糖浆配制而成。它既保持了菊花的有效成分和疗效，又符合人们的饮用习惯。

（5）银杏叶饮料

银杏叶含有丰富的黄酮类化合物，尤其含有 3 种特有的双黄酮，主要成分有：芸香苷、山奈酚-3-鼠李糖葡萄糖苷、山奈酚、槲皮素、异鼠李素、银杏双黄酮、异银杏双黄酮、7-去甲基银杏双黄酮，另外还含有银杏内酯及其他黄酮类化合物，具有显著的扩张血管和抗衰老作用。对冠心病、心绞痛、脑血栓等心脑血管疾病均有疗效，并且能够促进脑机能活性化，增强记忆力和注意力，是一种优良的保健品。

（6）葛根饮料

葛根为药食两用植物。葛根中含钙、锌、钾、磷等 10 余种人体必需的矿物质、微量元素及多种氨基酸、维生素，特别是含有异黄酮物质。葛根具有清热解毒，防止动脉硬化的作用，对人体有很好的营养保健功能。

第六节　速冻食品

一、速冻食品的定义

速冻食品是指在 −30℃ 或者更低的温度下进行冻结的食品。速冻是指外界的温度下降与细胞组织内的温度下降差异较大的冻结方法。速冻食品必须在低于 −18℃ 的稳定低温条件下贮存，温度波动不能大于 1℃，如图 2-12 所示。慢冻是指外界的温度降低与细胞组织内的温度降低基本为等速的冻结方法。慢冻食品是指在高于 −30℃ 条件下（一般为 −23～−18℃）冻结的食品。这种方法主要适用于整白条肉和整禽产品的加工。

二、速冻食品的分类

在美国，速冻食品除了分成几个大类外，还分成正餐食品、早餐食品、族裔食品、小零食、烘焙食品、比萨饼等。

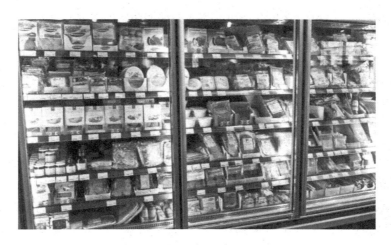

图 2-12　速冻食品

我国则较倾向于日本的分类法，分为水产类、畜禽类、果蔬类、调理食品类和点心类。前 3 类属于食品原料类，后 2 类属于深加工类。由于菜肴类与面点类在中国是两类产品，所以面点类食品应从调理食品中分离出来，这样，调理食品类仅包括菜肴类食品。

三、我国速冻食品的发展概况

我国的速冻食品始于 20 世纪 70 年代初期。但前 10～15 年的进展缓慢。1988 年后，随着改革开放的深化和消费者经济条件的改善，速冻食品才开始了一个真正的萌芽时期。

目前在大城市中，已渡过了认识和了解阶段，约有 1/3 的消费者已将速冻食品放入他们的菜篮子中。但与发达国家比较，无论是产量还是品种，尤其是速冻食品的人均消费量，远远落后于发达国家，因此发展速冻食品大有可为。随着居民生活水平的提高和生活方式的现代化，方便、快捷、营养和卫生的速冻食品在我国有广阔的发展前景。

四、我国速冻设备和冷藏链状况

发展速冻食品是一个系统工程，涉及面很广，不仅要有适合不同产品的各种速冻设备，而且要有各种前处理、加工以及速冻后的处理、计量、包装等设备。不仅如此，还必须有一个完整的冷藏链来保证速冻食品在产、供、销、运各个环节中始终保持在低温下不解冻，才能确保速冻食品的质量。

速冻设备：第 1 类是以空气为介质的速冻设备。第 2 类是直接接触式或半接触式速冻装置。第 3 类是沉浸式速冻装置。第 4 类是蒸发液体/固体（如 N_2、CO_2、CFC 等）冻结装置。

1. 冷藏运输设备

我国目前易腐食品的运输，尤其是长途运输主要是靠铁路，其次才是公路和水路。近年来，冷藏集装箱在易腐食品运输方面显示了极大的优越性，但由于造价高，海运集装箱大部分都是向国外租赁的；陆用冷藏集装箱可放在平板车、卡车和船上，但价格较贵，使用效果很好。

2. 商业用冷藏设施

商业用冷藏设施主要指商业零售环节的冷藏设施，其中包括各种用途的冷藏库、各种型式和温度要求的冷藏陈列柜，这些都是食品冷藏链中必不可少的环节。

五、影响速冻食品质量的因素——冻结速度

冻结速度可定量地用数据来表示，方法有以下两种。①用冻结时间表示，当被冻食品从0℃降至−5℃时，慢速冻结的冻结时间为120～1200min，中速冻结的冻结时间为20～120min，快速冻结的冻结时间为3～20min。②用冻结速度表示，慢速冻结的冻结速度为0.1～1cm/h，中速冻结的冻结速度为1～5cm/h，快速冻结的冻结速度为5～10cm/h，超速冻结的冻结速度为19～100cm/h（此种冻结，一般在液氮和液体二氧化碳中进行）。

1. 冻结速度对食品组织中形成的冰晶大小和位置的影响

冻结速度快，食品内的水分形成无数针状小冰晶，主要分布在细胞内；而冻结速度慢，则形成少数柱状或块粒状大冰晶，大部分分布在食品细胞间。由于水形成冰时体积要增大9%～10%，故细胞会受到机械损伤，尤其是慢速冻结在细胞外形成的大冰晶，使细胞之间的结合面拉开，细胞受挤压变形。

在冻结过程中，细胞内外存在水-冰饱和蒸气压差，使得细胞外的游离水先冻结；由渗透作用引起的水蒸气扩散作用，使剩余在细胞内的水溶液脱水和浓缩。于是细胞内的溶液pH改变，盐类的浓度增加，使稳定的胶体状态成为不稳定状态。

2. 冻结速度对蛋白质变性和淀粉老化的影响

食品在冻结过程中，发生蛋白质变性（动物食品）、淀粉老化（植物食品）等各种反应，这些反应均会使冻结食品的质量下降，并随着冻结时间的延长，蛋白质的凝聚和沉淀加快，淀粉老化加强，最终导致食品质量、风味和嫩度变劣。

食品快速和慢速冻结时，形成冰晶的大小是不同的。慢冻结时析出大颗粒的冰晶，快速冻结析出的是微细的冰晶，且均匀分散于细胞间和细胞内，大颗粒的冰晶，会把蛋白质的分子链挤压向一边，使蛋白质分子相互靠近，发生凝聚和沉淀，解冻后则不能恢复到原来的胶体状态。微细的冰晶不会使蛋白质分子凝聚而沉淀，当解冻时水分易再度结合，从而减少了蛋白质的变性。

对淀粉含量较多的植物性食品，还存在着 α-淀粉 β 化的问题。食品中的淀粉是以 α-淀粉的形式存在的，但在接近0℃的低温范围，糊化了的淀粉分子又自动排列成序，形成致密、高度晶体化的不溶性淀粉分子，迅速出现了淀粉的 β 化，即淀粉老化。α-淀粉的 β 化在 −1～1℃之间进行得最快，慢冻会促进 α-淀粉 β 化的进程，因此加快冻结速度对防止 α-淀粉 β 化有重要意义。

六、速冻食品的冻藏

速冻食品一般采用冻藏保存，且温度越低，品质保存就越好。但是，综合考虑设备费、电费、水费和其他费用，通常以采用−18℃的贮藏温度为宜。一般说来，速冻食品在冻藏中的温度越低，质量变化越小；冻藏时间越长，质量变化越大。速冻食品在冻藏过程中所发生的物理和生化等方面的变化主要表现为冰结晶的形成和产品的变色、变味等。

1. 冰结晶的形成

刚速冻的食品，冰晶体的大小不是均一的。在冻藏过程中，微细的冰晶逐渐减少，而大

的冰晶则不断变大，食品中整个冰晶的数目也会减少，此种现象称为冰结晶的成长。冰晶成长的结果导致冰对细胞的机械损伤，使速冻食品解冻后汁液流失增多，风味和营养价值下降，严重地影响了速冻食品的质量。冰晶成长是由于冰晶周围的水或水蒸气向冰晶移动并冻结于其上，致使冰晶逐渐增大。这是因为在冻结过程中温度虽很低，但未达到共晶点温度，所以，在冻结食品中存在着未冻结的水溶液（液相）、水蒸气（气相）和大小不同的冰晶（固相）。水的三相之间的饱和蒸气压各不相同，通常是：水溶液＞冰晶，水蒸气＞冰晶，小的冰晶＞大的冰晶。

但是，快速冻结所生成的细微冰结晶结构，在冻藏中也会由于冻藏温度经常波动而使冰晶遭到破坏。当温度上升时，细胞内的冰晶先融化成水，使液相增加，在水蒸气压差的作用下，水分就透过细胞膜扩散到细胞间隙中去；而当温度下降时，水分又从液相中结冰析出，再附着到冰晶上，使冰结晶成长，特别是细胞间隙中的冰晶成长更为明显。

2. 变色

速冻食品在冻藏过程中常常发生变色。通常在常温下发生的变色现象，在长期的冻藏过程中都会发生，只是速度十分缓慢。蔬菜烫漂不足，在冻藏中会变色，相反，烫漂时间过长，会立即促进变色反应，而成黄褐色。含花色素的水果、蔬菜会随冻藏时间延长而变色，但随着冻藏温度降低，变色则减慢。大多数花色素能与金属离子反应生成盐类，并呈现灰紫色，因此，含有花色素的速冻水果或蔬菜，不宜用铁罐包装；若用铁罐，应采用涂料铁，不用素铁。冻结了的桃和苹果的切片，冻藏中易产生褐变，这是酚醛类物质和酶的氧化作用的结果。这种氧化程度因品种的不同而有相当大的差别。如果将桃和苹果片在糖液中浸渍或脱气除氧，则可防止氧化；在糖液中添加一些抗氧化剂，能进一步抑制食品在冻藏中变色。

3. 变味

速冻食品在冻藏中，由于酶作用会产生某些生物化学变化，使水果、蔬菜变味。例如，毛豆、甜玉米等食品，即使在−18℃的低温下，在2～4周内仍会产生异味。这主要是毛豆、甜玉米中的油脂，在酶的作用下，酸价和过氧化值等增加的结果。又例如杨梅在冻藏中产生异味，是由于冻结后杨梅中的芳香油与羰基类化合物的平衡受到破坏的缘故。如果冻藏温度降低，这种破坏作用就会减弱。

七、速冻食品的解冻

为使速冻食品解冻后尽可能恢复到冻结前的状态，不仅要求冻结和冻藏条件好，而且要求解冻方法适当。正确的解冻要求解冻时间尽可能短，解冻温度尽可能低，解冻品表面和中心部分的温差尽可能小，汁液流失尽可能少，并且要有较好的卫生条件。

在解冻过程中加入的热量使食品内的冰融化成水，重新被吸收，吸收得越多，复原得越充分，解冻后产品的质量就越好。解冻过程可以分为3个阶段。第1阶段：从冻藏温度至−5℃；第2阶段：从−5～−1℃，称为有效温度解冻带，即相对于冻结过程中的最大冰结晶生成带；第3阶段：从−1℃至所需的解冻终温。

解冻后的产品常产生如下变化：由于温度上升，更容易受微生物和酶的作用；更容易受空气的氧化作用；水分更容易蒸发，使食品重量减轻；有大量的汁液流失。

解冻程度与产品质量：速冻食品的解冻程度，一般分为半解冻和完全解冻。

半解冻是指产品的中心温度为 $-5\sim-1℃$，即处于有效温度解冻带阶段。在此温度区间冰并没有全部融化，但食品的硬度降低到恰好可用菜刀切割的程度。

完全解冻时，食品中的冰完全融化成水。当食品各部分的冰都融化成水时，深层的冰和表面的冰完全融化所需时间的差，将随食品厚度的增加而增大。当中心处的冰融化成水时，表面部位已经处在高温介质中很长时间，食品很容易受温度影响而发生质变。若解冻介质在 $30℃$ 左右，则在这样高的温度下，水分蒸发、氧化作用、微生物和酶的作用都会加强，食品的质量会发生严重的恶劣变化。为了防止发生这些变化，应根据不同种类的速冻食品采取适宜的解冻条件和解冻终温。对水果来说，一般采用半解冻；如完全解冻，则造成汁液流失，失去水果应有的风味，营养价值降低。但对于注糖水冻结的水果，则可完全解冻。对蔬菜来说，有的品种宜半解冻，有的则宜完全解冻。

解冻方法：食品种类不同，采用的解冻方法也不同。但迄今还没有一种通用的万能解冻办法。一般冻结食品的解冻办法有如下几类。

1. 外部加热法

利用解冻介质的温度高于冻结食品的温度进行外部加热可达到解冻的目的。

（1）空气解冻

又称自然解冻，现已被广泛使用。常用的有以下 5 种方法：①静止空气解冻，这是在空气温度为 $15℃$ 以下缓慢解冻的方法，故又称缓慢解冻法；此法对食品的质量和卫生保证都很好，食品的温度比较均匀，汁液流失也较少，因为食品内的组织细胞有充足的时间来吸收冰融化后的水分；此法还可以进行半解冻，其缺点是解冻时间长，食品由于水分蒸发而失重较大；在解冻过程中，为了减少微生物的污染，可在解冻间装设紫外灯杀菌。②流动空气解冻，采用风机连续送风使空气循环，又称快速解冻法；此法能大大缩短解冻时间，食品的干缩量也减少；但解冻过程中会因食品表面的汁液融化快，细胞组织来不及吸收而造成汁液流失较多，同时食品的表面层有干燥的倾向，故解冻时应调节温度和湿度，最好带有包装解冻。③热空气解冻，一般在温度为 $25\sim40℃$、相对湿度为 $98\%\sim100\%$ 的条件下进行，解冻较快。这是由于热空气向食品表面冷凝，利用冷凝热来加速解冻。但由于空气温度高，会使食品表面先融化，内部后融化，故会影响食品的质量。④隧道解冻，是法国首先提出的，该法解冻过程分为 3 个阶段：在第 1 阶段，空气温度为 $(14\pm1)℃$，空气循环量为每小时 200 次，相对湿度为 96%，时间少于 20h；在第 2 阶段，空气温度为 $(10\pm2)℃$，空气循环量为每小时 200 次，相对湿度为 96%，时间少于 16h；在第 3 阶段，空气温度为 $(0\pm2)℃$，空气循环量为每小时 100 次，相对湿度为 $60\%\sim70\%$，时间约为 4h。总时间约 40h，解冻后放在温度不高于 $3℃$ 的库中存放；采用这种方法解冻后的产品质量好，不失重。⑤加压空气解冻，在容器内通入压力为 $0.196\sim0.294MPa$ 的压缩空气，由于压力升高，冰点也升高，故在同样解冻介质温度下，食品易融化，解冻时间短，解冻后的质量也好；如果在加压容器内使空气在风速 $1\sim1.5m/s$ 的条件下流动，把加压和流动空气组合起来，以改善食品表面的传热状态，则能大大缩短解冻时间。

（2）水解冻

水比空气传热性能好，对冻结食品的解冻快，可缩短解冻时间，且食品表面有水分浸润，还可增重。但食品的某些可溶性物质在解冻过程中将部分失去，且易受微生物污染。

常用的水解冻方法有以下 4 种：①水浸式解冻，此方法适用于对带皮或有包装的冻结食品解冻；而对半胴体的肉类和鱼片等，因切断面的营养物质会被水浸出，裸露部分又易受污染，故不适用；此法因水不流动，故又称静水解冻；此方法对冻鱼很适用。②流水浸渍解冻，此方法适用于冻鱼等小型冻结食品；在水槽两端处设有除鳞网，槽底一端装有螺旋桨，可正反运转；水槽在空载时，槽内水流速为 15m/min。槽内的水通过热交换器保持一定的温度，每 5min 螺旋桨换向运转一次，使水温经常保持在 5～12℃，解冻时间只需 80～90min；水槽可数个连在一起，根据解冻鱼的多少可长可短；水槽内的水使用一段时间后，有鱼体上的杂质和鳞片落入，需定时处理后再用；英国和加拿大采用此法较多。③喷淋解冻，此方法是将冻结食品放在传送带上，用蒸汽将水加热至 18～20℃，然后用水泵将水输送到喷淋装置上并向冻结食品喷淋解冻；水可以循环使用，但需用过滤器和净水器处理以保持卫生；也可把喷淋和浸渍结合在一起进行解冻；例如，鱼块由入口进入传送带上的围栏内，先经喷淋，然后再浸渍于水中解冻，在出口即完成解冻。④加碎冰解冻，在气温高时解冻大型鱼，时间长，会变质，故可采取加碎冰低温缓慢解冻。

（3）真空解冻

在真空状态下，根据蒸汽压力与沸点的对应关系，水能在低温下沸腾而形成水蒸气。例如，在 3333Pa 的压力下，水在 26℃就可沸腾。利用水在真空状态下低温沸腾产生含有大量热的水蒸气与冻结食品进行热交换，热的水蒸气在冻结食品表面凝结而放出凝结热，这部分热量被冻结食品吸收，使之温度升高而解冻。真空解冻一般是在圆筒状金属容器内进行。容器两端是冻结食品的进、出口，冻结食品放在小车上送入容器内，顶上是水封式真空泵，底部盛水。当容器压力为 1333.2～1998Pa，水在 10～15℃时即沸腾，变为水蒸气，每千克水蒸气在冻结食品表面凝结时放出 2093.4kJ 热量。当水温较低时，水蒸气产生的热量就少，此时可通过蒸汽加热管慢慢地将水加热到 15～20℃。这种真空解冻可完全自动进行。真空解冻比空气解冻提高效率 2～3 倍，而且因在抽真空、脱气状态下解冻，大多数细菌被抑制，有力地控制了食品营养成分的氧化和变色，食品的汁液流失量比在水中解冻显著减少。同时由于是低温的饱和水蒸气，所以食品不会出现过热现象和干耗损失，而且色泽鲜艳，味道良好，从而保证了食品的质量。此法适用于肉类、禽兔类、鱼类（包括鱼片）、蛋类、果蔬类以及浓缩状的食品的解冻，且能经常保持卫生，可半自动化也可全自动化，是今后冻结食品解冻有前景的一种较好方法。但真空解冻也存在一定缺点，即在冻结食品（如肉类等）的内层深处升温比较缓慢，如果对肉类立即剔骨就较费力。为此，可先进行真空解冻 2h 左右，然后再在空气中解冻，效果会更好。

（4）接触解冻

该解冻装置与平板冻结器相似，板与板之间放食品，用上下板将食品压紧，板内通以 25℃的流动空气进行解冻。

（5）直接加热解冻

此种方法随烹调及加热方法的不同而异，例如用热水、热油等进行解冻。

2. 内部加热法

为了提高解冻速度，可以利用电气的特性在冻结食品的内部加热来解冻，这种方法称内部加热法，有以下 3 种方法。

（1）低频电流加热解冻

电流通过镍铬丝而发热，其发热量为 I^2Rt。据此原理，将电流通过冻结食品，最初冻结食品电阻大，故电流小；以后液态水逐步增加，电阻减小，电流逐渐流至内部而发热，冻结食品被解冻。此方法也称为电阻解冻法。采用频率为 50～60Hz 的低频交流电。低频电流加热解冻法比空气和水解冻的速度快 2～3 倍，且耗电少，运转费低。缺点是只能解冻表面平滑的块状食品，且内部解冻不均匀。

（2）高频电流加热解冻

如果把加热解冻的电流频率提高到 1～50MHz，一般选用 13MHz、17MHz、40MHz，则冻结食品的发热量大。冻结食品的发热是在表面和内部同时进行的，故解冻较快。在解冻时，冻结食品放在加有高频电的极板之间，食品的介质分子（如肉中的水分、脂肪等）在高频电场中受极化后，跟随高频电磁场的变化而发生相应的变化。分子之间互相旋转，振动碰撞，产生摩擦热。频率越高，分子之间转动越大，碰撞作用越激烈，产生的摩擦热也越多，因此，食品的解冻也越快。

（3）微波解冻

用波长在 1mm 到 1m 之间的电磁波，间歇照射食品进行解冻，全解冻时间只需 10～30min。微波解冻迅速且温度又不高，可以保持食品完好无损，质量好，维生素损失较少，并能很好地保持食品的色香味，而且解冻时间短。对于带有纸箱包装的食品也能解冻，既方便又卫生。同时微波解冻占地面积小，有利于实现自动化。从事微波解冻工作必须做好保护，避免因微波照射而影响人体健康。美国规定，用微波炉时侵入人体的电磁波的允许量在 $10mW/cm^2$ 以内。微波解冻的缺点是微波加热不均匀，有的局部过热，这是因为食品内部的组成不均一，蛋白质、脂肪、水分的含量也不一样而造成的。而且投资费用大，设备和技术水平要求较高，耗电多等。

3. 组合加热法

将上述使用空气、水和电来解冻食品的方法组合起来，可发挥各种方法的优点而避免各自的缺点。组合加热法基本上都是以电解冻为主，再辅之以空气解冻或水解冻，有以下 5 种方法。

（1）电和空气组合加热解冻

先用微波加热解冻；当解冻的食品达到能用刀切入的程度时，即停止电加热，继之以冷风解冻。这样不致引起食品局部过热，可避免食品温度不均匀的缺点。风机是装在微波解冻装置上面的。

（2）电和水组合加热解冻

先采用水把冻结食品表面稍融化，然后进行电阻解冻，这样电流容易通过冻结食品内部，可缩短解冻时间，节约用电。

（3）高频和水组合加热解冻

英国普遍采用这种解冻法。设备由 6 台高频解冻装置组成，每两台之间是水解冻装置，每台高频解冻装置的功率为 20kW，鱼的总解冻时间为 30min。

（4）微波和液氮组合解冻

微波解冻中产生的过热，可用喷淋液氮来消除。喷淋液氮时最好以静电场控制，这样液氮的喷淋面可集中。冻结食品放在转盘上，使其受热均匀，从而保证了解冻食品的质量。

（5）两阶段的空气解冻

对于易出现解冻僵硬的食品，应先把冻品放在 0～2℃的空气中 7～10d，使肉的温度升

到 $-3 \sim -2℃$，此时冻品呈半解冻状态，冻结率约为 $50\% \sim 97\%$，然后再放到 $10℃$ 的空气中进行第 2 阶段解冻。这样解冻的食品（如肉、南极磷虾）质量很好。

八、速冻食品的生产

1. 冻无头对虾

（1）生产工艺流程

原料→挑选分级→清洗→去头→清洗→称重→装盘→速冻→包冰衣→包装冷藏（$-18℃$ 以下）。

（2）操作要点

① 原料：要求品质新鲜、色泽正常（图 2-13），卵黄按不同产期呈现自然色泽，气味正常、无异味，虾肉组织紧密，有弹性；虾体应完整，允许节间松弛，联结膜可有两处破裂，破裂处虾肉可有轻微伤口，但甲壳不能脱落；允许有愈后的伤疤、不大的刺擦伤和部分尾肢脱落；不允许有软壳虾；甲壳无黑变或轻度黑变；允许有黑箍 1 个、黑斑 4 处；虾尾允许轻微变色；甲壳也允许轻微变色，或有轻微水锈和自然斑点；颈肉允许因虾头感染而呈现轻微异色（不包括变质红色）；虾体清洁，甲壳紧密附着虾体；允许串清水及局部串血水（甲壳与虾体开始脱离，水泡接近虾体色泽的叫串清水；出现混浊异色的叫串血水）。

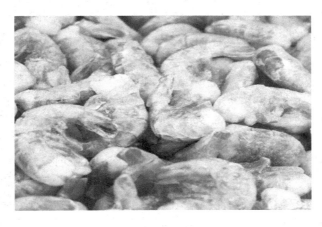

图 2-13 冻虾

虾按每磅（1b≈0.454kg）只数分级，其级别为：8～12 只，13～15 只，16～20 只，21～25 只，26～30 只，31～40 只，41～50 只，51～70 只，71～100 只。

② 挑选分级：对虾容易变质腐败，应及时加工，一时来不及处理的要做好冰藏保鲜工作；雄虾体色呈明显黄色的应分开加工，不分级；挑选分级时应尽量做到每级虾的个头大体均匀。

③ 去头：摘去虾头时要注意保留颈肉。

④ 称重装盘：质量分 2.27kg 和 250g 两种，让水量 $1\% \sim 2\%$。摆盘要求排列整齐，第一层腹部向上，第二层背部向上，尾对尾，相互挤住。

⑤ 速冻：要求低温速冻，脱盘后随即包冰衣。

⑥ 包装：每块冻虾套以塑料薄膜袋后，再装小纸盒，每纸箱装 6 盒 2.27kg 的小纸盒，或装 40 盒 250g 的小纸盒，用泡花碱粘箱，牛皮纸条封口。

2. 甜玉米

甜玉米的成熟度是决定质量优劣的关键。应选择适宜成熟度的原料进行速冻。若成熟度太高，则水分和糖分少，淀粉含量高，玉米粒中汁液黏性大，甜味小，口感差。甜玉米采收后成熟度增长非常快，应在数小时内冻结，若不能马上冻结，应冷却至5℃以下贮藏。

甜玉米棒：选择籽粒排列整齐、穗长约20cm的黄色品种的甜玉米原料；甜玉米去叶和缨子后，用蒸汽（6～10min）或沸水（3～4min）烫漂，再用冷水迅速冷却至10℃以下，并快速冻结；冻结后的甜玉米用防湿、防冲击和气密性高的聚乙烯薄膜包装，于−18℃以下的温度冻藏。

甜玉米粒：甜玉米去叶和缨子后，直接带芯烫漂，然后将玉米粒剥下冻结，也可将玉米粒剥下后烫漂，然后再冻结；带芯烫漂的甜玉米，蔗糖和还原糖的含量减少20%～40%，而将剥下的玉米颗粒烫漂，则蔗糖和还原糖的含量会损失40%～60%，因此，带芯烫漂的产品质量高。

3. 青刀豆

青刀豆原产于美国，属蝶形花科，是国外许多国家的主要蔬菜之一。在我国，青刀豆在南方和北方都有种植，加工的速冻制品质量也较高，已大量销往国外。

① 原料：选择新鲜、饱满、质嫩无老筋、豆荚直、横断面近圆形、成熟一致、蛋白质含量丰富的青刀豆；青刀豆开红花的品种，速冻后产品易变色，组织粗老，不宜加工；适宜加工的品种一般有小刀豆、长箕圆等，其豆荚无明显突出，长度在7cm以上，宽度为0.9cm，条形均匀，每500g的青刀豆原料应在160根左右。

青刀豆在乳熟期，其种子刚形成，豆荚鲜嫩，色泽青绿，糖分含量高，是速冻的最佳时期。随着成熟度的提高，种子长大，豆荚突出，糖分下降，淀粉增加，纤维提高；用它加工的速冻制品，组织粗老，品质低劣。因此，应选择在乳熟期采摘的青刀豆进行速冻加工，过迟或过早都会影响品质。但这个时期青刀豆的呼吸旺盛，会随时变粗老，所以，从原料进厂到加工不宜超过24h。严格控制新鲜度及适宜的采摘期，是保证速冻制品质量的关键。

② 挑选与切端：剔除皱皮、枯萎、霉烂、有病虫害以及机械损伤等不合格的原料，并切去豆荚两头的末梢，这称为剪二端。剪时要防止对直径小的切除过多，浪费原料；对直径大的剪得太少，影响质量。

③ 浸盐水：将青刀豆置于2%的盐水中浸泡30min，以达到驱虫目的；浓度太低，幼虫出不来，浓度太高，虫会被腌死；盐水与青刀豆的比例不低于2∶1，每2h更换盐水一次；若田间管理及防虫较好，也可省去盐水浸泡步骤；浸泡后的青刀豆要用清水漂洗。

④ 烫漂：青刀豆的烫漂温度为90～100℃，烫漂的时间视豆荚的品种、成熟度而定，通常为2～3min；在烫漂中经常换水，可以防止速冻青刀豆出现苦味。

⑤ 冷却：烫漂的青刀豆立即浸入冷水中冷却，冷却速度越快越好，冷却至青刀豆中心温度低于10℃。

⑥ 速冻：将冷透、沥干的青刀豆均匀地放入速冻机内，冻结温度为−30℃以下，至青刀豆中心温度为−18℃以下。

⑦ 包装：将符合质量的青刀豆，按不同重量，装入塑料袋内，封口后放入−18℃以下的冷藏库中贮藏。

第七节　垃圾食品

一、垃圾食品概念

垃圾食品是指仅仅提供一些热量，无其他营养素的食物，或是提供超过人体需要，变成多余成分的食品。一提到"垃圾食品"很多人直觉会联想到所有快餐店所贩卖的、号称为外来食物的汉堡、薯条、炸鸡、比萨、可乐等，其实并非如此，比如罐头、酱菜中的盐分常常会造成过多的钠滞留体内，成为多余的垃圾。

很多人可能还不知道，传统小吃就有不少垃圾食物的存在，如葱油饼、油炸饼、奶油饼，早餐常吃的油条、烧饼，或是许多人通宵熬夜会吃的泡面，这些东西都是几乎只含有油脂与面粉，没有其他太多的营养素，只纯粹提供了热量，都是地道的中国口味的垃圾食物。

二、十大垃圾食品

1. 油炸食品

油炸类食物代表：油条、油饼、薯片、油炸馓子（图 2-14）、油炸鸡柳（图 2-15）等。

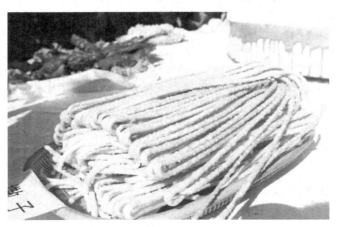

图 2-14　油炸馓子

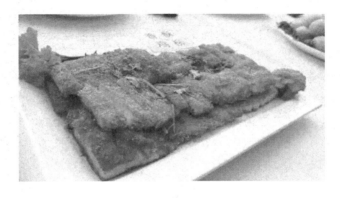

图 2-15　油炸鸡柳

①导致心血管疾病的"元凶";②含致癌物质:丙烯酰胺(2级污染——接近汽车排放的废气)(薯片等油炸后);③高温过程破坏维生素,使蛋白质变性。

煎焦的鱼皮中含有苯并芘。油条中含有对人体有害的物质——明矾,明矾是一种含铝的无机物,被人体吸收后会对大脑及神经细胞产生毒害,使记忆力减退、抑郁和烦躁,导致心血管疾病。油炸食品中油的反复使用过程中会生成过氧化脂质致癌物,此类食品热量高,含有较高的油脂和氧化物质,经常进食易导致肥胖,是导致高血脂和冠心病的最危险食品。在油炸过程中,往往产生大量的致癌物质。已经有研究表明,常吃油炸食物的人,其部分癌症的发病率远远高于不吃或极少进食油炸食物的人群。

2. 罐头类食品

罐头类食品代表:水果罐头,鱼、肉罐头等。

①破坏维生素,使蛋白质变性;②热量过多,营养成分低;③与铝锡接触受污染,多食可能易患老年痴呆症。

罐头加工中维生素几乎完全破坏,含糖、盐过高,热量过多,营养低。肉类稍好。不论是水果类罐头,还是肉类罐头,其中的营养素都遭到大量的破坏,特别是各类维生素几乎被破坏殆尽。另外,罐头制品中的蛋白质常常出现变性,使其消化吸收率大为降低,营养价值大幅度"缩水"。还有,很多水果类罐头含有较高的糖分,并以液体为载体被摄入人体,使糖分的吸收率大大增高了,可在进食后短时间内导致血糖大幅攀升,胰腺负荷加重。同时,由于能量较高,有导致肥胖之嫌。

3. 腌制食品

腌制食品代表:酸菜、咸菜、咸蛋、咸肉等。

①含三大致癌物之一亚硝酸盐;②在腌制过程中容易滋生微生物;③影响黏膜系统,易得溃疡和炎症,对肠胃有害。

这类食物含有大量的盐,腌制中就会产生亚硝酸盐,而亚硝酸盐进入人体后又会形成亚硝胺,这是一种很强的致癌物质。腌制食物在腌制过程中,常被微生物污染,易造成口腔溃疡、鼻咽炎,对肠胃有害,多盐还易造成高血压。

4. 加工的肉类食品

代表:熏肉、腊肉、肉干、鱼干、香肠、火腿肠等。

①盐多导致高血压、鼻咽癌、肾脏负担过重;②含大量防腐剂、增色剂等添加剂,过多食用会对肝脏造成损伤。

这类食物含有一定量的亚硝酸盐,故有导致癌症的潜在风险。此外,由于添加防腐剂、增色剂和保色剂等,造成人体肝脏负担加重。还有,火腿等制品大多为高钠食品,大量进食可导致盐分摄入过高,造成血压波动及肾功能损害。

5. 肥肉和动物内脏类食物

虽然含有一定量的优质蛋白、维生素和矿物质,但肥肉和动物内脏类食物所含有的大量饱和脂肪和胆固醇,已经被确定为导致心脏病最重要的两类膳食因素。现已明确,长期大量进食动物内脏类食物可大幅度地增高患心血管疾病和恶性肿瘤(如结肠癌、乳腺癌)的风险。

6. 奶油制品

常吃奶油类制品可导致体重增加,甚至出现血糖和血脂升高。饭前食用奶油蛋糕等,还会降低食欲。高脂肪和高糖成分常常影响胃肠排空，甚至导致胃食管反流。很多人在空腹进食奶油制品后出现反酸、胃灼热等症状。

7. 方便类食品

方便类食品代表：方便面、方便米粉等。

①盐分过高，含防腐剂、香精，易损伤肝脏；②几乎只有热量，没有其他营养。

方便类食品营养素过于单调，对微量元素的摄取明显不足，造成营养不均衡。调料包中味精、盐过多；蔬菜包几乎没有任何营养；含防腐剂。除了可以充饥之外，几乎没有什么营养作用。属于高盐、高脂、低维生素、低矿物质一类食物。一方面，因盐分含量高增加了肾负荷，会升高血压；另一方面，含有一定的人造脂肪（反式脂肪酸），对心血管有相当大的负面影响。加之含有防腐剂和香精，可能对肝脏等有潜在的不利影响。

8. 烧烤类食品

烧烤类食品代表：羊肉串（图 2-16）、铁板烧等。

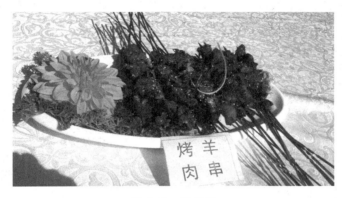

图 2-16 羊肉串

① 含大量苯并芘，三大致癌物质之首；②导致蛋白质碳化变性。

烤肉串中含有苯并芘，这种化合物随食物进入胃后，与胃黏膜接触，构成胃癌发病的危险因素。熏烤肉食时，受加工条件及环境限制，肉串可能不熟，细菌、寄生虫过多，会加重肝脏负担。1 只烤鸡腿等于 60 支香烟的毒素（含有强致癌物质苯并芘）。

9. 冷冻甜品

其包括冰淇淋、雪糕等。这类食品有三大问题：因含有较高的奶油，易导致肥胖；因高糖，可降低食欲；还可能因为温度低而刺激胃肠道。

代表：汽水、可乐。

汽水是一种由香料、色素、二氧化碳、水合成的饮品，含大量碳酸，会带走体内大量的钙；含糖量过高，超过人体正常需要；喝后有饱胀感，影响正餐。

碳酸饮料的危害：碳酸饮料含二氧化碳，对人体不利。研究表明，虽然蒸发带走体内热量，起到降温作用，但喝得太多对肠胃是没有好处的，而且还会影响消化。对人体内的有益菌也会产生抑制作用，释放出的二氧化碳很容易引起腹胀，影响食欲，甚至造成肠胃功能紊乱。长期饮用非常容易引起肥胖。给肾脏带来很大的负担，是引起糖尿病的隐患之一。

10. 果脯、话梅和蜜饯类食物

①含亚硝酸盐；②盐分过高，含防腐剂、香精等。

加工过程中，水果中所含维生素 C 完全破坏。除了热量外，几乎没有其他营养。添加大量香精、防腐剂，对健康不利。话梅含盐过高，长期摄入会诱发高血压。含有亚硝酸盐，在人体内可结合胺形成潜在的致癌物质亚硝酸胺；含有香精等添加剂可能损害肝脏等脏器；含有较高盐分可能导致血压升高和加重肾脏负担。

代表：果脯、话梅、蜜饯等。

大量食用"垃圾食品"对儿童的智力、身高发育会产生很大的影响。一份由上海体育科学研究所和上海市青少年体质与评价中心合作的抽样调查显示，上海市 66％的孩子身高不理想。

建议：①远离"垃圾食品"；②保持科学、均衡的饮食习惯。

思 考 题

1. 我国居民营养现状如何？
2. 洋快餐的利与弊有哪些？
3. 蔬菜和水果的营养价值有哪些异同？
4. 为什么不能仅吃精制主食，还要多吃粗粮？

第三章 食品的生物安全性及其控制

第一节 细菌对食品安全的影响及其控制

一、食品中细菌的来源与途径

（一）食品污染的定义

食品污染是指食品及其原料在生产和加工过程中，因农药、废水、污水、各种食品添加剂及病虫害和家畜疫病所引起的污染，以及霉菌毒素引起的食品霉变，运输、包装材料中有毒物质和多氯联苯、苯并芘所造成的污染的总称。人们食用被污染的食品后可患某种疾病或发生急性、慢性食物中毒，直接影响人体健康甚至危及生命。环境污染是造成食品污染的主要因素。环境污染物可以食物链最终进入人体。与人类有关的食物链有两条：一条是陆生生物食物链，即土地—农作物—畜禽—人；另一条是水生生物食物链，即水—浮游植物—浮游动物—人。

（二）食品污染的分类

食品污染的分类：①按食品污染的性质划分为微生物性污染、化学性污染、放射性污染、寄生虫污染；②按食品污染的来源划分为原料污染、加工过程污染、包装污染、运输和贮存污染、销售污染；③按食品污染发生的情况划分为一般性污染、意外性污染；④按有毒有害物质的危害划分为生物性危害、化学性危害、物理（放射）性危害；⑤按食品污染物来源划分为食品中存在的天然有害物，环境有害物，滥用食品添加剂，食品加工、贮存、运输及烹调过程中产生的物质或工具、用具中的污染物，食用农产品生产过程中的农用化学品，新技术生产的新产品（转基因食品）。

（三）引起食物中毒的细菌

据国内外统计，各种食物中毒中，以细菌性食物中毒最多。虽然全年皆可发生，但在夏秋两个季节发生较多，因为此时气温较高，微生物易于生长繁殖。细菌性食物中毒的患者一般都表现明显的胃肠炎症状，其中腹痛、腹泻最为常见。细菌性食物中毒可分为感染型食物中毒和毒素型食物中毒。人们食用含有大量病原菌的食物引起消化道感染而造成的中毒称为感染型食物中毒；属我国法定传染病，主要包括霍乱、痢疾、伤寒、副伤寒及新近参照传染病管理的由肠出血性大肠杆菌引起的出血性肠炎。人们食用由于细菌大量繁殖而产生毒素的食物所造成的中毒称为毒素型食物中毒。人体摄入了被细菌或其毒素污染的食品后出现非传染性急性、亚急性疾病。

细菌性食物中毒的特点：常见的细菌性食物中毒发病特点是病程短、恢复快、预后好、病死率低，但李斯特菌、肉毒梭状芽孢杆菌等食物中毒病程长、病情重、恢复慢。细菌性食物中毒全年皆可发生，以5~10月较为多发。此外，也与机体防御功能降低、易感性增高有关。动物性食品为引起细菌性食物中毒的主要食品，其中畜禽肉类及其制品居首位，其次是鱼、乳、蛋类；植物性食物如剩饭、米糕、米粉则易出现由金黄色葡萄球菌、蜡样芽孢杆菌引起的食物中毒。

1. 常见食源性致病细菌

（1）沙门氏菌属

① 菌株：伤寒沙门氏菌、鸭沙门氏菌、鼠伤寒沙门氏菌、猪霍乱沙门氏菌、圣保罗沙门氏菌、鸡白痢沙门氏菌、鸡伤寒沙门氏菌。

伤寒沙门氏菌（图3-1）只感染人类，损害肝、脾和骨髓，每年导致1600万人生病，60万人死亡，由于越来越多菌株具有抗药性，情况可能变得更糟。

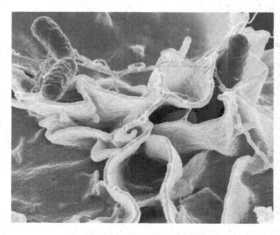

图3-1　伤寒沙门氏菌

鼠伤寒沙门氏菌对生活环境不那么挑剔，几乎可感染一切地上走的或爬的活物。在人类身上造成的症状一般是食物中毒。听起来好像没有伤寒那么可怕，但一些科学家认为它的威胁更大，由此造成的食物中毒事件实际发生数目比报告数目可能多出30倍，每年有上亿人感染，死亡人数比伤寒沙门氏菌多出一倍，主要是婴幼儿和老人。

② 特性：兼性厌氧菌，适宜温度为37℃，但在18~200℃时也能繁殖。对热的抵抗力很弱，在60℃经20~30min即可被杀死。

③ 中毒食物：肉类、鱼类、蛋类和乳类，其中以肉类占多数。

④ 症状：沙门氏菌中毒的临床表现主要为胃肠炎型、类霍乱型、类伤寒型、类感冒型、败血症型五种类型，但以胃肠炎型最多；沙门氏菌中毒是由于活菌和内毒素协同作用而致，感染型食物中毒的症状表现为急性胃肠炎症状；如果细菌已产生毒素，可引起中枢神经系统症状，出现体温升高、痉挛等。一般病程为3~7d，死亡率较低，约为0.5%。

⑤ 沙门氏菌的来源和传播途径：常见引起中毒的食品有各种肉类、鱼类、蛋类和乳类，其中以肉类占多数。肉中的来源主要为两个：一种为家畜宰前已经感染的，称为宰前感染，

另外一种是在宰后被带菌的粪便、容器、污水等污染，称为宰后污染，但主要来自宰前感染。

⑥ 预防措施：第一，不喝未经处理的水（例如池塘、溪水、湖水、被污染的海水等），不喝未经巴氏法消毒的牛奶（即生牛奶）。第二，不吃生肉或未经加热煮熟的肉。第三，便后、换尿布后、接触宠物后，应仔细洗净双手，特别注意在准备食物或就餐前。第四，生家禽肉，牛肉、猪肉均应视为可能受污染的食物，情况允许时，新鲜肉应该放在干净的塑料袋内，以免渗出血水污染别的食物。处理生肉后，未洗手前勿舔手指，或接触其他食物，或抽烟。第五，每接触一种食物后，务必将砧板仔细洗净，以免污染其它食物。第六，特别在使用微波炉煮肉食时，要使肉食内外达到一致的温度（通常是 239.4℃ 以上），可用温度计检查炉内食物的温度值。

（2）大肠杆菌

① 菌株：O157：H7 肠出血性大肠杆菌，如图 3-2 所示。

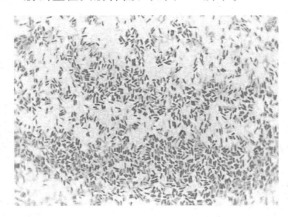

图 3-2　O157：H7 肠出血性大肠杆菌

② 中毒食物：生的或半生的肉、奶、汉堡包、果汁、发酵肠、酸奶、蔬菜等。

③ 特性：大肠杆菌为革兰氏阴性短小杆菌，不产生芽孢，有周生鞭毛，最适生长温度为 37℃，但在 15～45℃ 均可生长。最适 pH 7.4～7.6，但在 pH 4.3～9.5 时皆可生长，繁殖速度快，在适宜条件下其世代时间仅 17～19min。在土壤和水中可存活数月，对氯气敏感，在0.5～1mg/L氯气的水中可很快死亡。

④ 症状：致病性大肠杆菌食物中毒是由于大量摄入致病性活菌引起的，主要从两方面来影响：第一为菌株表面的纤毛使菌株对宿主小肠黏膜上皮细胞表面具有黏附能力，从而在小肠内生长繁殖并释放出毒素，第二是菌株能产生肠毒素，使小肠黏膜上皮细胞的通透性增加，分泌功能亢进，引起腹泻。产肠毒素大肠杆菌引起的肠炎；肠侵袭性大肠杆菌不产生毒素，主要侵犯结肠，形成肠壁溃疡；肠出血性大肠杆菌造成肠出血。

⑤ 临床表现主要有两种类型，分别为：急性胃肠炎型，潜伏期一般为 10～24h，最短4h，最长48h，主要症状为食欲不振、腹泻呕吐，粪便呈水样，伴有黏液，但无脓血，稍发热，体温在 38～40℃，多数患者有剧烈的腹绞痛与呕吐，若脱水严重时，可发生衰竭；急性细菌性痢疾型，主要症状为腹泻、腹痛、发热，有些患者呕吐，大便呈黄色水样，伴有黏液、脓血，血细胞增多，一般持续 7～10d，愈后良好。

⑥ 来源和传播途径：人和动物都可以带菌，健康成人和儿童的带菌率为 2%～8%，腹

泻病人为 20% 左右，牲畜的带菌率一般为 10%，土壤、水源等被粪便污染后也带有该菌。其在室温下可生存数周，在土壤和水中可达数月，可通过人手、食物、生活用品进行传播，也可经环境（空气、水）传播。

⑦ 预防措施和控制方法：把好口岸检疫与食品检验关；避免饮用生水，少吃生菜等，肉类、奶类和蛋制品食前应煮透，吃水果要洗净去皮，从而防止病从口入；动物粪便、垃圾等应及时清理并妥善处理，注意灭蝇、灭鼠，确保环境卫生；定期检疫监测，及时淘汰阳性畜群；在 4℃以下冷藏产品，充分加热杀菌，防止烹调过程中发生交叉污染；禁止有病人员加工食品。

（3）志贺菌属

① 志贺菌（图 3-3）病常为食物暴发性或经水传播。和志贺菌病相关的食品包括色拉（土豆、金枪鱼、虾、通心粉、鸡）、生的蔬菜、奶和奶制品、禽、水果、面包制品、汉堡包及有鳍鱼类。

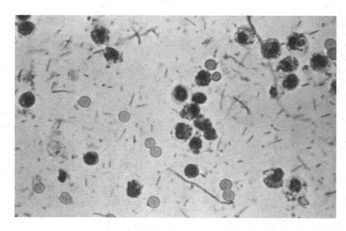

图 3-3　志贺菌

② 症状：腹泻、发烧、腹部痉挛和严重脱水。

③ 预防措施：消除人类粪便对水源的污染；改善加工人员个人卫生；禁止病人和志贺菌携带者进入食品加工场所。

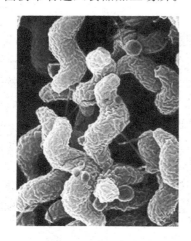

图 3-4　空肠弯曲菌

（4）空肠弯曲菌

① 空肠弯曲菌系弯曲菌属的一个种，弯曲菌属共分六个种及若干亚种。弯曲菌属（Campylobacter）包括胎儿弯曲菌（C. fetus）、空肠弯曲菌（C. jejuni）（图 3-4）、结肠弯曲菌（C. coli）、幽门弯曲菌（C. pylori）、唾液弯曲菌（C. sputorum）及海鸥弯曲菌（C. lari）。

② 症状：潜伏期 1～10d，平均 5d。食物中毒型潜伏期仅 20h。初期有头痛、发热、肌肉酸痛等前驱症状，随后出现腹泻、恶心呕吐。骤起者开始发热、腹痛、腹泻。

③ 涉及的食品：市售家禽家畜的肉、奶、蛋类多被弯曲菌污染，如进食未加工或加工不适当、吃凉拌菜等，均可引起传染。

④ 控制方法：空肠弯曲菌病最重要的污染源是动物，如何控制动物的感染，防止动物排泄物污染水、食物至关重要。因此做好"三管"，即管水、管粪、管食物，乃是防止弯曲菌病传播的有力措施。

（5）副溶血性弧菌

① 特性：革兰氏阴性无芽孢、兼性厌氧菌，菌体偏端有单生鞭毛；其生长繁殖最适宜的条件是 37℃，pH 8.0～8.5，食盐浓度 2.5%～3%，对酸敏感，在普通食醋内 1min 即可死亡；此菌不耐热，50℃、20min 或 65℃、5min 或 80℃、1min 即可被杀死，但它可产生耐热性溶血毒素，使人的肠黏膜溃烂、红细胞破碎、溶解，这也是此菌名称的由来。

② 中毒食物：海产品。

③ 症状：耐热性溶血毒素除有溶血作用外，还有细胞毒、心脏毒、肝脏毒等作用。

④ 临床表现：给大鼠注入 $25\mu g$ 耐热性溶血毒素，经 1min 即可致死。

⑤ 来源和传播途径：副溶血性弧菌是分布极广的海洋细菌；在沿海地区的夏秋季节，常因食用大量被此菌污染的海产品，引起暴发性食物中毒；在非沿海地区，食用此菌污染的腌菜、腌鱼、腌肉等也常有中毒事件发生；我国华东地区沿岸海水的副溶血性弧菌检出率为 57.4%～66.5%，海产鱼虾的平均带菌率为 45.6%～48.7%，夏季可高达 90% 以上。

（6）金黄色葡萄球菌

① 菌株：金黄色葡萄球菌产生肠毒素。

② 特性：革兰氏阳性球菌，呈葡萄串状排列，无芽孢，无鞭毛，不能运动；适宜生长温度为 35～37℃，为兼性厌氧菌，耐盐性较强，在含 7.5%～15% NaCl 的培养基中仍能生长，在普通培养基上可产生金黄色色素；菌体不耐热，60℃、30min 即可被杀死，但在冷藏环境中不易死亡；其产毒菌株在适宜的条件下可产生肠毒素，毒素的抗热力很强，煮沸 1～1.5h 仍保持其毒力，也不受胰蛋白酶影响，120℃、20min 还不能完全破坏。

③ 中毒食物：牛奶。

④ 中毒和临床表现：葡萄球菌肠毒素可作用于动物双侧迷走神经的分支和脊髓而引起呕吐，还可使肠黏膜分泌较多水分使水分吸收量减少，产生腹泻，还可检查到胃黏膜表面病变。

⑤ 主要症状：胃肠炎，潜伏期短，有头晕、恶心、呕吐、腹痛、腹泻等症状，体温正常或略有低烧，可能会引起脱水、虚脱、肌肉痉挛等，短期即可恢复健康，愈后一般良好。

⑥ 来源与传播途径：金黄色葡萄球菌（图 3-5）的感染源一般来自患有化脓性炎症病人或带菌者；乳牛的乳腺炎也由该菌引起，如乳液中的菌数多，而处理不当，就会使病菌扩散，污染其他食品；适宜该菌繁殖并产生毒素的食品；由于各国气候条件和饮食习惯不同而有差异。

⑦ 预防措施：减少食品的暴露时间，特别是避免加热后的半成品积压；控制加工车间的温度；要求食品操作人员保持良好的个人卫生；调离皮肤有创伤的加工人员。

（7）肉毒梭菌

① 菌株：肉毒梭状芽孢杆菌（图 3-6），简称肉毒梭菌。

② 特性：有鞭毛、能运动、无荚膜；适宜的生长温度为 35℃ 左右，属中温性；为专性厌氧菌；芽孢耐热，一般煮沸需经 1～6h，或 121℃ 高压蒸汽经 4～10min 才能杀死。罐头的杀菌效果，一般以肉毒梭菌为指示细菌。

③ 毒素：肉毒梭菌产生的毒素叫肉毒毒素，其毒力比氰化钾大一万倍。

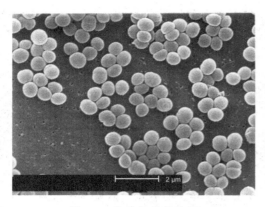

图 3-5　金黄色葡萄球菌

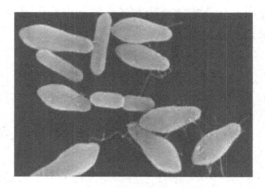

图 3-6　肉毒梭状芽孢杆菌

④ 中毒食物：蔬菜、鱼类、豆类、乳类等含蛋白质的食品；我国引起肉毒梭菌中毒的食品主要为民间自制的发酵豆制品，如臭豆腐、豆酱、面酱、豆豉等，少数是因为吃熟肉制品引起的。

⑤ 症状：初期是胃肠病，随后出现全身无力，头晕，视力模糊，眼睑下垂，瞳孔放大，复视；吞咽困难，言语障碍，最后因呼吸困难，呼吸麻痹而导致死亡；死亡率可达30%～50%。

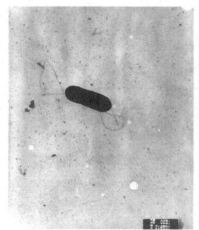

图 3-7　单细胞李斯特菌

⑥ 控制途径：根本的预防方法是加强食品卫生管理，改进食品的加工、调制及储存方法，改善饮食习惯；水产品的加工可采取事先取内脏，并通过保持盐水浓度为10%的腌制方法，并使水分活度低于 0.85 或 pH 为 4.6 以下；常温储存的真空包装食品采取高压杀菌等措施，以确保抑制肉毒梭菌产生毒素，杜绝中毒病例的发生。

（8）单细胞李斯特菌

① 分布广——土壤、蔬菜、海水沉积物、水体。

② 引起食物中毒的主要是单细胞李斯特菌（图 3-7），它能致病和产生毒素。

③ 易感人群：免疫缺陷的人，包括癌症病人、吃过影响免疫系统药品的人、酗酒者、怀孕的妇女、胃酸少的人、艾滋病患者等。症状：引起脑膜炎、流产、败血症，甚至死亡。

④ 涉及的食品乳制品、蔬菜、肉、禽、鱼、熟的即食食品。

⑤ 最大的威胁：不需再加热的即食食品。

⑥ 注意：能在 2℃下生长。

⑦ 预防措施：充分加热产品，防止熟产品再次污染。

2. 其他细菌

（1）霍乱弧菌

① 特点：霍乱弧菌为霍乱的病原菌，引起急性肠道传染病，发病急、传染性强、病死率高，属于国际检疫传染病。

② 致病性：人类在自然情况下是霍乱弧菌的唯一易感者，主要通过污染的水源或饮用

食物经口传染。霍乱弧菌对热、干燥、日光、化学消毒剂和酸均很敏感，耐低温，耐碱。

③ 防治原则：必须贯彻预防为主的方针，做好对外交往及入口的检疫工作，严防该菌传入；此外应加强水、粪管理，注意饮食卫生；对病人要严格隔离，必要时实行疫区封锁，以免疾病扩散蔓延。

（2）蜡样芽孢杆菌

① 分布：蜡样芽孢杆菌（图 3-8）在自然界分布广泛，常存在于土壤、灰尘和污水中，植物和许多生熟食品中常见；已从多种食品中分离出该菌，包括肉、乳制品、蔬菜、鱼、土豆、糊、酱油、布丁、炒米饭以及各种甜点等。

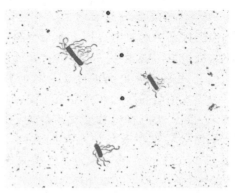

图 3-8　蜡样芽孢杆菌

② 症状：当摄入的食品其蜡样芽孢杆菌数量大于 10^6 个/g 时常可导致食物中毒；蜡样芽孢杆菌食物中毒在临床上可分为呕吐型和腹泻型两类。

③ 控制：通过高温杀菌或适当的冷藏可以控制蜡样芽孢杆菌的增殖。

二、细菌及其食品卫生意义

1. 细菌菌相

将共存于食品中的细菌种类及其相对数量的构成称为食品的细菌菌相。其中相对数量较大的细菌称为优势菌种。食品在细菌作用下发生变化的程度与特征主要取决于细菌菌相，特别是优势菌种。

2. 细菌总数（菌量）

食品中细菌总数通常指每克或每毫升或每平方厘米面积食品上的细菌数目（不考虑种类）。菌落总数指在严格规定下，使适应这些条件的每一个活菌细胞必须而且只生一个肉眼可见的菌落。细菌总数检测：将食品经过溶解和稀释等处理，在显微镜下对细菌细胞数进行直接计数，通常以每克或每毫升食品中细菌菌落数表示。

3. 细菌数量的食品卫生意义

作为食品被污染程度（即清洁状态的标志），用于监督食品的清洁状态；预测食品耐存放的程度或期限，即希望利用食品中细菌数量作为评定食品腐败变质程度（或新鲜度）的指标。食品细菌数量对食品卫生质量的影响比菌相更为明显。

三、大肠菌群及其食品卫生意义

1. 大肠菌群

大肠菌群指一群在 $35\sim37℃$ 条件下，可发酵乳糖、产酸、产气、需氧和兼性厌氧的革兰氏阴性无芽孢杆菌，包括肠杆菌科的埃希菌属、柠檬酸杆菌属、肠杆菌属和克雷伯菌属。其中，数量最多的是肠杆菌科的埃希菌属，称为典型大肠杆菌；其他三种合称为非典型大肠杆菌。人们把包括典型大肠杆菌和非典型大肠杆菌在内的一个整体菌群称为大肠菌群。

2. 大肠菌群的食品卫生意义

（1）作为粪便污染指示菌

大肠杆菌来源有特异性，仅来自肠道；在肠道中数量较多，易于检出；在外界环境中有足够的抵抗力，能生存一定时间；食品细菌学检验方法敏感、简易。

（2）作为肠道致病菌污染食品的指示菌

大肠杆菌与肠道致病菌来源相同；一般条件下大肠杆菌在外界环境中生存时间也与肠道致病菌一致，大肠杆菌数量愈多，说明粪便污染愈严重，肠道致病菌存在可能性愈大；要求食品中完全不存在大肠杆菌是困难的，重要的是它的污染程度，即菌量；即采用相当于100g 或 100mL 食品中的最近似数值来表示；大肠杆菌 MPN 是按一定方案进行检验所得结果的统计值。

第二节　食品中的真菌毒素及其对食品安全的影响

一、霉菌及霉菌毒素

霉菌是指菌丝体比较发达而无较大子实体的一部分真菌。与食品卫生关系密切的霉菌大部分属于曲霉菌属、青霉菌属和镰刀菌属。霉菌毒素主要是指霉菌在其所污染的食品中产生的有毒代谢产物。

1. 霉菌产毒特点

同一菌株的产毒能力有可变性和易变性；产毒菌种所产生的霉菌毒素没有严格专一性；产毒霉菌产生毒素需要一定的条件。不同的霉菌菌种易在不同的食品中繁殖，即各种食品中出现的霉菌以一定的菌种为主。如玉米、花生以黄曲霉为主，小麦以镰刀菌为主，大米以青霉为主。大多数霉菌繁殖最适宜的温度为 25～30℃，在 0℃以下或 30℃以上，不能产毒或产毒力减弱。一般来说，产毒温度略低于生长最适温度。食品中的水分对霉菌的繁殖与产毒特别重要。一般食品中水分为 17%～18% 是霉菌繁殖产毒的最佳条件。在不同的相对湿度中，易于繁殖的霉菌也不同。一般相对湿度<70%时，霉菌不能产毒。大部分霉菌繁殖和产毒需要有氧条件。

2. 霉菌污染食品的评定和食品卫生意义

（1）霉菌污染食品的评定

霉菌污染程度即单位质量或容积的食品污染霉菌的量，一般以 cfu/g 计。食品中霉菌污染程度及卫生质量评定由霉菌菌落总数和霉菌菌相构成。

（2）食品卫生意义

霉菌污染食品，引起食品变质，按变质程度不同，部分或全部地失去食用价值和商品价值。每年 2% 的粮食因霉变而不能食用。霉菌毒素引起的中毒大多通过被霉菌污染的粮食、油料作物以及发酵食品等引起，而且霉菌毒素中毒往往表现明显的地方性和季节性，临床表现较为复杂，有急性中毒、慢性中毒以及致癌、致畸和致突变（"三致"作用）等。

致癌机理：霉菌毒素与细胞大分子结合（DNA 或 RNA），经生物体活化（霉菌毒素）→DNA 或 RNA 结合→基因结构上的异常→正常细胞变成癌细胞；霉菌毒素可能是一种免疫功能抑制剂，抑制机体免疫功能，从而对癌的发生发展起促进作用或辅助作用；霉菌不仅能产生致癌的霉菌毒素，还能使基质（食品）的成分转化成致癌物质的前体或将无致癌物转化为致癌物。

3. 几种主要的霉菌毒素

岛青霉类毒素有黄天精、环氯素、岛青霉毒素、红天精等；镰刀菌毒素分为单端孢霉素类、玉米赤霉烯酮和丁烯酸内酯等；黄曲霉毒素已分离鉴定出 20 余种异构体，其中最常见的包括 B_1、B_2、G_1、G_2、M_1、M_2。岛青霉类毒素是由岛青霉产生的代谢产物，岛青霉为青霉属；镰刀菌毒素主要是镰刀菌属和个别其他菌属霉菌所产生的有毒代谢产物的总称。这些毒素主要是通过霉变粮谷而危害人畜健康。单端孢霉素类急性毒性较强，以局部刺激症状、炎症甚至坏死为主，慢性毒性可引起白细胞减少，抑制蛋白质和 DNA 的合成；玉米赤霉烯酮具有类雌性激素样作用；丁烯酸内酯为一种水溶性有毒代谢产物，是一种血液毒素，毒性也较大，可引起牛烂蹄病。

4. 黄曲霉毒素

（1）黄曲霉毒素的基本结构

黄曲霉毒素（AFT）是一类结构类似的化合物总称。其基本结构：二呋喃环和香豆素（氧杂萘邻酮），在紫外线下都能发生荧光。黄曲霉毒素的毒性与结构有关；凡二呋喃环末端有双键者毒性较强，并具有致癌性，如 B_1、G_1、M_1。以黄曲霉毒素 B_1 的毒性最大，加上大多数黄曲霉菌（图 3-9）产生毒素 B_1 的量比其他毒素多，因此，一般以它为动物毒性试验的代表以及食品受黄曲霉毒素污染的指标。

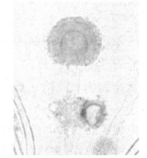

图 3-9　黄曲霉

（2）黄曲霉毒素的性质

黄曲霉毒素特性：紫外线下发不同颜色的荧光，蓝色荧光为 B 族，黄绿色荧光为 G 族；M_1 和 M_2 为 B_1、B_2 的羟化衍生物，主要存在于奶及奶制品、肉类中，故名 M 族；溶于油、氯仿、甲醇等有机溶剂，不溶于水、乙醚、石油醚；性质稳定且耐热，加热到 280℃ 才裂解破坏；在中性和酸性溶液中稳定，在 pH 9～10 的强碱性溶液中迅速分解。

（3）黄曲霉毒素产生的影响因素

花生、玉米等是黄曲霉的天然培养基；最适生长温度在 37℃ 左右，产毒温度略低于最适生长温度，黄曲霉毒素产毒温度为 28～32℃，相对湿度在 85% 以上；产毒的适宜水分活度为 0.8～0.9；最适 pH 为 3；氧气为 1%。

（4）黄曲霉毒素污染食品的情况

黄曲霉毒素经常污染粮油及其制品。各种坚果、特别是花生和核桃中，大豆、稻谷、玉米、调味品、牛奶、奶制品、食用油等制品中也经常发现黄曲霉毒素。一般在热带和亚热带地区，食品中黄曲霉毒素的检出率比较高。

（5）黄曲霉毒素的毒性

急性毒性：剧毒物（6 级），毒性是氰化钾的 10 倍，砒霜的 68 倍。主要毒害肝脏，引起肝出血和肝坏死。

慢性毒性：动物生长迟缓，肝脏出现亚急性或慢性损伤。

"三致"作用：致癌、致畸、致突变。在体内积累达到一定剂量即可发生癌症，主要表现为肝癌。黄曲霉毒素是目前发现的最强的化学致癌物质，其致肝癌强度比二甲基亚硝胺诱发肝癌的能力大 75 倍。

（6）黄曲霉毒素的预防措施

防霉是预防食品被黄曲霉毒素污染的最根本措施。最主要是控制温度、湿度和氧气。加工过程中防止污染、低温贮藏、干燥贮藏、气调贮藏、使用除氧剂贮藏、辐射贮藏。制定食品中的黄曲霉毒素最高允许量标准。主要用物理、化学或生物学方法将毒素去除。物理方法主要是挑选霉粒法；化学方法主要是加碱去毒法；生物学方法为微生物去毒法。

二、真菌引起的人兽共患病

现已证明，人和动物的共患病多达数百种，其中约 30% 是通过接触、排泄物直接传染的，其余大量的是通过肉、奶、蛋等动物性食品传染给人，使人类患病。人兽共患病对人类的危害超过人类本身独有疾病的危害。其病原体主要是微生物和寄生虫。

1. 新型隐球酵母病

易感动物犬、猫、猪、马、牛和禽类，特别是鸽子。传播途径是孢子随尘埃被人吸入后停留于肺部，继而血行播散；通过体表外伤侵入人体；食用被污染，特别是被鸽粪污染的食品，发生肠道感染，继而血行播散。中枢神经系统症状最为常见，如脑膜炎，其次有肺炎、肾炎、败血症以及皮肤、骨骼症状。

2. 荚膜组织胞浆菌病

易感动物蝙蝠是荚膜组织胞浆菌病的主要传染源，鸟、鸡、犬、猫、绵羊、马、牛、猪等多种禽类及家畜和人均为易感寄主。传播途径：人类和动物吸入被病菌污染的尘埃或食入被污染的食物均可发病。

人类由呼吸道吸入孢子的发病多为良性，症状轻，多可自愈。但在流行地区可表现为肺炎，由消化道感染，再借血行扩散全身；可有淋巴结肿大或脑膜炎、心包炎等症状，如症状趋于严重，预后较差；且而多见于婴幼儿、老人及免疫功能低下者。

3. 曲霉菌病

致病菌：烟曲霉菌、黑曲霉（图 3-10）、黄曲霉、构巢曲霉和土曲霉。易感动物主要是禽类，如鸡、鸭、鹅等。人类和其他哺乳动物也能感染发病。传播途径主要是呼吸道、消化道或皮肤伤口。曲霉菌有时能穿过蛋壳

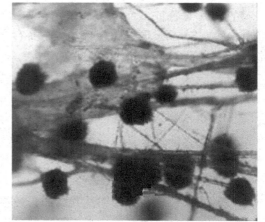

图 3-10　黑曲霉

感染胚胎，使雏禽孵出即发病，即所谓"蛋媒曲霉菌病"。发病部位：肺、肾、脑膜、心脏、肝、骨骼等。

4. 假丝酵母病

致病菌：白假丝酵母、热带假丝酵母、假热带假丝酵母、克鲁氏假丝酵母等。易感动

物：猪、牛、马、羊、犬、鸡、鸭等。传播途径有人—人或动物—人的传播方式，也可因食用被污染的食品受感染，也可通过性接触传染，患鹅口疮的婴儿可使母亲的乳头、乳晕受染。

三、真菌对食品安全性的影响

真菌是微生物中的高级生物，其形态和构造也比细菌复杂，有的真菌为单细胞、如酵母菌和部分霉菌，有的真菌为多细胞，如食用菌和大多数霉菌。虽然有些真菌被广泛应用于食品工业，如酿酒、制酱、面包制造等，但有些真菌也通过食品给人体健康带来危害。

有些真菌污染食品或在农作物上生长繁殖，使食品变质或农作物发生病害，而且还会产生有毒代谢产物——真菌毒素，这种物质引起人和动物发生各种病害，称为真菌毒素中毒症。经过在三十多个国家的调查，按真菌毒素的重要性及危害排列，排在第一位的是黄曲霉毒素，以下依次为赭曲霉毒素、单端孢霉素类、玉米赤霉烯酮、桔青霉素、杂色曲霉毒素、展青霉毒素等。

霉菌及其产生的毒素对食品的污染以南方多雨地区为多见，目前已知的霉菌毒素约有200余种，不同的霉菌其产毒能力不同，毒素的毒性作用也不同，按其化学性质可分为肝脏毒、肾脏毒、神经毒、细胞毒及性激素样作用。与食品关系较为密切的霉菌毒素有黄曲霉毒素、赭曲霉毒素、杂色曲霉毒素、岛青霉素、黄天精、桔青霉素、展青霉毒素、单端孢霉素类、玉米赤霉烯酮、丁烯酸内酯等。

1. 黄曲霉毒素

产毒素菌株：黄曲霉、寄生曲霉。黄曲霉毒素耐热，$100℃$、$20h$ 也不能将其全部破坏。毒害部位为肝脏。黄曲霉毒素对粮食食品的污染非常广泛，主要受污染的食品有：花生及其制品，玉米、棉籽、大米、小麦、大麦和豆类及其制品。在我国，长江沿岸及长江以南等高温高湿地区黄曲霉毒素污染严重，北方地区相对污染较轻。

食品中的最高允许量标准：玉米、花生油、花生及其制品 $20\mu g/kg$；大米、食用油类（花生油除外）$10\mu g/kg$，其他粮食、豆类、发酵食品 $5\mu g/kg$。

2. 黄变米中的霉菌毒素

岛青霉素、桔青霉素和黄绿青霉毒素，这三种毒素中，岛青霉素的毒力最强。实验证明，用黄变米长期饲喂动物，可引起动物肝硬化和肝癌。如果短时期内给予动物大量岛青霉素，则引起急性中毒，致肝坏死、肝昏迷等症状，甚至死亡。

3. 赤霉病麦中毒

（1）菌株

赤霉病麦中毒是由禾谷镰刀菌侵染所引起的。禾谷镰刀菌对禾本科植物的谷物类，如大麦、小麦、黑麦、元麦及玉米等侵染，导致赤霉病。

这些谷物类在生长过程中，可能受到禾谷镰刀菌的侵染。主要是在收割后由于保存不当，如收割后成捆放在潮湿的环境中，或堆成垛子保存。有了适宜的生长条件，该菌就可以继续繁殖发育，很快地在谷粒、麦粒上生长、繁殖，并产生毒素，使大批谷物受到损害。

（2）毒素

赤霉病麦粒在外表上与正常麦粒不同，皮发皱，呈灰白色，无光泽，颗粒不饱满，特别是可出现浅粉红色和深粉红色，也有形成红色斑点状。该菌侵染麦粒后，引起蛋白质分解并产生毒素，此种毒素为赤霉烯酮。该毒素对热抵抗力较强，110℃、1h才能被破坏。用含赤霉病麦面粉制成的各种面食，如毒素未被破坏，可引起食物中毒。

（3）危害

中枢神经系统：当食用含有赤霉病麦面粉制成的食品，经过0.5～2h，便开始发生恶心、发冷、头痛、头晕、眼花、神智抑郁、步伐紊乱，有时有醉酒似的欣快感，面部潮红或发紫，故有"醉谷病"之称。也可以有胃肠症状。病程可持续较长的时间，有时达数天之久。

4.食物中毒性白细胞减少症

（1）菌株

拟枝孢镰刀菌，又称拟顶镰刀菌。

（2）特性

嗜冷。

（3）毒素

T-2毒素型单端孢霉毒素（加热120℃仍不能被破坏）。

（4）危害

急性中毒。

5.霉变甘蔗中毒

霉变甘蔗中毒主要是节菱孢霉菌，发生在初春的2～4月。这是因为甘蔗在不良条件下经过冬季的长期贮存，到第二年春季陆续出售的过程中，霉菌大量生长繁殖并产生毒素，人们食用此种甘蔗即可导致中毒。特别是收割时尚未完全成熟的甘蔗，含糖量低，渗透压也低，有利于霉菌和其他微生物的生长繁殖。

节菱孢霉菌可损伤中枢神经系统，造成脑水肿和肺、肝、肾等脏器充血，从而发生恶心、呕吐、头昏、抽搐、大小便失禁、牙关紧闭等症状，严重时会产生昏迷，可因呼吸衰竭而死亡。

防止甘蔗霉变的主要措施，甘蔗必须成熟后再收割，因成熟甘蔗的含糖量高、渗透压高、不利于微生物的生长；在贮存过程中要定期检查，发现霉变甘蔗，立即销毁。另外，在选购甘蔗时也应仔细。霉变甘蔗的主要特点是，外观光泽不好，尖端和断面有白色或绿色絮状、绒毛状菌落。切开后，甘蔗剖面呈浅黄或棕褐色甚至灰黑色，原有的致密结构变得疏松，有轻度的霉酸味或酒糟味，有时略有辣味。

以防止禾谷类作物被霉菌污染为例，可选用抗病品种，作物收获时要及时晒干，脱粒，粮食的贮存管理，食品加工前应测定毒素含量，不吃霉变食品。

第三节 病毒对食品安全的影响及其控制

病毒比细菌小得多。它是由一层蛋白质外衣包裹着核酸构成。它们是所谓的"专性细胞内寄生虫"。病毒吸附在易感细胞上并将它的核酸注入细胞。它在宿主细胞内产生成千上万病毒，这个过程破坏了宿主细胞。病毒只侵害特定的动物细胞，所以，我们必须关注侵害人类的病毒。只有较少数病毒能够使人致病。

一、污染食物的病毒

1. 特点

病毒不能靠自身进行复制繁殖。病毒只是简单地存在于食物中，在数量上并不增长。病毒在其所污染的食物上可以存留相当长的时间。

2. 分类

从遗传物质分类包括 DNA 病毒、RNA 病毒、蛋白质病毒（如朊病毒）；从病毒结构分类包括真病毒（euvirus，简称病毒）和亚病毒（subvirus，包括类病毒、拟病毒、朊病毒）；从寄主类型分类包括噬菌体（细菌病毒）、植物病毒（如烟草花叶病毒）、动物病毒（如禽流感病毒、天花病毒、HIV 等）；从性质来分包括温和病毒（如 HIV）、烈性病毒（如狂犬病毒）。

3. 病毒污染食物的途径

污染港湾水；污染灌溉水；污染饮用水；不良的个人卫生。

4. 病毒的控制

烹调条件诸如干热、蒸汽加热、烘烤和炖、焖等只能消灭 1/2 的病毒。对于贝类经完全灭病毒的热处理，一般将导致产品在感官上不可接受。其他产品在经过约 82℃温度处理后，病毒将失活。最有效控制病毒的方法是在第一阶段防止病毒污染食物。必须从未被污水污物污染的水域中捕获贝类；不要用被粪便污染的水去灌溉庄稼；饮用水必须来自安全地方或被正确处理过；雇员必须遵从正确卫生习惯。

当前对食品中病毒的了解较少，其主要原因有三：一是病毒不能像细菌和霉菌那样，以食品为培养基进行繁殖，这也是人们忽略病毒性食物中毒的主要原因；二是在食品中的数量少，必须用提取和浓缩的方法，但其回收率低，大约为 50%；三是有些食品中的病毒尚不能用当前已有的方法培养出来。

二、人兽共患病病毒

1. 口蹄疫病毒

口蹄疫病毒（foot-and-mouth disease virus，FMDV）属于 RNA 病毒，是偶蹄类动物高度传染性疾病（口蹄疫）的病原。在病毒的中心为一条单链的正链 RNA，由大约 8000 个碱基组成。口蹄疫是由口蹄疫病毒感染引起的偶蹄动物共患的急性、热性、接触性传染病。

病畜和带毒畜是主要的传染源。个别口蹄疫病毒的变种可传染给人，人一旦受到口蹄疫病毒传染，经过 2～18 天的潜伏期后突然发病，表现为发烧，口腔干热，唇、齿龈、舌边、颊部、咽部潮红，出现水泡（手指尖、手掌、脚趾），同时伴有头痛、恶心、呕吐或腹泻。患者在数天后痊愈，愈后良好。

2. 疯牛病病毒

疯牛病是牛海绵状脑病（bovine spongiform encephalopathy，BSE）的俗称。首例疯牛病是 1986 年 11 月在英国发现的。以后在英国牛群中较快传播，到 1995 年 5 月英国在 32385 群牛中已查出 148200 头牛感染此病，传播主要是病畜内脏特别是脑及脊髓作为蛋白质食品混入人工饲料中引起。

疯牛病病原学特性：关于疯牛病的致病因子，过去曾被认为是一种病毒。但经美国精神病理学家 8 年的研究发现，疯牛病的致病因子是不含遗传物质 DNA 和 RNA 的毒蛋白，被称为朊病毒（也称朊蛋白、朊病毒），因此此类疾病又称为朊病毒病。

目前人们认为朊病毒除引起牛患疯牛病外，还可引起人的疾病，如克雅氏病（CJD）、库鲁病（kuru）、致死性家族性失眠症（FFI）、新型克雅氏病（vCJD）、格斯综合征（GSS）；在动物身上还可以引起其他的疾病如羊瘙痒病（scrapie）、传染性水貂脑病（TME）、（黑尾鹿、驼鹿）慢性消耗病。

目前，疯牛病尚无有效的治疗和预防控制方法。虽然我国未报道有疯牛病，但潜在的及随时被感染的可能性都存在，尤其是我国已加入世界贸易组织（WTO），敞开了国门，一定要特别注意防范。

未发生疯牛病国家应采取的防范措施主要有：①按照国际兽医局（OIE）和世界卫生组织的建议，建立疯牛病监测网，将疯牛病规定为必须申报的法定传染病。②禁止用哺乳动物蛋白饲料（如肉骨粉、血粉等）饲喂家畜。③禁止从发生和流行疯牛病的国家进口活牛、牛胚胎、精液、脂肪、内脏（含肠衣）、动物蛋白饲料和其他含疯牛病不安全牛源材料的产品。④有计划地对过去从英国进口的牛和以胚胎及精液生产的牛进行兽医卫生监控。⑤对具有神经症状的病牛必须采取脑组织病理学检查，以确定是否是疯牛病，一旦发现可疑病牛，立即隔离、消毒和报告上级有关部门确诊；对已确诊的病牛和可疑牛，甚至整个牛群和与之相关联的牛全部扑杀，销毁尸体，并彻底进行消毒。⑥加强对疯牛病科学知识的宣传，提高兽医技术人员的诊断技能，通过疯牛病知识教育，及时发现疑似疯牛病病例。

3. 禽流感病毒

禽流感是由禽流感病毒（AIV）引起的一种主要流行于鸡群中的烈性传染病。高致病力毒株可致禽类突发死亡，是国际兽疫局规定的 A 类疫病，也能感染人。禽流感，全名鸟禽类流行性感冒，是由病毒引起的动物传染病，通常只感染鸟类，少数情况会感染猪。

根据流感病毒感染的对象，可分为人类流感病毒、猪流感病毒、马流感病毒以及禽流感病毒等，通常认为流感病毒感染的对象具有特异性。禽流感病毒主要来自野生禽类（尤其是野生水禽）、受感染的家禽以及观赏鸟等。

禽流感病毒是囊膜病毒，对去污剂等脂溶剂比较敏感。福尔马林、β-丙内酯、氧化剂、稀酸、乙醚、脱氧胆酸钠、羟胺、十二烷基硫酸钠和铵离子能迅速破坏其传染性。禽流感病毒没有超常的稳定性，因此对病毒本身的灭活并不困难。病毒可在加热、极端的 pH、非等渗和干燥的条件下失活。

禽流感病毒在一定条件下可以存活较长时间。有研究提示，它在粪便中能够存活 105 天，在羽毛中能存活 18 天。在野外条件下，禽流感病毒常从病禽的鼻腔分泌物和粪便中排出，病毒受到这些有机物的保护极大地增加了抗灭活能力。此外，禽流感病毒可以在自然环境中，特别是凉爽和潮湿的条件下存活很长时间。粪便中病毒的传染性在 4℃条件下可以保持长达 30~50d，20℃时为 7d。

禽流感病毒传染途径：粪口传染（污染水源环境）；经结膜传染；经呼吸道传染。在同一种动物反复感染后致病力会变强。禽流感传染给人后引起的症状：发热（39℃以上高烧）、咳嗽（肺炎）、流涕、呼吸困难、鼻塞、肌肉酸痛、眼结膜炎；次要症状：恶心、腹痛、腹泻、稀水样便；可能死亡（年龄过大者，治疗过迟者）。四季均可发生，但以气候变化剧烈的冬春季节发生居多，主要在 11 月至次年 4 月。

4. 肝炎病毒

（1）肝炎病毒定义及分类

肝炎病毒是指引起病毒性肝炎的病原体。人类肝炎病毒有甲型、乙型、非甲非乙型和丁型病毒之分。甲型肝炎病毒呈球形，无包膜，核酸为单链 RNA。乙型肝炎病毒呈球形，具有双层外壳结构，外层相当于一般病毒的包膜，核酸为双链 DNA。对非甲非乙型肝炎病毒和丁型肝炎病毒目前正在研究之中。

（2）肝炎病毒常用的家庭消毒方法

① 物理消毒法。高压蒸汽消毒法：通常采用 98.066kPa 压力与 121～126℃高温 10～15min，可杀灭各类型肝炎病毒；采用蒸笼蒸煮或家用高压锅，待冒气盖阀后 20min，即可达到消毒效果。煮沸消毒法：在 100℃的温度下煮 1min，就能使乙、丙、丁、戊型及甲型肝炎病毒失去活力和传染性；煮沸 15～20min 以上，可将各型肝炎病毒杀灭；本法适合于食具、护理用具及棉织品的消毒，至于塑料制品、合成纤维及皮毛制品则不适合；新洁尔灭、氯己定（洗必泰）不能肯定消毒效果，度米芬、来苏水、石炭酸、米醋、熏醋对乙型肝炎病毒无作用；此外，肝炎患者的剩饭剩菜最好也要煮沸消毒后再弃去。阳光暴晒法：凡不能蒸煮的物品，则宜采用本法，一般暴晒 6h 以上。焚烧法：患者污染并丢弃的杂物、一次性医护用品、垃圾等均应焚烧掉，以达到彻底消毒的目的。

② 药物消毒法：厕所、马桶、垃圾可用 3%的漂白粉或 2%氯酸钠上清液喷洒消毒，便具应浸泡 1h；患者的呕吐物及排泄物应用 1%～20%双倍量的漂白粉充分拌匀后入置 2h。房屋地面、门、窗、家具、玩具、运送工具等，可用 0.2%～0.5%的过氧乙酸（过醋酸）喷雾或淋洗消毒；并按 0.75～1g/m³ 喷雾后密闭 30min 熏蒸；可作为居室和暴露物品表面及空气的消毒。患者家属及接触者的双手可用 0.2%过氧乙酸液浸泡 2min，或用肥皂、流水冲洗数遍。衣服、被褥、书籍、报纸、体验单、病历、人民币等均可用 100mL/m³ 的甲醛密闭熏蒸 12～24h。至于市售优安净（洗消净）、食具净 333、84 消毒液等，都是含氯消毒剂，可按说明书使用。

第四节　常见食源性寄生虫

一、寄生虫污染与食品安全

1. 寄生虫

一种生物生活在另一生物的体表或体内，使后者受到危害，受到危害的生物称为寄主或宿主，寄生的生物称为寄生物或寄生体。寄生物和寄主可以是动物、植物或微生物，动物性寄生物称为寄生虫。寄生虫（parasite）是指不能独立生存或不能完全独立生存，需寄生于其他生物体内的虫类。例如蛔虫、绦虫等。

2. 宿主

中间宿主（intermediate host）：幼虫期或无性生殖阶段寄生的宿主，如需两个以上，按顺序称第一、第二中间宿主。储存宿主或保虫宿主（reservoir host）：有些寄生虫除能寄生于人体外，还可寄生于其他脊椎动物体内，从流行病学角度称这些动物为储存宿主，是传播的重要来源。转续宿主（paratenic host）：有的寄生虫侵入非正常宿主，不能发育为成虫，保持幼虫状态，当有机会进入正常宿主体内，仍可继续发育，此种非正常宿主称为转续宿主。宿主特异性（host specificity）：一种寄生虫只能与某种或某些宿主建立寄生关系，对宿主的这种选择性称为宿主特异性，是在长期演化过程中形成的。

3. 生活史分类

直接型生活史中不需要中间宿主。寄生虫在宿主体内或自然环境中发育至感染期后直接感染人，人的感染多与土壤接触有关，人是它们的唯一宿主。在流行病学上，常将具有直接型生活史的蠕虫称为土源性蠕虫。

间接型生活史中需要中间宿主。寄生虫在中间宿主体内发育后，再侵入终宿主（包括人类），完成其生活史，人的感染多与生物接触有关。

通过食品感染人体的寄生虫称为食源性寄生虫，主要包括原虫（protozoa）、节肢动物（arthropod）、吸虫（trematodes）、绦虫（cestodes）和线虫（roundworms），后三者统称为蠕虫（helminth）。食源性寄生虫病是由于摄入了被寄生虫或其虫卵污染的食物而感染的寄生虫病。

4. 寄生虫侵入人体的危害

寄生虫侵入人体在移行、发育、繁殖和寄生过程中对人体组织和器官造成的损害主要有三个方面：夺取营养、机械性损伤、毒素作用与免疫损伤。

5. 食源性寄生虫病的流行环节

感染寄生虫的人和动物通过粪便排出成虫或虫卵，污染环境，进而污染食品。

（1）消化道是食源性寄生虫病的传播途径

人—环境—人，如隐孢子虫、蛔虫、钩虫等；人—环境—中间宿主—人，如猪带绦虫、肝片吸虫等；保虫宿主—人，或保虫宿主—环境—人，如旋毛虫、弓形虫等。

（2）寄生虫污染食品的具体途径

①土壤：肠道寄生虫的感染期存活于地面的土壤中。如蛔虫卵、鞭虫卵在粪便污染的土壤发育为感染性卵。②水：多种寄生虫可通过淡水而到达人体，如阿米巴。③食物：蔬菜与鱼肉等食品，某些淡水鱼类可传播华支睾吸虫等。④节肢动物：可作为多种寄生虫的传播媒介，如蚊为疟原虫、丝虫媒介。⑤人体：人和人的直接接触可以直接传播某些寄生虫，如疥螨由于直接接触患者皮肤而传播。

6. 人体寄生虫感染途径和防治措施

（1）人体寄生虫感染途径

经口感染，经皮肤感染，自身感染，逆行感染，经胎盘感染。逆行感染：蛲虫在人体肛周产卵，虫卵可在肛门附近孵化，幼虫经肛门进入肠内寄生部位发育至成虫。自身感染：有的寄生虫可以在宿主体内引起自身体内重复感染，如短膜壳绦虫的虫卵可在小肠内孵出六钩蚴，幼虫可在小肠内发育为成虫。此外，有的寄生虫可经呼吸道，如卡氏肺孢子虫，而阴道滴虫经阴道，疟原虫经输血等途径进入人体。

（2）防治措施

消灭传染源；切断传播途径；保护易感者。

7. 寄生虫病流行因素及特点

（1）影响寄生虫病流行的因素

①自然因素：包括温度、湿度、雨量、光照、地理环境等；②生物因素：有的寄生虫需要中间寄主，如椎实螺；③社会因素：包括社会制度、经济状况、科学水平、文化教育、医疗卫生及生活习惯等。

（2）寄生虫病流行的特点

地方性；季节性；自然疫源性。

二、对人类健康的危害

人兽共患寄生虫病是人类健康的大敌之一，它构成公共卫生的严重威胁，有时甚至构成严重的社会问题。据世界卫生组织公布的人兽共患病中有人兽共患寄生虫病 69 种，我国存在 60 种，其中最重要的有 21 种。在这 21 种中，日本分体吸虫病、猪带绦虫病和囊尾蚴病、棘球蚴病、旋毛虫病、弓形虫病、牛带绦虫病、华支睾吸虫病、姜片虫病、并殖吸虫病在我国分布较广，流行亦较严重。与此同时，寄生虫病还会给畜牧业经济造成较大打击，棘球蚴病、囊虫病、旋毛虫病年均造成猪牛羊养殖业数十亿元的损失。

宿主对寄生虫的抵抗（三种结果）：宿主清除寄生虫，并具抵御再感染之能力（罕见）；宿主清除部分寄生虫，还具部分抵御再感染的能力——带虫者（最常见）；宿主不能有效控制寄生虫，宿主出现明显临床症状——寄生虫病患者。

三、重要寄生虫病概况

弓形虫病是由一种刚地弓形虫（*Toxoplasma gondii*）引起的人和动物感染的寄生虫病。弓形虫属于形体最小、结构简单的一类叫作原虫的寄生虫。猫和其他猫科动物是弓形虫的终宿主，它寄生在这些动物的小肠上皮细胞内，形成囊合子随粪便排出，其他哺乳动物和鸟吃进去发生感染，在它们身体的组织内发育成为包囊。囊合子和包囊是弓形虫的不同发育阶段。虽然弓形虫并不"挑剔"，但是除了终宿主以外，在其他动物体内只能进行无性繁殖，不能向外界散播它的后代。

孕妇在怀孕期间发生弓形虫原发性感染（即第一次或初次的感染），可以通过胎盘传染给胎儿，先天性感染是最重要的一种感染途径。有先天性和获得性弓形虫病两类。先天性弓形虫病只发生于初孕妇女，经胎盘血流传播。受染胎儿或婴儿多数表现为隐性感染，有的出生后数月甚至数年才出现症状；也可造成孕妇流产、早产、畸胎或死产，尤以早孕期感染，畸胎发生率高。据研究表明，婴儿出生时出现症状或发生畸形者病死率为 12％，而存活中80％有精神发育障碍，50％有视力障碍。以脑积水、大脑钙化灶、视网膜脉络膜炎和精神、运动的障碍为先天性弓形虫病典型症候。此外，可伴有全身性表现，在新生儿期即有发热、皮疹、呕吐、腹泻、黄疸、肝脾肿大、贫血、心肌炎、癫痫等。融合性肺炎是常见的死亡原因。

获得性弓形虫病可因虫体侵袭部位和机体反应性而呈现不同的临床表现。因而无特异症状，须与有关疾病鉴别。患者多数与职业、生活方式、饮食习惯有一定关系。淋巴结肿大是获得性弓形虫病最常见的临床类型，多见于颌下和颈后淋巴结。其次弓形虫常累及脑、眼部，引起中枢神经系统异常表现，在免疫功能低下者，常表现为脑炎、脑膜脑炎、癫痫和精神异常。弓形虫眼病的主要特征以视网膜脉络膜炎为多见，成人表现为视力突然下降，婴幼儿可见手抓眼症，对外界事物反应迟钝，也有出现斜视、虹膜睫状体炎，葡萄膜炎等，多见双侧性病变，视力障碍外常伴全身反应或多器官病损。

· 常见的污染食品的寄生虫有囊虫、绦虫、蛔虫、肝吸虫、肺吸虫、姜片吸虫等，包括寄生虫虫卵。寄生于肉中有囊尾蚴、旋毛虫、肝片吸虫、弓形虫等。寄生于鱼、贝类中有华支睾吸虫、广州管圆线虫、阔节裂头绦虫、猫后睾吸虫、横川后殖吸虫、异形吸虫、无饰线虫等。

食源性寄生虫病的防治：切断传染源；消灭中间宿主；加强食品卫生监督检验；改进烹调方法和不良卫生习惯；保持环境卫生；加强动物饲养管理。

第五节 害虫危害及防治

害虫危害农林作物，并能造成显著损失，是对人类有害的昆虫的统称，对人类的生产、生活产生负面影响。

一、昆虫如何变为害虫

不同种类的昆虫变为害虫的途径各不相同，了解其成为害虫的途径可为害虫防治提供依据和方法。

1. 非本地害虫（侵入害虫）

主要通过人类活动把害虫从原始发源地带到一个新的地区，在新的地区，由于缺乏害虫的天敌可能同时存在对害虫有利的自然条件，如温度、食物，有利于害虫的繁殖。如美国白蛾在中国的发生，中国大豆蚜在美国的发生，对传入地的食物均造成重大损失。

2. 非本地作物

主要通过人类活动引入新的物种，该作物种植到一个新的地区特别适合原有某种昆虫的取食，使其种群数量迅速增加，给作物造成的损失也随之加大，原有的非害虫转化为害虫。

3. 单一种植某种作物

单一种植了某种作物，给害虫提供了非常充足的食物，原有种群不断增加，给作物造成的损失也不断增加，原本危害小或忽略不计的昆虫其危害不断加大，其地位也由中性昆虫变为了害虫。

4. 干扰了天敌活动

在自然系统中天敌对害虫起自然控制作用，天敌种群受外界条件影响较大，其种群降低对植食型昆虫控制作用降低，这些原本被抑制的昆虫借机扩大种群密度，危害加重。

5. 对杀虫剂产生抗性

昆虫在杀虫剂控制作用下，其种群密度有限，危害较小，当昆虫对杀虫剂产生抗性后，杀虫剂难以控制，其种群会迅速增加，危害加重，成为害虫。

二、害虫的分类

1. 食叶害虫

大多取食树木及草坪叶片，猖獗时能将叶片吃光，削弱树势，并为天牛、小蠹虫等蛀干害虫侵入提供适宜条件，既影响植物的正常生长，又降低植物的美化功能和观赏价值。

2. 刺吸式害虫及螨类

刺吸式害虫是园林植物害虫中较大的一个类群。它们个体小，发生初期往往受害状态不明显，易被人们忽视，但数量极多，常群居于嫩枝、叶、芽、花蕾、果实上，汲取植物汁液，掠夺其营养，造成枝叶及花卷曲，甚至整株枯萎或死亡。

3. 蛀食性害虫

蛀食性害虫生活隐蔽，天敌种类少，个体适应性强，是园林植物的一类毁灭性害虫。此类害虫主要有鳞翅目的木蠹蛾科、透翅蛾科，鞘翅目的天牛科、小蠹科、吉丁甲科、象甲科，膜翅目的树蜂科，等翅目的白蚁等。

4. 地下害虫

地下害虫主要栖息于土壤中，取食刚发芽的种子、苗木的幼根、嫩茎及叶部幼芽，给苗木带来很大危害，严重时造成缺苗、断垄等。此类害虫种类繁多，主要有直翅目的蝼蛄、蟋蟀，鳞翅目的地老虎，鞘翅目的蛴螬、金针虫，双翅目的种蝇等。

蟑螂使人感染导致亚洲霍乱、肺炎、白喉、鼻疽、炭疽以及结核等病的细菌；蟑螂也可以携带多种原虫，其中有4种对人或动物有致病性，如痢疾阿米巴、肠贾第虫等；蟑螂也可携带真菌，我国在江苏南京和南通，也曾在室内捕获的蟑螂体内分离出多种真菌，包括大量黄曲霉病菌；实验研究已确证，蟑螂能携带、保持并排出病毒，包括柯萨奇病毒、脊髓灰质炎病毒等。

三、害虫的防治

（一）害虫的防治理论

中国的植保方针为"预防为主，综合防治"。"防"与"治"的区别界线："防"就是在害虫大量发生危害以前采取措施，使害虫种群数量较稳定地被抑制在足以造成作物损害的数量水平之下；措施主要有检疫、合理布局作物、实行轮作、选用抗性良种、实施健身栽培以及保护自然天敌等。"治"仅是要求做到在短期内控制害虫的危害，指采取措施抑制害虫大量发生危害。"综合防治"是对有害生物进行科学管理的体系，是从农业生态系统总体出发，根据有害生物和环境之间的相互关系，充分发挥自然控制因素的作用，因地制宜，应用必要的措施，将有害生物控制在经济受害允许水平之下，以获得最佳的经济、生态和社会效益。

例如，采用树干注射法（图3-11），可将具有内吸作用的杀虫剂的稀释液注入树干，使药液随蒸腾液流而上升到树冠，从而起到防治害虫的作用；也可将微量元素肥料、植物生长调节剂的稀释液注入树干，起到补充树体营养和调节树体生长的作用。其具有不污染环境、不杀死害虫天敌、省工省时等优点，是防治园林害虫的理想方法。

1. 植物检疫

植物检疫机关依据国家颁布的有关法律对植物及其产品进行检疫检验和处理，禁止危险性的病、虫、杂草等有害生物人为地传入或传出的工作或方法。特点：强制性、预防性、铲除性。防止危险性的有害生物人为传播和蔓延，保障农林业生产安全进行。

2. 农业防治

在农作物生产过程中利用各种耕作和栽培管理措施，有目的地改变害虫生活条件和环境

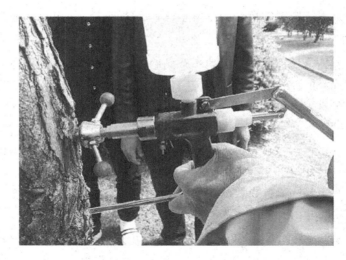

图 3-11　树干注射法

引自：王吉. 温岭给 2000 多棵杨柳树打针，2017

条件，使之不利于害虫的发生发展，而有利于农作物的生长发育从而达到防治害虫的措施。作用：直接杀灭害虫（耕翻土地，适时排灌）、避害作用（调节播期，如栽培避螟）、诱集作用、恶化营养条件（轮作）。

灯光诱杀：利用害虫对灯光的趋性，人为设置灯光诱杀害虫。大多数害虫的视觉神经对紫外线特别敏感，具有较强的趋光性，可高效诱杀多种害虫，以鳞翅目害虫为最多，其次为直翅目、半翅目、鞘翅目等害虫。黑光灯诱虫时间一般在 5～9 月。在害虫成虫发生期，每亩设一盏黑光灯，每晚 9 点开灯，次晨关灯。在无风、闷热的夜晚诱虫量最多。

3. 物理机械防治

利用各种物理因素、人工或器械杀灭害虫的方法。特点：简单、局限性大。方法：捕杀、诱杀（灯光诱杀、黄板诱杀、毒饵诱杀）、阻隔法。毒饵诱杀是指在麦麸或其他食物中混入砒霜或有毒农药制成的毒物，撒在地面上，用来毒杀蝼蛄、蛴螬等害虫。

4. 生物防治

生物防治是消灭蟑螂最有效的攻击办法。蟑螂喜欢高温、阴暗、潮湿的地方，在水源、食物丰富的厨房、餐厅、浴室、排水沟、垃圾桶等，均需留意。为了消灭蟑螂必须做以下工作：清理垃圾和不用的物品，特别是家中的书、报纸和杂志；检查家具下面和后面，以及假天花、气槽和电线槽等隐蔽处；把天花板、墙壁和地板上的裂缝和罅隙用不保温材质填补密封；所有蟑螂残骸、卵鞘一定要捏碎清除，以免卵鞘孵化继续作祟。

农业上的破坏者——蝗虫：俗称"蚱蜢"，闽南语称之为"草螟仔"，属不完全变态。其具咀嚼式口器，为植食性昆虫。

蛀食性害虫代表——白蚁：亦称"虫尉"，属节肢动物门、昆虫纲、等翅目，类似蚂蚁营社会性生活，其社会阶级为蚁后、蚁王、兵蚁、工蚁。

农业害虫主要危害作物的根、茎、叶、花、果实和种子。危害作物根部的主要是地下害虫，如蛴螬咬断作物的根，咬断处断口整齐，轻则缺苗断垄，重则绝收。危害作物茎部的害虫主要是蛾类，如玉米螟破坏玉米茎秆组织，影响养分输送，植株受损后，茎秆易被风刮断。危害作物叶和花的害虫较多，如蝗虫咬食叶片，将作物咬食成光杆；蚜虫刺吸叶片的汁液，使幼苗叶片生霉发黑、枯死，影响作物的光合作用，影响生长发育。危害作物果实和种子的主要有大豆食心虫、二十八星瓢虫。

以一种生物防治另一种生物是降低杂草和害虫等有害生物种群密度的一种方法。它利用了生物物种间的相互关系，以一种或一类生物抑制另一种或另一类生物。它的最大优点是不污染环境，是农药等非生物防治病虫害方法所不能比的。生物防治，大致可以分为以虫治虫、以鸟治虫和以菌治虫三大类。研究利用生物及其产物控制害虫可以减少环境的污染，降低残毒的遗留量；克服或延缓害虫抗性的产生。

5. 化学防治

化学防治是用化学农药防止害虫的方法。优点是高效性，速效性，特效性，简易、经济和方便。缺点有抗药性、残留、再猖獗。在害虫防治上具有重要地位，向高效、低残留方向发展。

（二）合理使用农药

根据不同害虫，认真选好对口农药，如刺吸式口器和咀嚼式口器选择药剂不同。根据昆虫发生情况和药剂性质选择不同方法施药，施药均匀，药剂最终能够接触害虫，保证施药质量。

（三）害虫的综合治理原则

现有的一些对环境不安全的农药品种将被淘汰，新的安全性高、低残留、高效、选择性高的农药将取而代之；无公害的生物源农药将会有更加广泛的应用；新的物理防治技术将会出现对人、畜安全的转基因抗虫作物，将广泛应用于生产；以生态学为基础的害虫管理、害虫控制理论和技术将更趋完善。害虫种群在科学的管理或控制下，作为生物圈的一份子和人类和睦相处；人类享用绿色食品和绿色农产品的愿望将逐渐实现。

第六节 食品腐败变质

一、概念

食品腐败变质是指食品受到各种内外因素的影响，造成其原有化学性质或物理性质和感官性状发生变化，降低或失去其营养价值和商品价值的过程。

二、分类

按照变质可能性将原料分类：极易腐败性原料（1天～2周），肉类和大多数水果和部分蔬菜；中等腐败性原料（2周～2个月），柑橘、苹果和大多数块根类蔬菜；稳定性原料（2～8个月），粮食谷物、种子和无生命的原料（糖、淀粉、盐等）。

三、影响因素

引起食品腐败变质的主要原因有以下三种。

1. 生物学因素

即微生物作用。微生物几乎存在于自然界的一切领域，肉眼一般是看不到的，要用显微镜才能看见。食品在常温下放置，很快就会受到微生物污染和侵袭。引起食品腐败变质的微生物有细菌、酵母菌和霉菌等。它们在生长和繁殖过程中会产生各种酶类物质，破坏细胞壁而进入细胞内部，使食品中的营养物质分解，食品质量降低，进而使食品发生变质和腐烂。

2. 化学因素

即酶作用。酶作用是指食品在酶类作用下使营养成分分解变质的一种现象。由于动物性食品和植物性食品本身都含有一定量的酶，在适宜的条件下，酶促使食品中的蛋白质、脂肪和糖类等物质分解，产生硫化氢、氨等难闻气体和有毒物质，使食品变质而不能食用。鱼、肉、禽、蛋、乳等动物性食品，蛋白质含量丰富，保存不当就会腐败变质。蔬菜和水果等植物性食品，蛋白质含量较少，但在氧化酶的作用下促进自身呼吸作用，消耗营养成分而变得枯黄乏味；植物的呼吸热还使食品温度升高，微生物的活动加剧，而加速食品的腐烂变质。

3. 物理因素

即非酶作用。非酶作用引起食品变质包括氧化作用、呼吸作用、机械损伤等。食品因氧化作用而致变质，如油脂的酸败。这是油脂与空气中的氧气接触而被氧化，生成醛、酮、醇、酸等，使油脂本身变黏，比重增加，出现难闻的气味和有毒物质。其它如维生素 C、天然色素（如番茄色素等）也会发生氧化，使食品质量降低乃至变质。

四、危害

食品腐败变质的原因很复杂，腐败变质的产物对人体的危害也是多方面的。

1. 感官性状变化产生腐败气味

食品在腐败过程中发生复杂变化，分解出许多厌恶性物质，例如蛋白质分解产物有胺类、硫化氢、硫醇、吲哚、粪臭素等，都是气味强烈物质，使人闻后感到厌恶。脂肪酸败产生醛、酮类等，并进一步分解出现特殊的酸败味。此外，食品外形的组织溃烂、黏液污秽物等严重影响食品的感官卫生质量。

2. 降低或丧失使用价值

食品腐败变质使食品中的主要成分蛋白质、脂肪、糖类分解，维生素、无机盐等营养素也受到大量的分解破坏和流失，使其营养价值严重降低，甚至达到不能食用的程度。

3. 腐败变质产物对人体的危害

腐败变质食品由于微生物污染严重，增加了致病菌和产毒菌存在的机会，并可使一些致病力弱的细菌得以大量生长繁殖，以致人食用后而引起食源性疾病。某些腐败变质分解产物组胺可引起变态反应，霉变甘蔗可引起急性中毒，长期食用含有黄曲霉毒素、青霉毒素的食物，往往可造成慢性损害。

五、鉴定

感官鉴定：视觉、味觉、触觉、色泽、气味、组织状态等。

化学鉴定：三甲胺、组胺、pH、挥发性盐基总氮。

物理鉴定：食品腐败的物理指标，主要是根据蛋白质分解时低分子物质增多这一现象，先后测定食品浸出物量、浸出液电导率、折光率、冰点下降、黏度及 pH 等指标，其中肉浸液的黏度测定尤为敏感，能反映腐败变质的程度。

微生物鉴定：对食品进行微生物菌数测定，可以反映食品被微生物污染的程度及是否发生变质，同时它是判定食品生产的一般卫生状况以及食品卫生质量的一项重要依据。

六、腐败变质食品的处理原则

总原则：在确保食用者健康的前提下最大限度地利用食物的经济价值，尽量减少经济损失。具体原则：①严重腐败变质，销毁或其他工业用；②轻度腐败变质的食品经过适当地加工处理，将变质的主要部分去掉，可以食用；③将变质的食品限期食用；④局部变质食品可挑选去除变质部分，利用其他完好部位。

七、食品腐败的预防

最有效的预防方法是尽量减少微生物污染，抑制微生物的作用；其次是对食品采取抑菌或灭菌的方法控制食品的变质腐败。食品腐败的控制措施，包括：低温保藏；高温杀菌；脱水处理；提高渗透压；提高食品氢离子浓度；辐射食品保藏；使用防腐剂。

食品内部常含有脂肪酶、蛋白酶、淀粉酶、多酚氧化酶及过氧化物酶等，这些酶的作用会加速食品的代谢，促使食品逐渐变质。在给"腐败"下定义时，人们必须考虑化学、生物化学等因素，甚至包括社会方面的因素，必须考虑不同人的饮食习惯。有些食品是这群人的理想、精美的食品，但另外一群人却认为是"腐败变质的食品"。这方面的例子外国有醋酒、酸奶和奶酪，中国有臭豆腐。

1. 微生物的防治

杜绝微生物的存在，如采用杀菌剂、射线处理等，食品加工及流通过程中要保持清洁卫生，防止食品被再次污染，对于大多数食品，则是控制微生物的生长环境，如食品的水分、营养、pH、温度、氧等，破坏其生长繁殖条件中的任何一项或几项都可以防止其生长和繁殖。

目前常用的食品防腐方法有低温贮藏，低温可以抑制微生物的繁殖，降低食品内化学反应的速度和酶的活力。通常肉类在 0℃时可保存 7～10d，水果、蔬菜在 0～5℃保存为好。

2. 食品内部酶作用的防治

这类食品腐败变质主要考虑酶作用的防止，包括使酶钝化（热烫等），使用酶抑制剂（SO_2、食盐、亚硫酸盐等），隔绝氧（切丝马铃薯浸水），调整 pH（使 pH<3），用维生素 C 处理（使褐色物质还原）等措施皆可以防止酶的褐变。

第七节　食物中毒

所谓有毒食物包括以下几类：致病菌或经毒素污染的食物；已达急性中毒剂量的有毒化学物质污染的食物；外形与食物相似而本身含有毒素的物质；在贮存过程中产生有毒物质的食物。

一、细菌性食物中毒

我国各类食物中毒中，细菌性食物中毒人数最多，约占食物中毒总数的一半，其危害性很大。细菌性食物中毒具有明显的季节性，多发生在夏秋季节：气温高，适合于微生物生长繁殖；炎热天气人体肠道的防御机能下降，易感性增强。

常见的致病菌主要通过带菌者的粪便、病人的分泌物、苍蝇、不洁净的容器、水等传播途径污染食物。这些致病菌主要有：假单胞菌属、微球菌属、芽孢杆菌属、肠杆菌科各属、弧菌属、嗜盐杆菌属、乳杆菌属。

1. 细菌性食物中毒的原因

① 食物在制备、运输、贮存、发放等过程中受到致病菌的污染。

② 致病菌污染的食物在较高的温度（37℃左右）下存放，加之食品中水分充足，适宜的酸碱度及营养条件会造成致病菌大量繁殖。

③ 生食品在食用前未烧熟煮透，或熟食受到生食交叉污染，或从事餐饮服务人员中的带菌者造成的污染。

2. 细菌性食物中毒的种类

（1）沙门氏菌引起的食物中毒

沙门氏菌属是肠杆菌科中的重要菌属之一，包括伤寒沙门氏菌、各种副伤寒沙门氏菌、猪霍乱沙门氏菌。由副伤寒沙门氏菌属引起的中毒是最常见的细菌性食物中毒，如生蛋黄（稀黄）中就可能含有沙门氏菌，主要传染源为家禽、家畜及鼠类。引起沙门氏菌食物中毒的食品主要是家畜肉、蛋类、家禽肉、奶类及其制品。各类食品中以肉类食品最易引起沙门菌属食物中毒，蛋类亦有发生。沙门氏菌中毒潜伏期一般为12～14h，最短6～8h。胃肠类型的中毒前兆有寒战、头痛、恶心和痉挛性腹痛，以后出现呕吐、腹泻、全身酸痛和发热。

（2）肉毒梭菌引起的肉毒中毒

肉毒中毒是进食被肉毒梭菌外毒素污染的食物引起的中毒性疾病。主要通过污染的肉、豆等食物传播，也可因伤口感染发生中毒。肉毒梭菌主要存在于土壤及家畜中，亦可附着于水果、蔬菜或谷物上。肉制品被肉毒梭菌污染后，在缺氧的情况下，肉毒梭菌细胞大量繁殖，并产生外毒素，进食后即可发生中毒。肉毒梭菌外毒素是一种嗜神经毒素，毒力极强，有强致病力。肉毒梭菌产生的外毒素不耐热，在80℃条件下0.5h或10min即被破坏。肉毒梭菌芽孢对化学消毒剂抵抗力强，在100℃时，杀灭肉毒梭菌芽孢需要6h，或2%福尔马林溶液中浸泡24h才能将其杀灭。肉毒梭菌存在于动物肠道，随粪便排出后，芽孢可在土壤中较长期存活，但仅在缺氧情况下才能大量繁殖。肉毒中毒表现为神经系统症状，如眼肌及咽肌瘫痪，若抢救不及时，病死率较高。

预防方法：肉类食品必须煮熟后食用；应特别重视罐头食品、腊肠、火腿以及发酵豆、面制品的卫生监督检查；禁止食用过期变质食品。

治疗：如果进食的食物已被证明有肉毒梭菌及外毒素存在，食用者应立即注射多价抗毒血清，以防止发病。

（3）出血性大肠杆菌（O157）引起的食物中毒

O157出血性大肠杆菌（图3-12）是致病性大肠杆菌的一种。致病性大肠杆菌可分为5大主系及百余个支系，如肠产毒素性大肠杆菌、肠致病性大肠杆菌、肠侵袭性大肠杆菌、肠黏附性大肠杆菌、肠出血性大肠杆菌等，O157是其中毒性最强的。

O157主要通过生冷食物感染人群。日本人喜欢吃生鱼片等未经熟制的食品，这是疫情在日本暴发的主要原因。该菌耐冷冻，在人的体温下，其繁殖能力可提高4倍。但它不耐

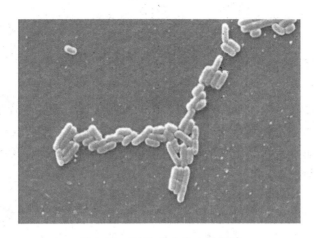

图 3-12　O157 出血性大肠杆菌

热，75℃即可被杀死，对食品加热是防范出血性大肠杆菌的有效措施。

3. 细菌性食物中毒的处理原则

中毒后患者多出现呕吐、腹泻、大量失水。处理原则：洗胃；要根据一般急救原则及时补充水和电解质；并可给予适当的抗生素以控制感染；及时对症治疗及纠正休克；重症病人应尽快就医治疗。

4. 细菌性食物中毒的预防措施

在食品的生产、加工、贮存和运输的过程中保持卫生，防止被细菌污染。首先应该加强对食品的卫生管理，禁止使用病死禽畜肉。其次操作人员应当持有健康检验合格证，严格遵守食品卫生操作规程。控制细菌繁殖的主要措施是冷藏和冷冻，冷藏温度控制在 2～8℃，即可抑制大部分细菌的繁殖；熟食品在冷藏中应避光、隔绝氧、防止二次污染，同时要注意食物的贮藏温度和贮藏时间，以便控制细菌的繁殖。高温灭菌是食品制作及烹调过程中的主要消毒措施，可彻底杀灭细菌。

为降低 O157 大肠杆菌感染在内的细菌性食物中毒的危险性，世界卫生组织建议人们采用以下预防细菌性食物中毒的措施：最好食用经过加工的食物，不吃生食；加工食物时，应加温至 70℃ 以上，以杀死病菌；食品不宜长时间存放，并应存放在 60℃ 以下；不要把大量热的食品放入冰箱，因为食物来不及很快降温、散热，易染菌；加工过的食品最好尽快吃掉，食物冷却至室温后容易滋生细菌，在室温下存放时间越长，危险性越大；食用存放过一段时间的食物时，要将食物加热至沸后食用。冰箱不是保险箱，一般存放超过 24h 的食品都应加热、蒸煮后再食用；加工过的食品和未经加工的食品应避免接触，生、熟食品混放和直接接触会造成污染；饭前、便后要洗手，每次做饭间歇的时候都要重新洗手；做饭时，切完生肉、生菜，再做另外一种食品时也要洗手；保持厨具清洁，不放过任何可能滋生细菌的地方；接触食物的衣物应该定期更换，使用前应高温消毒；避免昆虫（如蟑螂）、动物（如老鼠）接触食物，最好的办法是用封闭的容器装食物；使用清洁的水，对于防止食物中毒也有很重要的意义，如果对水质有所怀疑，最好把水烧开，然后再饮用。

二、真菌毒素和霉变食品中毒

霉菌在谷物或食品中生长繁殖产生有毒的代谢产物，人和动物摄入这种含有毒素的物质发生的中毒症称为霉菌毒素中毒症。霉菌及霉菌毒素种类很多，其中最主要的是黄曲霉毒素。

1. 黄曲霉毒素引起的急性食物中毒

（1）黄曲霉毒素

黄曲霉毒素是黄曲霉和寄生曲霉的代谢产物，具有极强的毒性和致癌性。黄曲霉在自然界分布广泛，土壤、粮食、油料作物、种子中均可产生黄曲霉。长江流域以及长江以南的高温高湿地区是受黄曲霉毒素严重污染的地区。污染的食物品种主要是玉米、花生、大米及花生油，还有小麦和白薯等。

（2）黄曲霉毒素的毒性

黄曲霉毒素的毒性是氰化物的 80 倍，敌敌畏的 100 倍，对人、畜均有强烈的毒害作用，为霉菌毒素中之最。黄曲霉毒素系肝脏毒，一旦通过消化系统进入体内，便会引起肝脏急性病变。人中毒后，会引起发热、厌食、呕吐、黄疸、肝腹水，最终导致死亡。

（3）黄曲霉毒素的致癌作用

黄曲霉毒素是国际上公认的毒性最强的化学致癌物质之一。

2. 黑斑菌类食物中毒

表皮呈褐色或黑色斑点的番薯（白薯、红薯），是受到黑斑病菌污染所致。黑斑病菌分泌排出的毒素含有番薯酮和番薯酮醇，使番薯变硬、发苦，对人体肝脏有剧毒。这种毒素经水煮、火烤，其生物活性均不能破坏。人食用后，可在 24h 内发病，出现恶心、呕吐、腹泻等症状，严重的伴有高热、头痛、气喘、神志不清、抽搐、呕血、昏迷，甚至死亡。因此，不可食用黑斑的番薯。

三、化学性食物中毒

1. 农药引起的食物中毒

（1）有机磷农药中毒原因

中毒原因主要是有机磷农药污染食物引起。如用装过农药的空瓶装酱油、酒、食用油等；食物在运输过程中受到有机磷农药污染；刚施过有机磷农药的蔬菜、水果，没有到安全间隔期就采摘上市；把有机磷农药和粮食、食品混放于同一仓库保管，造成误食或污染食品。

（2）有机磷农药中毒预防措施

有机磷农药应由专人保管、单独贮存、器具专用；喷洒农药须遵守安全间隔期；喷过农药和播过毒种的农田，要树立标志提示群众；配药拌种要远离畜圈、饮水源和瓜果地，以防止污染；喷洒药作业必须注意个人防护，如戴口罩、帽子，顺风操作，喷药后用肥皂水洗手、脸；蔬菜、水果在食用前，洗净后用清水浸泡 30min 到 1h 后再食用。

2. 亚硝酸盐引起的食物中毒与预防

（1）膳食中亚硝酸盐的主要来源

人类膳食中亚硝酸盐的主要来源为蔬菜，蔬菜是一种易于富集硝酸盐的植物性食物。如菠菜、甜菜、茴香、萝卜、雪里蕻、小白菜等都是含硝酸盐较多的蔬菜。一般新鲜蔬菜中很少含有亚硝酸盐，但在运输和贮存过程中，由于硝酸盐还原酶的作用，可使其中的硝酸盐还原为亚硝酸盐。新鲜蔬菜或做熟后的蔬菜如菠菜、圆白菜等在常温下存放 2~3 天，其亚硝酸盐含量会成倍增加。所以要尽量食用新鲜的蔬菜。

蔬菜在腌制初期会出现亚硝酸盐高峰，而后期亚硝酸盐的增加主要是由于污染霉菌中硝酸盐还原酶的作用所致。未腌透的咸菜会产生亚硝酸盐。用青菜、雪里蕻等新鲜蔬菜腌制咸菜，腌 1 天后即可产生硝酸盐，雪里蕻腌 20 天左右是产生硝酸盐的高峰期，硝酸盐在肠道细菌的作用下，可还原成为有毒的亚硝酸盐。

（2）亚硝酸盐食物中毒的预防措施

① 蔬菜应妥善保存，防止腐烂，不吃腐烂的蔬菜；食剩的熟菜不可在高温下存放长时间后再食用。② 勿食大量刚腌的菜，腌菜时应多放盐，至少腌至 15d 以上再食用；腌菜时选用新鲜菜。③ 不要在短时间内吃大量叶菜类蔬菜，或先用开水焯，弃汤后再烹调。④ 硝酸盐和亚硝酸盐用量要严格按国家卫生标准规定，不可多加。⑤ 用苦井水煮粥，勿存放过夜。⑥ 严格区分亚硝酸盐与食盐或碱面，防止误食。

此外，应当强调指出的是，由于亚硝酸钠用作食品添加剂起抑菌和发色作用，在肉类制品加工业中广泛应用。市场上的各种肉肠，颜色呈肉红色（正常颜色应非常平淡）的一般含有较高的亚硝酸钠，采购食品时应注意选择。

3. 甲醇中毒

甲醇是一种有毒的化学试剂，无色易燃，有酒精气味，常温下呈液体状态。可直接侵害机体，特别是侵害视神经系统，致使失明。甲醇在人体内氧化分解速度很慢，有蓄积作用；其在体内氧化产生的甲醛、甲酸的毒性分别比甲醇高 30 和 60 倍。

正常人一次食用 4~10g 纯甲醇即可发生严重中毒，食入 7~8g 可导致失明，食用 30~100g 就会死亡。工业酒精的主要成分为乙醇/甲醇，严格禁止饮用。其中的甲醇成分对人来说是属于剧毒的，微量误食即可能导致失明，重则致命。

四、烹饪原料的卫生

为了保障身体健康，要求各种食品要符合以下卫生要求。第一，食品应具有其本身所固有的营养成分，以满足人体对营养物质的需要；第二，在正常情况下，食品不应对人体健康产生任何不利影响，即无毒无害；第三，食品的感官性状即色、香、味等，不应给人任何不良感觉。

（一）植物性烹饪原料的卫生

1. 蔬菜、水果的卫生

（1）蔬菜的卫生要求

①优质菜：鲜嫩，无黄叶，无伤痕，无病虫害，无烂斑；②次质菜：梗硬，老叶多，叶枯黄，有少量病虫害、烂斑和空心，挑选后可食用；③变质菜：严重霉烂，呈腐臭味，亚硝酸盐含量增多，有毒或有严重虫伤等，不可食用。

（2）水果的卫生要求

①优质水果：表皮色泽光亮，肉质鲜嫩、清脆，有特有的清香味；②次质水果：表皮较干、不够光亮、丰满，肉质鲜嫩度差，营养成分减少，清香味减退，略有小烂斑，有少量虫

伤，去除虫伤和腐烂处仍可食用；③变质水果：已腐烂变质，不能食用。

（3）果蔬污染、变质的原因

① 果蔬本身所含的酶以及周围环境中的理化因素（温度、湿度、光、气体等）引起的物理、化学和生物化学变化；②微生物活动引起的腐烂和病害，我国果蔬栽培主要以人畜粪便作肥料，因此肠道致病菌和寄生虫卵的污染很严重；番茄、黄瓜、葱的大肠杆菌检出率为 $67\%\sim100\%$，不论新鲜菜或咸菜中都可检出蛔虫卵。

（4）防止果蔬污染的措施

①严禁用未经处理的生活污水、废水灌溉农田；②用于果蔬的农药必须高效、低毒、低残毒；③禁用新鲜人畜粪便为果蔬施肥；④做好运输、贮藏的卫生管理；⑤生吃果蔬必须洗净消毒；⑥削皮后的水果应立即食用。

2. 粮豆类食品的卫生

（1）粮豆类食品变质的主要因素

①霉菌及其毒素对粮豆的污染；②粮豆中混入有害植物种子的污染：毒麦、苍耳等；③仓库害虫及杂物的污染。

（2）防止粮豆类物质霉烂变质的措施

①控制环境的温、湿度：贮存粮谷过程中，要定期通风，将水分降至 14% 以下，大豆降至 12% 以下，成品粮降至 $13\%\sim13.5\%$；储存温度应控制在 $4\sim25℃$ 为好。②筛选和清理：泥土、砂石和金属是粮谷中主要无机夹杂物，应在包装贮藏前清理干净；提倡科学保粮，要积极推广"四无"粮仓（无虫、无霉、无鼠、无事故），并加强粮食检验，不加工、不出售霉烂和不符合卫生标准的粮食。

3. 植物油的卫生

根据加工情况，食用植物油分为 4 种。①毛油，即粗制未经加工处理含有较多杂质的油，一般色泽较深、浑浊，不宜直接食用；②精炼油，即毛油经水洗、碱炼等加工处理后的油，一般色泽较浅，澄清；③色拉油，即精炼油，系经脱色、脱臭、脱味处理的油，一般无色、无臭、无味、澄清；④硬化油，即将植物油加氢后变为固体的油脂。

食用植物油的卫生问题主要有以下几个方面。

（1）油脂的酸败

油脂酸败的原因可分为两个方面：一是由于植物的组织残渣和微生物产生的酶引起的酶解作用；二是在空气、阳光、水等外界条件作用下发生的水解作用和不饱和脂肪酸的自身氧化。

这些变化使油脂分解产生脂肪酸、醛类和酮类等化合物，维生素 A、D、E 也被氧化。醛、酮等具有毒性，影响机体正常代谢，危害机体健康。

（2）高温加热对油脂的影响

高温加热不仅降低油脂的营养价值，而且还会产生一些有毒物质，主要是不饱和脂肪酸经加热产生的各种聚合物，摄入后可引起生长停滞、肝脏肿大、生育功能障碍、胃溃疡和乳头状瘤，并会激发肝癌、肺癌等。尤其是反复使用的煎炸油，在高温下会产生丙烯醛等有害物质。老油中的部分有机物变焦后还会成为致癌物质。所以在使用中应控制油温不宜过高，油脂在高温下反复使用时，要注意随时清除油底，以避免聚合物的产生。

（3）粗制生棉籽油的毒性

棉籽中有毒的物质主要是棉酚。棉酚含量过高影响生育，也可引起食物中毒。因此棉籽油的生产必须进行脱棉酚处理。棉酚也可受热而被破坏。我国规定棉籽油中游离棉酚不超过 0.02%。

（4）霉菌毒素污染油料作物

种子被霉菌及其毒素污染后，榨出的油中也含有毒素。花生米很容易被黄曲霉毒素污染，含黄曲霉毒素过高的花生油必须经碱炼去毒后才能食用。

（5）防止油脂变质的措施

为提高油脂的纯度，减少残渣存留，避免微生物污染，要在干燥、避光和低温的条件下贮存；要限制油脂中水分含量。烹调加工过程中用过的油含水分多，不要回倒在新鲜的油中，应单独存放，且不能久存。阳光和空气能促进油脂的氧化，所以油脂宜放在暗色（如绿色、棕色）的玻璃瓶中或上釉较好的陶器内，放置于阴暗处，最好密封，尽量避免与空气接触。金属（铁、铜、铅等）能加快油脂的酸败，所以贮存油脂的容器不应含有铁、铜、铅等成分。在油脂中添加一定量的抗氧化剂能防止油脂氧化。但是要注意所使用氧化剂的卫生要求。

4. 豆制品的卫生

豆制品含有丰富的蛋白质、水分。在生产、运输、销售过程中极易遭到细菌、霉菌等微生物的污染。很多豆制品除供烹煮外，还经常凉拌食用，故需加强卫生管理，防止食物中毒的发生。

豆制品生产加工中使用的水和添加剂必须符合国家卫生标准。豆芽的发制禁止用尿素和化肥。运输的工具、盛器必须清洁，各种制品冷、热要分开，干、湿要分开，水货不脱水，干货不着水，不叠不压，要保持低温、通风，杜绝苍蝇及滋生蛆虫。

5. 调味品的卫生

调味品很多，如咸味剂、甜味剂、酸味剂、鲜味剂和辛香剂等。

（1）酱油

酱是肠道病原微生物传播者——苍蝇的滋生场地，一旦污染上致病菌，就成为肠道病的传播途径。

在酱类制品的生产加工、运输、贮存和销售过程中，还容易受到产膜性酵母的污染。符合卫生要求的酱油应具有正常酿造酱油的色泽、气味和滋味，不浑浊，无沉淀，无霉花乳膜，无不良气味，无酸、苦、涩等异味和霉味。酱油中的添加剂有防腐剂和色素，应按国家规定的品种和用量使用。

（2）食醋

如果污染杂菌，则表面形成白色菌膜，会降低醋的质量。如污染醋酸菌，则会生成半透明的厚皮膜，降低醋的品质。正在发酵或已发酵的醋中如果有醋鳗和醋虱，可将醋加热至 72℃，维持数分钟，然后过滤。要求盛醋容器必须干净，并用蒸汽消毒。容器要尽量装满，不留空隙，封口严密。

食醋中不得含有游离无机酸，不应与金属容器接触。醋中的铅、砷等重金属及黄曲霉毒素、细菌指标不能超过国家规定标准。

（3）食盐

食盐的主要卫生问题是质量不纯或混有对人体有害的物质，如钡盐、镁盐、氟化物、铅、砷等。食用盐的主要成分是氯化钠。符合卫生要求的食盐应为色白、味咸，无杂物，无苦味、涩味，无异臭。

（二）动物性原料的卫生

1. 畜肉的卫生

屠宰后的牲畜肉品一般经过尸僵、成熟、自溶、腐败4个阶段。成熟阶段为最佳使用期，肉质新鲜，肉组织比较柔软，富有弹性。煮沸后具有香气，味鲜，并易于煮烂。此阶段的畜肉如不烹制，又没有适宜的贮藏条件时，就会受到外界微生物的侵染，变得色暗、无光泽、丧失弹性、表面湿润而发黏，这意味着肉组织蛋白质分解成氨基酸后产生了氮、二氧化碳、硫化氢等具有不良气味的挥发性物质。肉由自溶阶段开始腐败，微生物大量生长繁殖，失去食用价值。

（1）冷冻肉的卫生

冷冻肉色泽、香味都不如鲜肉，但保存期长，冻肉可抑制或延缓大多数微生物的生长，但不能完全杀菌。冷冻肉长期在空气不流通处存放，已融化的部位会出现生霉、发黏现象。冻肉解冻一般在室温下进行。在20℃、通风的状况下，使冻肉深层温度升高到0℃，一昼夜可完成。用温水浸泡解冻，会造成可溶性营养素的流失，并易遭受微生物的污染，酶及氧化作用等因素还会使肉品感官质量发生变化，故冻肉解冻后应立即加工、食用。

（2）肉制品原料肉的要求

原料肉必须具有表示合格的、清晰的检验印戳。病死或腐败变质的、带有异味的、未经无害化处理的、患有寄生虫病的肉及急宰畜禽肉不得作为肉制品原料。原料肉必须是无血、无毛、无粪便污物、无伤痕病灶、无有害腺体的鲜肉或冻肉。鲜肉指当日屠宰上市，在温度为1℃左右冷却或在室温下置放24h以内的冷却肉。

（3）常见人畜共患病肉的处理

炭疽是由炭疽杆菌引起的一种对人畜危害极大的传染病。炭疽病畜一律不准屠宰和解体，应及时对病畜进行高温化处理或用深坑垫石灰的方法掩埋。

口蹄疫病毒可引起传染性极强的接触性传染病。其主要表现是口腔黏膜或蹄部皮肤出现特征性水疱。只要发现有病畜，该群牲畜要全部屠宰，病变部位的肉要销毁。囊尾蚴病、旋毛虫病等是人畜共患病，一旦发现，病畜要按国家卫生法规处理。

2. 禽肉的卫生

禽类屠宰后体表的杂菌，可引起禽肉表面产生各种色斑。冻禽在冷藏、腐败时也往往产生绿色霉菌，因为在冷藏温度下，只有绿色的假单胞菌能繁殖。禽体若未取出内脏，则腐败的速度更快。

禽肉腐败变质的同时，也可伴有沙门氏菌和其他致病菌的繁殖，而且这些细菌往往会侵入肉的深部，食用前若不彻底煮熟煮透，就会引起食物中毒。为了防止食物中毒的发生，要加强宰前、宰后的检查，根据情况做出处理。要采取合理的宰杀方法。比如改进鸡的屠宰工艺，杜绝沙门氏菌等细菌的污染。

3. 水产品的卫生

（1）鱼类的卫生

由于鱼肉含有较多的水分和蛋白质，酶的活性强且肌肉组织比较疏松、细嫩，给微生物的侵入、繁殖创造了极好的条件，故易腐败变质。鱼体表面、腮和肠道有一定量的细菌，当鱼离开水时，从鱼皮下分泌出一种透明的黏液（一种蛋白质），可以保护机体。

鱼体死后不久，表面结缔组织分解，使鱼鳞脱落。眼球下陷、浑浊无光。鱼鳃由鲜红变成暗褐色而产生臭味。腹部膨胀，肛门处的肠管脱出。将鱼放在水中，则鱼体上浮。鱼脊骨旁周围出现红色。随着细菌侵入深部，肌肉被分解而破裂并与鱼骨脱离（俗称离骨），有腥臭味，这表明鱼已严重腐败，不可食用。

保鲜是保证鱼类质量的主要措施，可用低温法和食盐法。通过抑制组织蛋白酶的作用和微生物的繁殖，可以延长鱼尸僵期和自溶期的时间。低温保鲜有冷却和冷冻两种方式。冷却是温度降至 $-1℃$ 左右，使鱼体冷却，一般可保存 $5\sim14d$。冷冻是在 $-40\sim25℃$ 环境中使鱼体冷冻，此时鱼体内各种组织的酶和微生物均处于休眠状态，保藏期可达半年以上。用食盐保存的海鱼，用盐量不应低于 15%。

（2）虾、蟹的卫生

鲜虾体形完整，外壳透明光亮，体表呈青白色或青绿色，清洁，无污秽、无黏性物质。须足无损，蟠足卷体，头胸节与腹节紧连，肉体硬实、紧密而有韧性，断面半透明，内脏完整，无异常气味。

当虾体死后或变质分解时，头脑节末端的内脏易腐败分解，使腹节的连接变得松弛、易脱落。进入自溶阶段后，组织变软，失去躯体的伸屈力。虾体开始变质时，甲壳下层分泌黏液的颗粒细胞崩溃，大量黏液渗至体表，失去虾体原有的干燥状态。当虾体变质分解时，甲壳下真皮层含有以胡萝卜素为主的色素，与蛋白质分离产生虾红素，使虾体泛红，表示已接近变质。严重腐败时，有异味，不能食用。

螃蟹喜食动物尸体等腐烂食物，胃肠中常带有致病菌和有毒杂菌，蟹一旦死后这些病菌会大量生长繁殖。螃蟹体内含有较多的组胺酸，组胺酸易分解，在脱羧酶的作用下，产生组胺。组胺是有毒物质，食用后会造成组胺中毒。因此，死蟹不可食用。

（3）贝类的卫生

贝类品种很多，包括海产的鲍鱼、蛏、牡蛎、乌贼、泥螺、贻贝，淡水的螺、蚌等。它们含有丰富的蛋白质，味道鲜美，很受人们的青睐。贝类可被水域中的多种生物污染：副溶血性弧菌是分布极广的海洋细菌，污染贝类及海鱼等海洋生物，此菌的繁殖速度快，8min即可繁殖一代。如刚捕捞的新鲜乌贼，在短时间里凭感官尚未发现新鲜度下降时，就已含有大量细菌。食用 100g 含菌量为 10g 的乌贼即可发生食物中毒。

如养殖贝类的水域受病原生物的污染，贝类体内会浓缩积聚病原生物，其浓度要比水域中病原菌的浓度高几百倍至几千倍。就是说，贝类不仅受多种生物的污染，而且其体内携带的病原生物的数量也极多。食用方法不当是引起贝类食物中毒的重要原因。仅用开水烫一下就食用，大量有害生物未被彻底杀灭，与贝肉一起进入人体，则会导致疾病的发生。

4. 蛋类的卫生

鲜蛋的卫生问题主要是沙门氏菌污染和微生物引起的腐败变质。蛋壳表面细菌很多。据统计，干净蛋壳表面约有 400 万～500 万个细菌，而脏蛋壳上的细菌则高达 1.4 亿～9 亿个，这些细菌来自泄殖腔和不清洁的产卵场所。

禽类往往带有沙门氏菌,以卵巢最为严重。因此,不仅蛋壳表面受沙门氏菌污染比较严重,而且蛋的内部也可能有沙门氏菌。水禽(鸭、鹅)的沙门氏菌感染率更高。为防止沙门氏菌引起食物中毒,不允许水禽蛋作为糕点原料。水禽蛋必须煮沸10min以上才能食用。

禽蛋的腐败主要是由于外界微生物通过蛋壳毛细孔进入蛋内造成的。一般先是蛋黄游动,其次蛋黄散碎(即散黄),与此同时,蛋白质分解产生硫化氢、氨类,使蛋内变色和有恶臭气味。霉菌侵入蛋壳,使蛋壳内壁出现黑斑。如蛋破裂就会加速腐败。

5.牛奶的卫生

鲜奶最常见的污染是微生物污染。这些微生物可来自乳牛的乳腺腔,也可来自挤奶人员的手,以及生产环境的空气、尘埃、飞沫中的微生物及污染的容器。还有人畜共患传染病及其他微生物的污染。

(1)微生物的污染

一般情况下,刚挤出的牛奶中含有一种抑菌物质——溶菌酶。因此刚挤出的奶中微生物会逐渐减少。

牛奶抑菌作用保持时间的长短与牛奶中存在细菌的多少和奶的贮存温度有关。奶的携菌数愈少、贮存温度愈低,抑菌作用保持时间愈长,反之就短。抑菌作用维持时间愈长,奶的新鲜状态保持愈久。一般生奶(指刚挤出的、未消毒的奶)的抑菌作用在0℃时可保持48h;5℃时可保持36h;10℃时可保持24h;25℃时可保持6h;而在30℃时仅能保持3h。故奶挤出后应及时冷却,否则微生物就会大量繁殖,使奶腐败变质。变质的奶可产生理化性质的改变,如色泽、酸味、凝块等感官性质的变化,腐败菌分解蛋白质时,可产生恶臭味的吲哚、粪臭素、硫醇及硫化氢等,使奶失去食用价值。

(2)致病菌的污染

动物本身的致病菌,通过乳腺进入牛奶中,然后通过牛奶感染人,就是所说的人畜共患传染病病原体,如牛型结核。奶中检验出布氏杆菌应立即煮沸5min,再经巴氏消毒处理才能出售。奶中检验出炭疽杆菌,则不得食用。奶牛患有乳腺炎时,挤出的奶应即刻销毁。健康牛产的奶也应消毒后方能出售。

(3)牛奶的消毒

牛奶经过滤后应立即进行消毒,目的是为了杀灭致病菌和可能使奶腐败变质的微生物。常用的消毒方法如下。①巴氏消毒法:低温长时间加热,即在62～63℃加热30min,杀菌率可达99.9%;高温短时间加热,即在80～90℃加热0.5～1min,杀菌率也达99.9%;牛奶经巴氏消毒后应立即冷却到8℃以下存放,但时间不得超过24h。②煮沸消毒法,即将牛奶加热到煮沸状态,但对其营养成分和性质有些影响,只适用于家庭或中小型奶场使用。③蒸汽消毒法,将牛奶装瓶加盖或装袋,放入蒸笼内加热,使奶温上升到85～95℃,保持3min。此法消毒十分彻底。经消毒的牛奶应呈乳白色或稍带微黄色,均匀无沉淀,无凝块,无杂质,具有牛奶应有的香味和滋味,无任何异味。

五、食品卫生与环境卫生

(一)冷菜烹调中的卫生要求

1.烹饪用具的卫生

菜板、刀具是污染食品、传染疾病的媒介,特别是在夏秋季节,更易传染急性肠道疾病。菜板和刀具应生熟分开，用完后，应立即用水冲刷，并用开水烫透，然后放通风干燥处晾干。盛装冷菜所用的盆、盘、碗、勺、筷等也必须清洗干净。菜板的消毒，主要有以下几种方法。

（1）洗烫法

每天用清水和硬刷将菜板边冲洗边刷一遍，有害的病菌可减少 1/3。如果再用沸水浇烫一遍，即可达到消毒的目的。

（2）刮板撒盐法

每次使用后，务必将菜板上的残渣余汁刮去，并保持每周往菜板上撒一次盐，因为盐可以杀菌。

（3）日晒法

即在晴天时，将菜板放在太阳下暴晒几十分钟。

（4）漂白粉消毒法

将少许水加入漂白粉，将其调成糊状，然后将漂白粉刷在菜板上，待 15min 后用清水冲洗干净。

2. 冷菜原料的卫生

黄瓜、莴笋、萝卜等蔬菜上常有痢疾杆菌、伤寒杆菌。蔬菜用清水冲洗几次后，只能洗掉蔬菜上面 80%～90% 的细菌。冷菜原料的消毒方法很多，应根据不同的原料和条件来选择。

（1）开水消毒法

把洗净的蔬菜在沸水里烫 1～2min，就可以彻底杀灭病菌和寄生虫卵。因为一般病菌和痢疾杆菌在开水中 3s 就可被杀死。经这样消毒，既不会影响菜肴的脆嫩，又能基本上保持原料的色、香、味。

（2）乳酸液消毒法

3% 的乳酸液可在 5min 内杀死蔬菜上的痢疾杆菌、伤寒杆菌等，而对蔬菜的质量、外观都没有损害。这种方法的优点是消毒时间短、效果好。乳酸液药性较稳定，对人体无害，适宜绿叶蔬菜的消毒，但消毒后需用凉开水冲洗，以除掉乳酸带来的微酸味。

（3）高锰酸钾液消毒法

把洗净的蔬菜放入 0.3% 的高锰酸钾溶液中，浸泡 5min，再用冷开水冲洗干净。

（4）煮沸消毒法

动物性原料如鱼、虾、蛋等在做凉拌菜时，必须煮沸消毒。从食品厂或食品店、冷库买回的熟食品，也要经煮沸消毒后才能食用。经过消毒处理的冷菜半成品切忌与生菜放在一起，以防污染。

（二）食品容器、餐具的洗涤与消毒

食品容器消毒实行"四过关"制，即一刮、二洗、三冲、四消毒。

1. 餐具的清洗

首先将餐具上的残渣污物刮除干净。刮除残渣可提高化学洗涤剂的效果、降低洗涤剂浓度、缩短浸泡时间、增加洗涤效果。刮除残渣后，用热碱水或者用洗涤剂洗刷，而后用水冲洗干净。以上是通常所说的"一刮、二洗、三冲"的餐具清洗程序。这三步清洗程序要分别进行，要"三池分开"。

2. 餐具的消毒

对洗净的餐具进行消毒，是为了杀灭餐具上可能还存在的致病细菌和寄生虫卵。消毒的方法很多，有加热消毒法和化学药物消毒法。加热消毒法简便可靠，饮食企业主要用加热消毒法。

（1）加热消毒法

煮沸消毒，将洗净后的餐具放在筐篓内，连筐篓一起放在开水中煮沸 3～5min 后，将筐篓提起沥干，最后把碗筷等餐具放在清洁的碗柜内保存或用洁净的纱布遮盖备用。此种方法效果好，简便易行，适宜中小型餐馆、食堂和家庭应用。蒸汽消毒法强度高，杀菌力强，效果好，一次消毒容量大，简便实用。目前餐饮企业多采用蒸汽消毒柜和消毒车等消毒设备。在使用消毒设备前应注意消毒柜或消毒车的密闭性，一旦漏气要及时维修，保证消毒温度不低于 95℃，时间不少于 15min。

（2）远红外线消毒法

远红外线有良好的热效应，升温快，有利于消毒。远红外线消毒法适用于导热较好、比较平坦的污染面的消毒。操作时应采用多面照射，这样光源强，效果好。消毒用远红外线烤箱最高温度可达 200℃，用于餐具消毒的温度为 120℃，经 20min 即能达到满意效果。

（3）餐具清洗消毒剂

餐具清洗消毒剂是一种快速清洗、大批量餐具消毒的新型器械，整个过程（一洗，二清、三消毒）仅需 1min，每小时可洗餐具 3000～5000 件。餐具清洗消毒机采用自动控制，使用十分方便，能减轻劳动强度，节约时间，减少餐具破损，是餐具消毒的理想工具。

（4）化学消毒剂

化学消毒剂可以对不耐热餐具、茶具进行消毒。选择消毒剂时应注意以下问题：要求消毒剂对消毒操作人员的身体无伤害作用；餐具消毒后经冲洗容易去除药剂残留；按规定程序操作，消毒效果可靠；安全性毒理学试验符合要求。

经常使用的化学消毒剂有很多种类，下面介绍几个常见品种。

① 氯制剂消毒剂（漂白粉和漂白粉精）：漂白粉的主要成分为次氯酸钙、氯化钙、氧化钙，含有效氯 25%～32%，对物品有漂白与腐蚀作用，价格便宜，使用浓度为 0.1%～0.2%，餐具在此浓度的溶液中浸泡 5～10min 即可达到消毒的目的，漂白粉溶液要现用现配；漂白粉精是白色、有氯臭气的粉末，较漂白粉性质稳定，含有效氯 60%～65%；次氯酸钠、氯胺 T 钠（又称氯亚明）等氯制剂，对细菌繁殖体、病毒、真菌孢子及细菌芽孢都有杀灭作用，使用时应按照要求兑制，取澄清液以浸泡、擦抹、淋洒等方式进行消毒。

② 过氧化物制剂消毒剂：主要有过氧乙酸、过氧化氢等，其杀菌原理是利用氧化作用，使酶失去活性，导致微生物死亡；其特点是杀菌范围广，杀菌力强，分解快，无残毒，使用和兑制方便，对物品有漂白和腐蚀作用；市售过氧乙酸浓度多在 20% 左右，常用消毒浓度为 2‰～10‰。

③ 醇类消毒剂：常用的有乙醇、异丙醇、乙二醇；乙醇（酒精）为无色透明液体，有强烈的酒味，易挥发，可燃烧；市售消毒酒精浓度一般不低于 94.5%，与水能以任意比例混合；乙醇对细菌繁殖体、病毒与真菌孢子有杀灭作用，对细菌芽孢无效；用 65%～75% 的乙醇，5min 可杀死细菌繁殖体和结核杆菌，但对肝炎病毒效果不好；用乙醇浸泡或擦拭消毒时，稀释到 65%～75% 效果最好。

④ 季铵盐类消毒剂：是一种阳离子表面活性剂，低浓度下有抑菌作用，较高浓度时可杀灭大多数细菌繁殖体与部分病毒；季铵盐类消毒剂性质稳定，耐热、耐光，无污染、无腐蚀，毒性低，但杀菌效果较差，价格较高；常用的季铵盐类消毒剂主要有新洁尔灭、杜米芬等。其常用浓度为 1%～5%。

⑤ 含碘消毒剂：碘元素直接作用于菌体蛋白质，可产生沉淀作用，使微生物死亡；此类消毒剂毒性低，可用于食品的消毒；食具的卫生消毒可从厨房的实际条件出发，蒸、煮消毒是最简便易行、最经济、有效的方法。如熟菜墩、碗筷、餐具等均可在清洗干净后使用。

（三）个人卫生要求

从事食品工作的人员的个人卫生直接或间接影响食品卫生质量。因此，要求从事食品工作的人员必须讲究个人卫生。

1. 定期检查身体

根据《食品安全法》规定，食品生产经营人员每年必须进行健康检查；取得健康证后方可上岗工作。

2. 养成良好的个人卫生习惯

（1）坚持"四勤"

要勤洗手和剪指甲，勤洗澡和理发，勤洗衣服和被褥，勤换工作服和毛巾。要保持卫生、整洁的仪表。

（2）严格遵守作业场所卫生规程

食品业从业人员在工作期间严禁在操作间内吃东西、抽烟或随地吐痰；不能挖鼻孔、掏耳朵、剔牙；不允许对着食品打喷嚏；不用勺子直接品尝（品尝的勺、碟专人专用）食品。另外，食品加工人员的私人物品应放在更衣室内，不得带入操作间，以防异物污染食品。冷餐原料切配时，操作人员应戴口罩。制作食品时个人用的擦手布要随时清洗，不能一布多用，以免交叉污染。消毒后的餐具不要再用抹布抹。操作时不能戴戒指、手镯、手表，更不允许涂指甲油。

（3）养成良好的操作卫生习惯

实行切配和烹调双盘制；配料的水盒要定时换水；案板、菜墩用后及时刷洗，并要立放；新、老油要分装等。

（4）讲究职业道德

积极参加卫生知识培训，不断提高营养卫生知识水平。同时，还要不断地提高思想水平，遵守职业道德，这些是做好个人卫生的保证。

（四）环境卫生及安全知识

食品制作、销售企业（食品加工厂、饭店等）的卫生包括外环境卫生和内环境卫生。做好外环境卫生工作，首先要考虑的是远离有毒有害物质污染源。内环境卫生包括采光、通风、排烟、防尘、污水处理，以及消灭有害蚊虫等卫生工作。

1. 作业场所设置的卫生要求

烹饪场地设置必须符合国家城乡规划卫生要求。水源要好，符合饮水卫生要求；无任何有害物质的污染；自然条件良好，空气新鲜，地势高，利于排水、排气，通风良好，符合卫生法规要求。

2. 厨房的卫生要求

厨房包括初加工间、切配间、冷菜间、烹调操作间、面点间和主食间、洗涤间以及出菜和回收餐具窗口等。初加工间要与切配间相连并隔开；切配间要与烹调间相连并隔开。冷菜间又称熟食间，一定要和切配间分开设置，要有防尘、防蝇设备。面点间最好是与设有蒸灶的主食间相连。厨房的上、下水设施十分重要，应按国家环境卫生法规要求设计、使用。厨房下水道要有单独的阴沟，并设油水分离装置。厨房的冷藏设备应配备两套，一套在切配间，一套在冷菜间，要防止生熟食品的交叉污染。

3. 餐厅的卫生要求

餐厅卫生包括两个方面，一是日常清洁卫生，二是餐厅进食条件的卫生。卫生工作的范围涉及地面、桌面、墙壁、门窗、玻璃窗等的清洁。卫生工作的重点是清除地面、桌面的油污，保持座位排列整齐。餐厅卫生工作要经常化、制度化、标准化。严禁在顾客用膳尚未结束时开始卫生工作。另外，要通过卫生工作为顾客创造良好的进食条件。

4. 贮藏室卫生要求

烹饪原料的贮藏、保管是一项细致的工作，保管人员应认真做好原料的卫生工作。贮藏室应通风、干燥、防霉，无虫害；不同种类的原料应分类存放；食品与非食品分别存放；成品与半成品分别存放；短期存放与较长时间存放的食品分别存放。易吸附异味的食品要设隔离间单独存放。特别要注意，贮存室只能贮藏烹饪原料，绝不能堆放药物（如鼠药等）及其他对人体有害的物品。

5. 冷藏设备卫生

① 食品冷藏前质量必须新鲜，无污染。取时应本着先进先出的原则。②冷藏温度不能忽高忽低。冷藏库（室）开启不要过于频繁，应设专人存取货物。③冷藏室内严禁存放药品和杂物，以防污染食品或发生误食。④长期冷藏的原料应定期检查食品质量的变化，如肉是否腐败、脂肪是否酸败、植物性原料有无霉变现象等。⑤冷藏器械要定期清洗和定期除霜、消毒，彻底消除有害微生物污染。

6. 烤炉及洗碗机等机械、用具的卫生

①选购机械、用具时，要选用食品专用机械、用具。构件材料不得含毒性且要耐腐蚀，不得影响食品的颜色、香气、风味和营养成分。②保持烤炉和烤盘的卫生，随时清扫，每天可用食用油脂擦盘，以免生锈。③使用洗碗机要求按程序作业。洗后的餐具要求无菌、无残留物，符合清洁卫生的要求。

7. 灭鼠与除虫

（1）灭鼠

消灭鼠害是做好烹饪卫生工作的重要环节。灭鼠的方法主要有：①生态灭鼠又称间接灭鼠或防鼠，主要是改变或破坏鼠类赖以生存的条件。可采取多设防鼠设备、进行经常性大扫除等方法，这是灭鼠工作中极为重要的一种方法。②器械灭鼠主要是利用食物作为诱饵，按照力学平衡及杠杆原理制造捕鼠器械，如鼠夹、鼠笼等。这种方法对人畜安全，极易推广，特别适合饭店、饮食行业、食品仓库的灭鼠。③鼠药灭鼠，即采用化学毒饵灭鼠，这是目前广泛使用的方法之一。其基本要求是毒饵对鼠类毒性强，对人、畜的毒性小，毒饵的适口性好，价格便宜，可推广。目前常用的毒饵灭鼠药物有磷化锌、敌鼠（又称敌鼠钠）、灭鼠灵、

安妥、三氯硝基甲烷、二氧化硫等。厨房餐厅及食品仓库一般不使用此法灭鼠。鉴于近年用鼠药造成的食物中毒常有发生，因此灭鼠时要注意选用高效低毒的化学毒饵，并特别注意保证食品安全。

（2）灭蝇

蝇类不仅传播疾病，还影响人的活动、休息，对人类危害极大。消灭苍蝇必须标本兼治。治标就是扑灭成蝇或灭蛹、杀蛆，治本就是搞好环境卫生，消灭苍蝇的滋生地。

（3）灭蟑螂

防治的原则是：搞好厨房、餐厅、仓库的室内卫生，经常进行搬家式大扫除，以防止蟑螂的滋生。可将蟑螂灭绝王或敌百虫加入诱饵中以毒杀蟑螂，也可以用市售蟑螂笔划线捕杀等多种方法，彻底消灭蟑螂。

思　考　题

1. 谈谈你对生物安全性的认识？
2. 在食品加工过程中，你认为应该从哪些方面入手来防止食品或食品原料的腐败变质？

第四章 农用化学品对食品安全的影响

农用化学品是指农业生产中投入的化肥、农药、兽药和生长调节剂等，是重要的农业生产资料，在促进农业高速发展中起重要作用。我国是农业化学品生产和使用大国。在食用农产品生产中如果使用不当，将导致这些化学品在产品中达到不安全水平，不仅危害生态环境安全，也对人体健康造成威胁。

肥料是指人们用以调节植物营养与培肥土壤的一类化学物质，包括有机肥料和化学肥料（简称"化肥"）两大类。我国是世界上化肥使用量最大的国家。从全球化肥平均使用水平看，氮肥占化肥总量的60%，磷肥占23%，钾肥占17%。而我国氮肥的使用量远远高于国际平均水平，氮肥占73%，磷肥占22%，钾肥占5%。化肥的长期大量使用，不但使大量的氮、磷、钾排入江河湖泊引起富营养化，导致环境破坏，造成"水华"和"赤潮"；同时造成硝酸盐在农产品中大量蓄积，给人体健康造成危害。

第一节　氮肥对食品的污染

一、氮肥

1. 氮肥的定义及种类

氮是蛋白质的主要元素，也是构成叶绿素、酶、核酸、维生素等的重要元素。氮肥是指具有氮（N）标明量，并提供植物氮素营养的单元肥料。

按含氮基团分类：铵态氮肥、硝态氮肥、酰胺态氮肥、氰氨态氮肥；按氮肥释放速率分类：速效氮肥、缓释/控释氮肥；按是否残留酸根分类：有酸根氮肥（如硫酸铵、氯化铵等，长期、大量使用会破坏土壤性质）、无酸根氮肥（尿素、硝酸铵、碳酸氢铵和液体氮肥，对土壤性质无不良影响和副作用）。常见氮肥品种：铵态氮（如硫酸铵、氯化铵等）、硝态氮（如硝酸钠、硝酸钙等）、氨态硝基氮（如硝酸铵、硝酸铵钙等）、酰胺态氮肥（如尿素等）。

2. 氮肥的特性

（1）铵态氮肥

包括碳酸氢铵、硫酸铵、氯化铵、氨水、液氨等。铵态氮肥的共同特性：①铵态氮肥易被土壤胶体吸附，部分进入黏土矿物晶层；②铵态氮易氧化变成硝酸盐；③在碱性环境中氨易挥发损失；④高浓度铵态氮对作物容易产生毒害；⑤作物吸收过量铵态氮对钙、镁、钾的吸收有一定的抑制作用。

（2）硝态氮肥

包括硝酸钠、硝酸钙、硝酸铵等。硝态氮的共同特性：①易溶于水，在土壤中移动较快；②NO_3^- 吸收为主吸收，作物容易吸收硝酸盐；③硝酸盐肥料对作物吸收钙、镁、钾等养分无抑制作用；④硝酸盐是带负电荷的阴离子，不能被土壤胶体所吸附；⑤硝酸盐容易通过反硝化作用还原成气体状态（NO、N_2O、N_2），从土壤中遗失。

（3）酰胺态氮肥——尿素

含氮量为 46%，是固体氮中含氮最高的肥料。人工合成的第一个有机物，广泛存在于自然界中，如新鲜人粪中含尿素 0.4%。别名为碳酰二胺、碳酰胺、脲。分子式为 $CO(NH_2)_2$，因为在人尿中含有这种物质，所以取名尿素。

3. 常见氮肥中氮元素含量

氮元素含量：尿素［$CO(NH_2)_2$］约 46.7%；硝酸铵（NH_4NO_3）约 35%；氯化铵（NH_4Cl）约 26.2%；硫酸铵［$(NH_4)_2SO_4$］约 21.2%；碳酸氢铵（NH_4HCO_3）约 17.7%。

4. 作物对氮素的吸收利用

（1）作物具有吸收同化无机氮化物的能力

除存在于土壤中的少量可溶性含氮有机物，如尿素、氨基酸、酰铵等外，作物从土壤中吸收的氮素主要是铵盐和硝酸盐，即铵态氮和硝态氮。被吸收到体内的铵态氮，可直接与光合作用产物有机酸结合，形成氨基酸，进而形成其他含氮有机物；而硝态氮在体内还原成铵态氮后才能被吸收利用。植物吸收的氨和硝态氮还原成的氨，在体内不能积累过多，否则会使植物中毒，氨中毒使植物的呼吸作用降低，蛋白质合成受阻。未经还原的硝态氮可以在植物体内积累，如荞麦、烟草等耐旱作物和盐土上生长的耐盐植物，都能积累较多的硝酸盐，蔬菜也可在叶片中积累大量的硝酸盐。

（2）作物体内与氨结合成氨基酸的有机酸

来源于光合作用产物，如丙酮酸（氨化后成丙氨酸）、α-酮戊二酸（氨化后成谷氨酸）。因此，植物对氮素的吸收，在很大程度上依赖于光合作用的强度。

（3）农田氮在土壤圈中的生物学富集

主要依赖于碳的富集（氮的有机化），即依赖于光合作用或有机物第一性生产过程（绿色植物生产）的强度。通常需 20 份以上碳才能富集一份氮（碳氮比≥20）。

铵盐：碳铵 NH_4HCO_3、硫铵（肥田粉）、磷铵 $(NH_4)_3PO_4$、硝铵 NH_4NO_3、氯铵 NH_4Cl。

5. 氮肥施入土壤后的三条去路

一是被作物吸收利用；二是残留在土壤中；三是通过地表径流、生化反应、挥发等损失进入周围环境中。自然界氮循环如图 4-1 所示。氮肥可以为农作物生产提供充足的氮元素，提高农作物产量，改善农产品质量。

二、滥用氮肥对农产品的影响

氮肥使用量增加的初衷，是与粮食作物的增产高度相关。我国人多地少，为了保障国家粮食安全，政府采取了一系列措施来增加粮食产量，包括引进高产作物、提高复种指数、改

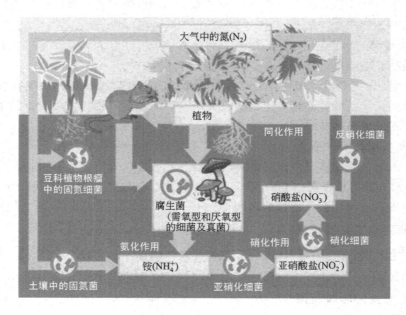

图 4-1　自然界氮循环图

善灌溉条件和使用化肥。

农作物氮营养过量的一般表现是生长过于繁茂，腋芽不断产生，分蘖往往过多，妨碍生殖器官的正常发育，以致推迟成熟，叶呈浓绿色，茎叶柔嫩多汁，体内可溶性非蛋白质态氮含量过高，易遭病虫危害，容易倒伏。禾谷类作物的谷粒不饱满（千粒重低），秕粒多；棉花烂铃增加，铃壳厚，棉纤维品质降低；甘蔗含糖率降低；薯类薯块变小，豆科作物枝叶繁茂，结荚少，作物产量降低。

1. 氮污染

（1）氮化合物引起的环境污染

大气中主要是氮气和氮氧化物，后者是直接或间接引起大气环境污染的主要污染物，二氧化氮有强刺激性，其毒性比二氧化硫大，它们主要由工业与生活燃烧化石燃料产生。大气中有烯烃等气体有机物（如汽车排气中含有不少）和氮氧化物并存时，经日光照射，发生光化学反应会造成光化学烟雾污染。大气中的二氧化氮与雨水作用会生成硝酸或硝酸盐，形成酸雨，或以硝酸盐颗粒物的形态沉降到土壤或水体，引起酸化。

（2）土壤造成的氮污染

土壤中的硝酸盐可经反硝化作用生成一氧化二氮，进入平流层大气中，会与臭氧发生化学反应而损耗臭氧层中的臭氧。因此土壤也是产生破坏臭氧层的痕量气体的重要发生源之一。

（3）氮肥偏生产力

所谓氮肥偏生产力是指每千克氮肥所对应的农作物产量。过量施肥直接导致了氮肥偏生产力的降低。此外，超出耕地吸收能力的氮肥最终流入到环境中，也导致了水体的富营养化、硝酸盐污染、酸雨和土地酸化、温室气体的产生以及其他形式的空气污染。

2. 硝酸盐污染

（1）农产品中硝酸盐的累积

作物不同品种及不同部位间硝酸盐含量有明显差别，在蔬菜的各个器官中，一般是根＞茎叶＞果实。不同类型蔬菜吸收、累积硝酸盐的能力也不同，一般是叶菜类＞葱蒜类＞瓜类＞豆菜类＞花菜类＞茄果类。对于氮肥种类来说，蔬菜硝酸盐含量的累积顺序一般为硝铵＞硫铵＞尿素＞碳铵。选择适宜的氮肥种类和施用量，大力推广平衡施肥，增施有机肥、生物肥，促进氮磷钾合理配合施用是降低农产品中硝酸盐累积量的主要措施。

（2）影响农产品中硝酸盐累积的因素

① 农产品种类。作物器官：根＞茎叶＞果实。根、茎、叶营养器官为食的蔬菜均属于硝酸盐积累型，主要作物属于十字花科、藜科，代表作物有菠菜、莴苣、白萝卜、芹菜、甘蓝、花椰菜和甜菜。果实类蔬菜则属于低硝酸盐积累型。

② 施肥技术。施肥技术包括肥料种类选择、施肥量、施肥时间、施肥方式等。铵态氮/硝态氮的比值越大，硝酸盐含量相对较低；有机氮肥越多，硝酸盐含量越低。

③ 收获时间。蔬菜生长前期硝酸盐含量大于生长后期或成熟期，收获时间越早硝酸盐含量越高。

④ 环境因素。干旱少雨和水分胁迫条件下，植物体内常积累大量硝酸盐；低光照强度下植物积累大量的硝酸盐；气温与蔬菜亚硝酸盐含量呈负相关，蔬菜硝酸盐含量夏季与冬季相差 5 倍左右。

三、滥用氮肥对人体健康的危害

1. 滥用氮肥的危害

被氮肥污染的地下水中，因为硝酸盐含量的增高而产生了对人体健康的潜在危害，又称硝酸盐累积。有研究指出，经常摄取硝酸盐含量过高的饮用水和食物，会对婴幼儿产生严重的危害，这是因为硝酸盐含量过高会破坏血液中氧气的运输系统。人体摄入的硝酸盐有 73％～92％ 来源于蔬菜和水果。人体从水果、蔬菜、饮用水摄入过量的硝酸盐，在硝酸盐还原酶的作用下，可以导致高铁血红蛋白症或蓝婴综合征（blue-baby syndrome）的发生；亚硝酸盐还可以与次级胺类物质反应，形成具有强致癌作用的 N-亚硝基化合物，使人类肝癌、胃癌等肿瘤的发生率增加。

2. 硝酸盐的最大允许量

WHO 规定食品中硝酸盐的最大允许量为 300mg/kg。欧盟规定的最大允许量：新鲜菠菜 3000mg/kg 鲜重，腌制、冷冻菠菜 2000mg/kg 鲜重，新鲜莴苣 4500mg/kg 鲜重，加工谷物食品和婴幼儿食品为 200mg/kg 鲜重。

3. 降低硝酸盐含量的措施

①硝酸盐溶于水，在烹调、加工前对食用农产品进行热烫处理，破坏果蔬表面的组织、细胞的结构，使细胞、组织间的硝酸盐溶解于水，可将它们的硝酸盐含量降低 45％ 以上；②切片越薄、越短、越细嫩的果蔬，热烫后降硝酸盐的效果越好；③对富含硝酸盐的叶菜类蔬菜，在保证产品质量的前提下，可以适当增加热烫时间，以提高产品的食用安全性。不同热烫处理条件下腌制肉糜中 $NaNO_2$ 残留量见表 4-1。

表 4-1　不同热烫处理条件下腌制肉糜中 $NaNO_2$ 残留量

时间/min	$NaNO_2$ 添加量/(mg/kg)	$NaNO_2$ 残留量/(mg/kg)	
		加热温度/70℃	加热温度/100℃
0	50	28.39	28.39
	100	67.22	67.22
60	50	25.06	15.67
	100	60.32	30.02
120	50	20.38	10.44
	100	50.75	13.71

注：引自邵利君，郇延军，甘春生. 热处理对腌制肉糜制品中亚硝酸盐及亚硝胺变化的影响因素分析，2010。

第二节　农药残留对食品的污染

一、农药定义及分类

农药是指用于预防、消灭或控制危害农业、林业的病、虫、草和其他有害生物，以及有目的地调节植物、昆虫生长的化学合成的或者来源于生物、其他天然物质的一种物质或者几种物质的混合物及其制剂。

农药种类按化学成分可分为有机氯、有机磷、氨基甲酸酯、有机汞、拟除虫菊酯、有机砷等；按用途可分为杀虫剂、杀菌剂、除草剂、粮食熏蒸剂、植物生长调节剂、杀螨剂等；按来源可分为有机合成农药、生物源农药、矿物源农药。

二、农药残留概述

农药残留指农药使用后残存于环境、生物体和食品中的农药母体、衍生物、代谢物、降解物和杂质的总称。残留的数量为残留量。农药残留超过最大残留限量（MRL）时，对人畜将产生不良影响或通过食物链对生态系统中生物造成危害。对人体的危害包括致畸性、致突变性、致癌性和对生殖以及下一代的影响。

我国全膳食研究中发现成年人的有机磷农药残留摄入水平为 $33.48\mu g/$（人·d），六六六为 $5.04\mu g/$（人·d），DDT 为 $20.47\mu g/$（人·d）。膳食中检出的 5 种有机磷农药的实际摄入量：敌百虫 $2.87\mu g/$（人·d）、敌敌畏 $5.81\mu g/$（人·d）、甲胺磷 $23.87\mu g/$（人·d）、乐果 $0.63\mu g/$（人·d）、对硫磷 $0.30\mu g/$（人·d），与 ADI 值有相当大的差距，但甲胺磷的安全性问题不容忽视。成年人和儿童农药残留膳食摄入可参考表 4-2 和表 4-3。

表 4-2　农药残留膳食摄入（成年人）

分析项目	ADI/(μg/人)	EDI/(μg/54kg 体重)							总 EDI/ADI
		粮谷	蔬菜	肉类	蛋类	植物油	鱼类	总量	
总 BHC	—	0.80	0.16	0.08	0.02	0.86	0.12	2.04	—
总 DDT	1080[1]	1.69	0.20	0.21	0.36	2.23	0.19	4.88	0.0045
甲胺磷	216[2]	0.00	19.33	0.00	0.00	0.00	0.00	19.33	0.0895

[1] FAO/WHO（1986）推荐 DDT 的 ADI 值为 $0.02mg/$（kg 体重·d）。

[2] FAO/WHO（1999）推荐甲胺磷的 ADI 值为 $0.004mg/$（kg 体重·d）。

注："—"为标准还未测定。引自：杨洁彬，王晶，王柏琴，等. 食品安全性，1999。

表 4-3　农药残留膳食摄入（儿童）

分析项目	ADI/(μg/人)	EDI/(μg/25kg 体重)							总 EDI/ADI
		粮谷	蔬菜	肉类	蛋类	植物油	鱼类	总量	
总 BHC	—	0.46	0.10	0.06	0.03	0.65	0.11	1.41	—
总 DDT	500	0.97	0.12	0.14	0.68	1.68	0.17	3.76	0.0075
甲胺磷	100	0.00	11.15	0.00	0.00	0.00	0.00	11.15	0.1115

注：引自杨洁彬，王晶，王柏琴，等. 食品安全性，1999。

食品中主要的农药残留有：有机磷农药、有机氯农药、氨基甲酸酯类农药、拟除虫菊酯类农药、多菌灵杀菌剂、有机汞、有机砷杀菌剂。

我国明令禁止使用的农药有六六六、DDT、毒杀芬、二溴氯丙烷、杀虫脒、二溴乙烷、除草醚、艾氏剂、狄氏剂、汞制剂、砷类、铅类、敌枯双、氯乙酸胺、甘氟、毒鼠强、氟乙酸钠、毒鼠硅、三氯杀螨醇。在蔬菜、果树、茶叶、中草药材上不得使用的农药有甲胺磷、甲基对硫磷、对硫磷、久效磷、磷胺、甲拌磷、甲基异柳磷、特丁硫磷、甲基硫环磷、治螟磷、内吸磷、克百威、涕灭威、灭线磷、硫环磷、蝇毒磷、地虫硫磷、氯唑磷、苯线磷。氰戊菊酯不得用于茶树上。任何农药产品都不得超出农药登记批准的使用范围。推广和使用安全、高效、经济的农药，促进农药品种结构调整步伐，促进无公害农产品的生产发展。

三、食品中农药残留的来源

农药污染食品的途径主要是：施用农药后对作物或食品的直接污染；农产品从污染的环境中吸收农药而造成间接污染；来自食物链和生物富集作用。

（1）施药后直接污染

农作物、农产品、畜禽直接施用农药而被污染，以蔬菜和水果受污染最严重。农业生产中农药直接喷洒于农作物的茎、叶、花和果实表面，部分农药被作物吸收进入植株内部，以皮、壳、根茎残留多。兽医临床上使用广谱驱虫和杀螨物时，若用量过大被动物吸收。农产品贮存中，施用农药造成食用农产品直接污染。

进入植物体内农药量的决定因素：①农药的种类、性质，一般内吸性农药能进入植物体内，而渗透性农药只沾染在植物表面。②农药的使用方法，包括施药次数、施药浓度、施药时间（在最后一次施药至作物收获所允许的间隔天数即安全间隔期内施用农药，农药残留检出也较多）和施药方法（喷雾、泼浇、撒施、拌种等）。③气象条件，用药后气温越高或雨水越多，农药消失也越快。④植物的种类，农药残留随植物的种类不同和同一种类部位不同而不同，一般叶菜类植物的农药残留量高于果菜和根菜类。

（2）从环境中吸收

农田、草场和森林施药后，有 40%～60% 农药降落至土壤，5%～30% 的药剂扩散于大气中。①从土壤中吸收，植物通过根茎部从土壤中吸收。胡萝卜、马铃薯等块茎或根用食物的可食部分农药残留。②从水体中吸收，水体被污染后，鱼，虾，贝和藻类等水生生物从水体中吸收农药。污染水灌溉，使农产品中农药残留。③从大气中吸收，虽然大气中农药含量甚微，但经大气飘浮、降雨等污染土壤和水源，进而污染生物。

土壤是农药在环境中的"贮藏库"与"集散地"，研究表明，使用的农药有 80% 左右将最终进入土壤。

（3）通过食物链污染

化学品会在生物体内产生生物积累过程，虽然在环境中它们的浓度不大，但能通过食物链被浓集。农药使用会产生生物积累，通过生物积累过程农药渗透到食物链中各个层级。生物积累是食物链的表征，通过食物链，原先以很低浓度甚至是数量很不明显存在于环境中的物质，随着捕食者品尝它们的被食者，在食物链的每一个层级浓集，而且步步高升。

四、食品中农药残留的途径

食品中农药残留的途径包括直接污染、间接污染、食物链和生物富集、交叉污染、意外事故。

1. 直接污染

直接污染是指直接施用农药造成食品及食品原料的污染。给农作物直接施用农药造成污染；给动物使用农药而污染食用动物；贮藏期间施用农药而造成污染，例如粮仓用杀虫剂，香蕉和柑橘用杀菌剂，洋葱、土豆、大蒜用抑芽剂等。

给农作物直接施用农药制剂后，如图4-2和图4-3所示，渗透性农药主要黏附在蔬菜、水果等作物表面，大部分可以洗去，因此作物表面的农药浓度高于内部。内吸性农药可进入作物内部，使作物内部农药残留量高于作物表面。另外，作物中农药残留量大小也与施药次数、施药浓度、施药时间和施药方法以及植物的种类等有关。一般施药次数越多、间隔时间越短、施药浓度越大，作物中的药物残留量越大。最容易从土壤中吸收农药的是胡萝卜、草莓、菠菜、萝卜、马铃薯、甘薯等，番茄、茄子、辣椒、卷心菜、白菜等吸收能力较小。熏蒸剂的使用也可导致粮食、水果、蔬菜中农药残留。

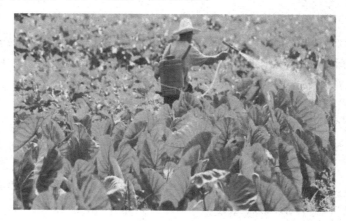

图4-2　人工喷洒农药

引自：黄冬虹. 明朝穿越至当代的绿仙子，2011

2. 间接污染

间接污染包括农作物施用农药对环境造成的污染和农药在生产过程中对环境的污染。在间接污染中，一般通过大气和饮水进入人体的农药仅占10%左右，通过食物进入人体的农药可达到90%左右。不要用清洁剂洗涤果蔬。国家蔬菜工程技术研究中心化学分析室的专

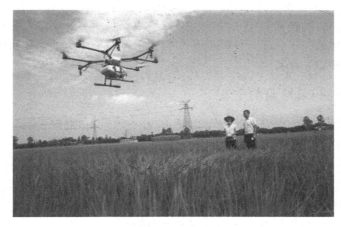

图 4-3　无人机喷洒农药

引自：黎柳茜. 6000 万元国补流向植保无人机，2018

家们用市面上的比较畅销的四种洗涤剂（都标明可以清除残留农药）对含有农药残留的果蔬进行清洗以检测其对残留农药的清洗率，平均清洗率为 15％，也就是说有 50％的清洗剂虽然标有"可清除果蔬残留农药"的字样，但在实际检测中却基本不产生降解农药的作用，且目前在我国市场上流行的国产洗涤剂中绝大部分是碱性的。

国家蔬菜工程技术研究中心告诫人们：在没有搞清洗涤剂酸碱度的前提下，不要用洗涤剂清洗果蔬残留农药。因为碱会分解农药有机磷残留，某些有机磷在碱性环境下，分解后产生的毒性比原来高出 10 倍，也就是说，不用洗涤剂可能还会好一些，而用了洗涤剂产生的"二次污染"更有害。

3. 食物链和生物富集

农药残留被一些生物摄入或通过其他的方式吸入后累积于体内，造成农药的高浓度贮存，再通过食物链转移至另一生物，经过食物链的逐级富集后，若食用该类生物性食品，可使进入人体的农药残留量成千倍甚至上万倍的增加，从而严重影响人体健康。一般在肉、乳品中含有的残留农药主要是禽畜摄入被农药污染的饲料，造成体内蓄积，尤其在动物的脂肪、肝、肾等组织中残留量较高。

与周围环境交换物质和摄取营养，是所有生物体的本质性机能。但在此过程中，同时也就将污染物引入体内，并可能富集贮存在某些脏器之中。经过较长一段时间的连续摄取，生物体内污染物浓度大于环境媒体中的浓度，并达到平衡的过程就称为生物富集。动物体内的农药有些可随乳汁进入人体，有些则可转移至蛋中，产生富集作用。鱼虾等水生动物摄入水中污染的农药后，通过生物富集和食物链可使体内农药的残留量浓集至数百至数万倍。

4. 交叉污染

运输及贮存中，食品由于与农药混放或与农药污染的运输设备、贮藏设备发生交叉污染，可能造成农药对食品的污染。尤其是运输过程中包装不严或农药容器破损，会导致运输工具污染，这些被农药污染的运输工具，往往未经彻底清洗，又被用于装运粮食或其他食品，从而造成食品污染。另外，这些逸出的农药也会对环境造成严重污染，从而间接污染食品。

5. 意外事故

农药化工厂泄漏、运输农药的车辆发生交通事故等属于意外事故，如印度博帕尔毒气灾害就是美资联合炭化公司一化工厂泄漏农药中间体硫氰酸酯引起的。中毒者数以万计，同时造成大量孕妇流产和胎儿死亡。

五、食品中残留农药对健康的危害

农药残留对健康的影响包括对神经的影响、致癌作用、对肝脏的影响、诱发突变、慢性中毒。另外，农药残留还影响农业生产和进出口贸易，污染环境破坏生态。

农药的毒性有三种：急性中毒、亚急性中毒和慢性中毒。急性中毒主要是一些毒性较大的农药经误食、皮肤接触及呼吸道进入体内，在短期内出现的不同程度的中毒病症，如头昏、恶心、呕吐、抽搐、呼吸困难等，如不及时治疗，将有生命危险。据世界卫生组织和联合国环境署报告，全世界每年有100多万人农药中毒，其中2万人死亡。美国每年发生6.7万起农药中毒事故，在发展中国家情况更为严重。我国每年农药中毒事故达10万人次，死亡约1万多人。亚急性中毒指较长期接触一定剂量的农药，中毒的症状表现出来需要一定的时间，但最后的表现往往与急性中毒者类似。慢性中毒主要是指消费者，长期食用含有少量农药的食物后，会在体内逐步积累，到一定程度后，可引起肌体的某些病变。如有机氯农药可能引起肝脏病变，而有机磷农药中毒后主要表现为血液中胆碱酯酶受抑制，活力下降，使分解乙酰胆碱的能力下降，从而引起一系列的症状，如出汗、心跳加快、瞳孔缩小等，严重的可引起中枢神经系统失调。

六、DDT农药残留的危害

DDT具有以下几个特征：对害虫毒性很高，对温血动物和植物相对无害，无刺激性，气味很小，能广泛施用；化学性质稳定且残留期长，价廉且容易大量生产。

DDT的化学性质稳定、不易降解，在自然界及生物体内可以较长时间存在，通过食物链富集，毒性增大，导致鱼类和鸟类的死亡，甚至在南极大陆定居的企鹅体内都有DDT的存在，对人类的健康也构成了威胁。美国海洋生物学家雷切尔·卡尔森出版的《寂静的春天》一书中，列举了大量的事实，说明了DDT对生态环境的严重影响。20世纪70年代起，美国及西欧等发达国家开始限制和禁止使用DDT。我国于1983年宣布停止生产和使用DDT，从此DDT这一曾经为人类健康和农业发展做出过杰出贡献的农药退出了历史舞台。

DDT通过生物浓集作用，在水生生物中农药的含量较水体本身高几十倍，而靠水生生物为生的鸟类中农药的含量则高达数百甚至数万倍，多么惊人的数字。

七、拟除虫菊酯农药残留对健康的危害

拟除虫菊酯类农药是20世纪70年代开发的一类仿生杀虫剂，是仿效天然除虫菊化学结构合成的农药，它的产生被称为杀虫剂农药的新突破。由于其杀虫谱广、药效高，对哺乳类动物毒性一般较低（对水生动物毒性较大），环境中残留时间较短，故目前市售的各种家庭用杀虫剂大多含此类农药。拟除虫菊酯类农药除具有杀虫作用外，兼有杀螨、杀菌和抑制霉菌作用。目前已合成的拟除虫菊酯有上千种，但已商品化的数量有限，现我国使用的有二十几种，如氯菊酯、杀虫菊酯、溴氰菊酯、甲醚菊酯、氯氰菊酯等。

本类农药绝大多数为黏稠油状液体，呈黄色或黄褐色，也有少数为白色结晶如溴氰菊

酯，易溶解于多种有机溶剂，难溶于水，大多不易挥发，在酸性溶液中稳定，遇碱则易分解失效。

拟除虫菊酯类农药主要有醚菊酯、苄氯菊酯、溴氰菊酯、氯氰菊酯、高效氯氰菊酯、顺式氯氰菊酯、杀灭菊酯、氰戊菊酯，戊酸氰醚酯、氟氰菊酯、氟菊酯、氟戊酸氰酯、百树菊酯、氟氯氰菊酯，戊菊酯、甲氰菊酯、呋喃菊酯、苄呋菊酯、右旋丙烯菊等。

本类农药可经消化道、呼吸道和皮肤黏膜进入人体。但因其脂溶性小，所以不易经皮肤吸收，在胃肠道吸收也不完全。毒物进入血液后，立即分布于全身。特别是神经系统及肝肾等脏器浓度较高，但浓度的高低与中毒表现不一定平行。进入体内的毒物，在肝微粒体混合功能氧化酶（MFO）和拟除虫菊酯酶的作用下，进行氧化和水解等反应而生成酸（如游离酸、葡萄糖醛酸或甘氨酸结合形式）、醇（对甲基羧化物）的水溶性代谢产物及结合物而排出体外。主要经肾排出，少数随大便排出。24h 内排出 50％以上，8d 内几乎全部排出，仅有微量残存于脂肪和肝脏中。大量动物试验证明，拟除虫菊酯类无致癌、致畸和突变作用。

菊酯类农药的特点为：对害虫有快速击倒的功能；对哺乳动物低毒；在自然环境中容易分解；对有机磷和氨基甲酸酯类农药产生抗性的害虫有效。

菊酯类农药中毒表现为：①皮肤、黏膜刺激症状：在接触部位皮肤感觉异常，一般在首次接触数小时后，皮肤刺痛，是因为皮肤神经的不应期延长所致；在停止接触或洗后 24h 内消失，无后遗症。②全身症状：有机磷农药中毒的部分症状，但程度轻；严重者可因呼吸、循环衰竭而死。

第三节 兽药残留对食品的污染

一、兽药残留概述

兽药是指用于预防、治疗、诊断畜禽等动物疾病，有目的地调节其生理机能的物质。包括抗生素、合成抗菌药、血清、疫苗等，具体种类可见表 4-4。

表 4-4 兽药的种类

种类	用途	常见品种	残留危害
抗生素类	防治传染性疾病、抗菌消炎	青霉素类、氨基糖苷类、大环内酯类、四环素类、螺旋霉素、链霉素、土霉素、金霉素等	增强细菌耐药性，人体肠道菌群失调，超敏反应，损害听力及肾脏
磺胺类	抗菌消炎	磺胺嘧啶、磺胺二甲嘧啶、磺胺脒、菌得清、磺胺甲噁唑等	
激素类	提高生长、发育、繁殖速度	固醇或类固醇类：己烯雌酚、黄体酮、睾酮、雌二醇；多肽或多肽衍生物等	影响正常生理机能，有一定的致癌性；导致儿童性早熟、发育异常和异性趋向等
呋喃类	抗菌消炎	呋喃唑酮、呋喃西林、呋喃妥因等	胃肠反应、超敏反应，长期摄入引起不可逆性末端神经损害，有致癌、致突变作用
抗寄生虫类	驱虫或杀虫	苯并咪唑、丙硫咪唑、丙氧咪唑、噻苯咪唑、甲苯咪唑和丁苯咪唑、吡喹酮等	持久残留于肝内，对动物有致畸性与致突变性
其他		血清制品、疫苗、诊断制品、中药材、生化药品、放射性药品等	

注：引自朱模忠. 兽药手册，2002。

兽药残留（veterinary drug residue）是指动物性产品的任何可食部分含有兽药母化合物

或其代谢物。兽药残留可分为有残留限量的兽药残留和"零残留"。常见的兽药残留包括抗生素类、激素类、驱虫类药物。最高残留限量（maximum residue limits，MRLs）是指食品动物用药后，允许存在于食物表面或内部的残留药物或化学物质的最高量或浓度。兽药最高残留限量（maximum residue limit for veterinary drug，MRLVD）被食品法规委员会推荐为法定批准或认可允许存在于食物中或食物表面的某种兽药的最高浓度（以鲜重计表示为：mg/kg 或 μg/kg）。总残留物（total residue）指食品动物用药后，残留在动物产品的任何部分某种药物的总和，包括原形药物和代谢产物。残留标示物（marker residue）指总残留物中，在动物体内消除缓慢、残留量高、残留期长的组分。

目前，我国动物性食品中兽药残留量超标的原因主要有以下几个方面。

（1）防治畜禽疾病过程产生

在预防和治疗畜禽疾病时，加大剂量或用药次数，随意配伍用药，任意使用复合制剂，不遵守休药期规定等，使用人用药物，均可造成药物残留。

（2）饲养过程产生

在饲喂畜禽过程中，滥用兽药及其他违禁品，尤其是把一些抗生素类及激素类药物作为畜禽饲料添加剂使用，企图达到既能预防和治疗许多病原微生物感染引起的疾病，又能促进动物生长的目的而导致的兽药残留。

（3）加工储藏过程产生

部分食品生产者在加工储藏过程中，非法使用抗生素以达到灭菌、延长食品保藏期的目的，也可导致兽药在食品中残留。

二、兽药残留检测及控制

1. 兽药残留的检测

据了解，FDA（Food and Drug Administration，美国食品与药物管理局）的多残留检测方法可同时检测食品中 360 多种药物残留物，德国可检测 325 种，加拿大的方法可检测 251 种。我国最新研制的仪器，也只能检测 180 种兽药残留。目前我国还没有一套健全的兽药残留危险性评估、检测体系，技术装备不足，兽药残留安全标准也不健全，这些问题严重威胁着我国的动物性食品安全。

（1）检测、监测技术发展滞后

在我国，动物性食品检测技术主要分两类，一种是跟踪国际先进技术，由于是跟踪，就总是落后于别人；另一种是针对国内实际的一些快速、简便的检测技术，以满足监管部门日常监管工作的需要，比如一些便携式的检测仪，可以在执法的过程中，现场就对一些动物性食品兽药残留不安全因素进行检测，但大多只能定性、难以定量。

（2）风险评估不科学

要降低动物性食品安全风险，扭转动物性食品安全事件频发的局面，风险评估是不可缺少的一环。风险评估应该是完全建立在科学技术基础上的，这就要求检测、监测必须科学合理，但由于检测、监测技术发展的滞后而难以取得科学的依据，风险评估往往会成为迟到的提醒。

2. 兽药残留的控制

在西方经济发达的国家，人们十分重视兽药残留的监控，颁布了一系列畜产品中兽药残留管理法规和限量标准，制定了详尽的兽药残留检测方法，严格实施对畜产品中兽药残留的监控、监督与检测。

2000 年国际食品法典委员会就制定了 185 种农兽药评价和 3724 个农兽药残留限量标准，仅食品中农兽药残留一项就对 176 种药物在 375 种食品中规定了 2439 个农兽药残留最高限量标准。以氯霉素残留限量为例，残留限量标准要求不断提高，已经从以前的 $10\mu g/kg$ 提高到目前的 $0.1\mu g/kg$，提高了 100 倍。

日本厚生劳动省在 2003 年 5 月根据《食品卫生法》修正案，提出了与现行制度有着本质区别的《食品中残留农业化学品肯定列表制度》，其中规定很多药物的最高允许残留限量比原来降低了很多，对没有设立限量指标的，执行"一律标准"，即允许残留的上限为不超过 $0.01mg/kg$。

第四节　有害元素对食品的污染

一、有害元素污染食品概况

目前，已有 81 种元素在人体中发现，其中钙、铁、锌等是人体的必需元素。但也有一部分未发现对人体有生理功能，且人体耐受力极小，进入体内量稍大就中毒的元素，如汞、镉、铅、砷、锡等。这些元素在体内不易排出，有积蓄性，半衰期都很长。甲基汞在体内半衰期为 70 天；铅在体内半衰期为 1460 天，在骨骼中为 10 年；镉在体内半衰期为 16～31 年。

什么是重金属？

化学上常把密度大于 $4.5g/cm^3$ 的金属称为重金属，主要有金、银、铜、铅、锌、镍、钴、铬、汞、镉等大约 45 种，其中对人体毒害最大的有 5 种，包括铅、汞、铬、砷、镉。这些重金属在水中不能被分解，人饮用后毒性放大，与水中的其他毒素结合生成毒性更大的有机物。

1. 重金属污染

重金属污染指含有汞、镉、铬、铅及砷等生物毒性显著的重金属元素及其化合物对环境的污染。国土资源部 2011 年曾称中国每年有 1200 万吨粮食遭到重金属污染，直接经济损失超过 200 亿元；环保部称 2009 年重金属污染事件致使 4035 人血铅超标，182 人镉超标，引发 32 起群体性事件；2009 年中国食品安全高层论坛报告上的数据显示，我国 1/6 的耕地受到重金属污染，重金属污染土壤面积至少有 2000 万公顷。中国疾控中心曾对 10000 余名 0～6 岁儿童铅中毒情况进行免费筛查，监测结果显示 2357 的儿童血铅水平超标。

2. 铜、铅、汞、镉等重金属严重污染水产品

水体中的重金属不易被微生物分解，某些重金属及其化合物易被生物吸收并通过食物链逐级累积，产生巨大的富集作用，影响水产品的质量。过量的铜对生物体有明显的毒害作用，会使鱼类的鳃部受到破坏，出现黏液、肥大和增生，使鱼窒息；另外，还可造成鱼体消化道损害。铅是蓄积性毒物，可导致红细胞溶血、肝肾损害、损害雄性性腺、神经系统和血管。镉是高毒和蓄积性物质，可产生致畸、致癌、致突变作用。牡蛎能将周围水域中非常低

的镉富集起来。锌浓度较高时能降低鱼类的繁殖力，如 0.18mg/L 的锌使雌性鱼产卵次数明显减少，锌对海洋水生生物的有害值为 0.1mg/L，最低有害值为 0.02mg/L。汞易在生物体中富集，在底泥中可发生生物甲基化作用，使得水中持续含有毒性更强的甲基汞，生物体内汞通常以甲基汞形式存在。所有铬合物都是有毒的，六价铬是一种致畸、致癌、致突变物质，铬对无脊椎动物的毒性比对鱼类的毒性大得多，牡蛎对铬最敏感，10～12μg/L 的铬可致牡蛎死亡，某些浮游植物可将水中铬浓缩 2300 倍。

3. 重金属污染的特点

金属本身的毒性，取决于金属的电负性，金属间的协同或拮抗作用，利用活化作用或非活化作用决定的物理化学参数对金属有效性的影响。

重金属污染与其他有机化合物的污染不同，不少有机化合物可以通过自然界本身物理的、化学的或生物的净化使有害性降低或解除，而重金属具有富集性，很难在环境中降解。重金属一旦进入农作物，深深嵌入细胞之内。无论是浸泡、冲洗、蒸煮、煎炒，都无法将其减少或剔除；而它们通过食物潜入人体后，如在土壤中一样，不易排出或者分解。国际公认，毒性最大的重金属有铅、汞、铬、砷、镉 5 种。

4. 食品中有害元素的来源

有害元素本身不是人体需要的元素，摄入较少量就对健康造成危害，又称为有毒元素。

有害金属的毒作用机理：一是阻断了生物分子表现活性所必需的功能基；二是置换了生物分子中必需的金属离子；三是改变生物分子构象或高级结构。

① 某些地区由于特殊的自然环境如矿区、海底火山活动的地区，使其土壤中有害元素本身含量就比较高，称为高本底含量。因地层中有害元素的高含量而使在这些地区活动或生长的动植物中有害元素含量显著高于一般地区。

② 由于人类活动造成环境污染而使有害元素污染食品。由于工业生产中各种含有害元素的废气、废水、废渣的排放，含重金属的农业化学品如含砷农药、含汞农药的使用等对环境的污染，造成这些区域生活的动植物受到有害元素的污染。被污染的河流如图 4-4。

③ 加工中使用的设备、工具等，食品加工、储存及运输和销售过程中接触的机械、管道、容器以及添加剂中含有的有害元素迁移导致对食品的污染。

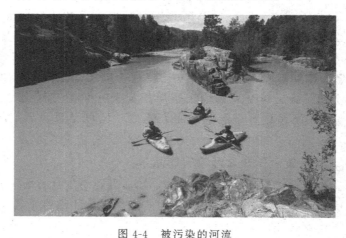

图 4-4 被污染的河流
引自：英国《每日邮报》2015.8.10
引自：Brian Clark Howard. 5 Other Mines at Risk of Spilling Toxic Waste，2015

5. 水中重金属的存在形态及影响因素

根据水中不同形态重金属的粒径大小，以能否通过 $0.45\mu m$ 孔径滤膜为标准，将天然水中重金属的形态分为溶解态金属和颗粒态金属。

影响水中金属形态的因素为水中金属离子的水解作用，水中溶解态无机阴离子配位作用，水中的溶解有机物生成稳定性不同的配合物或螯合物及水体中的悬浮颗粒物吸附。

重金属对水生生物的毒性：$Hg>Ag>Cu>Cd>Zn>Pb>Cr>Ni>Co$；对水生植物的毒性：$Hg>Cd\approx Cu>Zn>Pb>Co>Cr$；对甲壳动物的毒性：$Hg^{2+}>Cd^{2+}>Zn^{2+}>Mn^{2+}$；对软体动物的毒性：$Hg>Cu>Zn>Pb>Cd>Cr$。

金属离子对鱼类的毒性分为急性毒性、亚急性毒性和慢性毒性，部分金属污染物毒性顺序为：$Hg>Cu>Zn$、$Cd>Pb$。食品中和生活饮用水中金属离子标准可参考表 4-5 和表 4-6。

表 4-5　食品中汞、铅、砷的允许量标准

名称	食品品种	指标/（mg/kg）
汞（Hg）	粮食（成品粮）	≤0.02
	薯类（土豆）、蔬菜、水果	≤0.01
	牛乳、乳制品（按牛乳折算）	≤0.01
	肉、蛋、油、蛋制品（按蛋折算）	≤0.05
	鱼、其他水产食品	≤0.3
铅（Pb）	绿茶、红茶	≤2
	糕点、炼乳	≤0.5
	蒸馏酒、配制酒、食盐、味精、调味品、酱腌菜、豆制品	≤1
砷（As）	食盐、调味品、味精、酱腌菜	≤0.5
	食用植物油	≤0.1
	粮食（成品粮）	≤0.7

注：引自国家卫生和计划生育委员会、国家食品药品监督管理总局，GB 2762—17 食品安全国家标准，2017。

表 4-6　生活饮用水水质标准中的无机元素允许浓度

项目	铁	锰	铜	锌	硒	砷	汞	镉	铬（六价）	铅	银
允许浓度/（mg/L）	0.3	0.1	1.0	1.0	0.01	0.05	0.001	0.01	0.05	0.05	0.05

注：引自白晨，黄玥. 食品安全与卫生学，2014。

6. 水中污染物的分布和存在形态

污染物进入水体后通常以可溶态或悬浮态存在，其在水体中的迁移转化及生物可利用性均直接与污染物存在形态相关。重金属对鱼类和其他水生生物的毒性，不是与溶液中重金属总浓度相关，而是主要取决于游离（水合）的金属离子。而大部分稳定配合物及其与胶体颗粒结合的形态则是低毒的。影响重金属毒性的因素如下。

（1）一般因素

一般金属污染物质的毒性随温度的升高而增大；溶解氧含量减少，生物毒性往往增强；pH 升高时，毒性降低；多数重金属离子在软水中的毒性比在硬水中大；毒物间相互作用为 $Cd+Cu$、$Cu+Co$ 具有协同作用，$Cd-Co$、$Cd-Cu+Co$ 有拮抗作用；其它影响金属离子形态的因素。

（2）生物学因素

一般来说，对虾的发育越往后期，它对每种重金属的忍受限度越大。但受精卵相对无节幼体和蚤状幼体，具有更强的忍受能力。对虾不同发育生长阶段对重金属的忍受顺序大致

为：无节幼体＜蚤状幼体＜糠虾＜仔虾＜幼虾＜成虾。

二、汞对食品的污染

1. 汞的特性

汞又称水银，为常温下唯一呈液态的普通金属。化学符号来源于拉丁文，原意是"液态银"。汞在地壳中的含量约为十万分之五，游离存在于自然界并存在于辰砂、甘汞及其他几种矿物中。在火山或温泉附近，有成滴汞，有时呈较大的流体。

（1）物理性质

汞为银白色易流动的金属，熔点－38.87℃，沸点356.58℃，密度13.5939g/cm³。有恒定的体积膨胀系数，热膨胀率很大，有良好的导电性。

（2）化学性质

其金属活跃性低于锌和镉，且不能从酸溶液中置换出氢。通常的汞化合物中，它的化合价是＋1或者＋2，很少有＋3价的汞化物存在。汞加热至沸腾才与氧缓慢反应；汞与稀盐酸、稀硫酸不反应，与热的浓硫酸或硝酸反应；二价汞的含氧酸盐都是离子化合物，在溶液中完全电离，但其硫化物和卤化物都是共价化合物，与水、空气、稀的酸碱都不起作用。

2. 食品中汞的来源

含汞农药的使用，直接污染植物性食物原料，同时农田污泥中含汞量过高，也会导致农产品或其他水生生物受到汞的污染。

通过含汞的工业废水污染水体，使得水体中的鱼、虾和贝类受到污染。鱼、贝类是汞的主要污染食物。以汞为原料的工业生产过程中产生的含汞废水、废气和废渣对环境的污染非常严重。这类工业主要包括氯碱工业、电子工业、塑料工业、仪表工业、含汞农药工业等。此外，煤及石油的燃烧、含汞农药的应用及含汞污水灌溉等，也是环境汞污染的来源之一。

3. 食品中汞残留的危害

（1）在人体内的存在形式

因单质汞易挥发，所以在食品中几乎不存在；而无机汞大概90%以上可以排出体外；脂溶性强的有机汞，如甲基汞经过肠道吸收，则可以达到95%～100%。

（2）汞的甲基化和生物富集

① 汞的甲基化：环境中任何形式的汞均可转化为剧毒的甲基汞，称为汞的甲基化；某些含有甲基钴胺素的微生物可将甲基转移给无机汞而形成甲基汞；在厌氧的条件下合成甲基汞的速度比需氧的条件下要慢得多。

② 汞的生物富集：汞在水和底泥中的浓度很低，不足以直接对人体引起危害，但水生生物可以直接从水体吸收和富集甲基汞化合物，同时还可以通过食物链转移和富集，从而大大提高了汞对健康的危害。甲基汞脂溶性较强，鱼体富含脂肪，故汞能被鱼吸收并蓄积起来，而汞的转化和排出又很缓慢，使它能长期保存在鱼体中，使鱼体内的甲基汞的浓度随年龄和体重的增加而增大。

（3）毒性机制

可大致概括为三点。酶抑制作用，汞对于酶的各种活性基团如氨基、羧基、羟基、磷酰基，特别是巯基有高度亲和力，可与之结合使酶失活；激活Ca介导反应，如磷脂水解过程激活后，可使花生四烯酸、血栓素、氧自由基等大量生成，造成组织损伤；免疫致病性，汞不仅可引起免疫性肾小球损伤，还可抑制 T 淋巴细胞功能，从而导致机体免疫调节机制障碍。

4. 汞中毒

汞中毒以慢性为多见，主要发生在生产活动中，长期吸入汞蒸气和汞化合物粉尘所致，以精神-神经异常、齿龈炎、震颤为主要症状。大剂量汞蒸气吸入或汞化合物摄入即发生急性汞中毒。我国古代把丹砂，也就是硫化汞，在空气中燃烧得到汞：$HgS + O_2 \longrightarrow Hg + SO_2$，但是生成的汞容易挥发，不易搜集，而且操作人员会发生汞中毒。我国劳动人民在实践中积累经验，改用密闭方式制汞，有的是在密闭的竹筒中，有的是密闭的石榴罐中。

中毒症状：①急性中毒，误服后数分钟到数十分钟即引起急性腐蚀性口腔炎和胃肠炎。吸入高浓度汞蒸气可引起发热、化学性支气管炎和肺炎，出现呼吸衰竭，亦可发生急性肾功能衰竭。皮肤接触汞及其化合物可引起接触性皮炎，具有变态反应性质。②慢性中毒，主要有体力减退、头晕、头痛、失眠、多梦、记忆力减退等中枢神经系统症状。甲基汞主要侵犯中枢神经系统，其慢性中毒症状出现顺序一般为：感觉障碍→运动失调→语言障碍→视野缩小→听力障碍。

5. 汞的代谢

（1）吸收

汞及其化合物可通过呼吸道、消化道、皮肤进入人体。金属汞主要以蒸气形式通过呼吸道被吸收，吸收率为 $76\% \sim 85\%$，甚至全部被吸收。其吞服后不易被消化道吸收，消化道对金属汞的吸收量也甚微（$<0.01\%$），有人给大鼠每日灌服大剂量汞（$6g/kg$），连续一月亦未见中毒及死亡。完整的皮肤基本上不吸收金属汞。

无机汞在消化道的吸收率也很低，约为摄入量的 15%。有机汞在消化道的吸收率很高，烷基汞的吸收率约为 90%，苯基汞相对较低，但比无机汞易于吸收。有机汞还可以通过呼吸道及皮肤吸收。人体局部皮肤接触含汞药剂造成严重中毒的现象屡有发生。

（2）分布

汞被吸收后可随血液迅速分布到全身各器官。汞在体内分布的浓度递减顺序为：肾＞肝＞血液＞脑＞末梢神经。不同汞化合物在体内分布有很大差异，甲基汞的分布顺序为：肝＞脑＞肾＞血液。

（3）排泄

汞主要经肾由尿排泄和经肝由胆汁排入肠再随粪便排出体外，其次可随肠黏膜脱落，以及从汗腺、唾液腺、乳腺、毛发和指甲排出。

6. 食品中汞的允许限量

我国规定环境中汞的最高容许浓度为：居住区大气为 $0.0003mg/m^3$；地面水为 $0.001mg/L$；饮用水不超过 $0.001mg/L$；工业废水排汞及其化合物最高容许排放浓度为 $0.05mg/L$。

7. 预防措施

增强意识，掌握技能；含汞物品不买、少用；当心使用，避免破碎；意外泄漏，及时正确收集，务必通风；购买灯具，能弯勿直、能细勿粗、挑细选弯；化妆品自然、健康最重要；海产品有节制，少吃鱼。

三、镉对食品的污染

1. 镉的特性

镉是银白色有光泽的金属，有韧性和延展性。镉在潮湿空气中缓慢氧化并失去金属光泽，加热时表面形成棕色的氧化物层。高温下镉与卤素反应激烈，形成卤化镉；也可与硫直接化合，生成硫化镉。镉可溶于酸，但不溶于碱。

镉的毒性较大，被镉污染的空气和食物对人体危害严重。日本因镉中毒曾出现"痛痛病"。

2. 食品中镉的来源

植物性食品中镉主要来源于冶金、冶炼、陶瓷、电镀工业及化学工业（如电池、塑料添加剂、食品防腐剂、杀虫剂、颜料）等排出的"三废"。

动物性食物中镉也主要来源于环境，正常情况下，其中镉的含量是比较低的。但在污染环境中，镉在动物体内有明显的生物蓄积倾向。

（1）自然本底

镉广泛存在于自然界，但是自然本底值较低，因此食品中的镉含量一般不高，但是通过食物链的生物富集作用，可以在食品中检出镉。植物性食品中谷类含镉量最高，动物性食品中肝脏和肾脏含镉量高，贝、蟹、虾、鱼类的肝脏含镉量也很高。镉易溶解于有机酸，因此在酸性土壤中的镉易被植物吸收。

（2）工业污染

镉污染源主要来自于工业"三废"，如铅锌矿冶炼产生的废弃物、电镀镉排放的废液等，一般重工业比较发达的城市镉污染较严重。

（3）食品容器及包装材料的污染

镉是合金、釉彩、颜料和电镀层的组成成分之一，当使用含镉容器盛放和包装食品，特别是酸性食品时，镉从容器或包装材料上迁移到食品中，从而造成食品的污染。

（4）施用不合格化肥造成的污染

有些化肥如磷肥等含镉量较高，在施用过程中可造成农作物的镉污染。镉污染致使大量农田荒废，原本收割稻子的季节，如今只能见到牛羊在田间放养。

3. 食品中镉残留的危害

镉会对呼吸道产生刺激，长期暴露会造成嗅觉丧失症、牙龈黄斑或渐成黄圈。镉化合物不易被肠道吸收，但可经呼吸被身体吸收，积存于肝或肾脏造成危害，尤以对肾脏损害最为明显；还可导致骨质疏松和软化。

4. 镉的吸收和代谢

镉不是人体的必需元素。人体内的镉是出生后从外界环境中吸取的，主要通过食物、水和空气而进入体内蓄积下来。镉的烟雾和灰尘可经呼吸道吸入。肺内镉的吸收量约占总进入量的 $25\% \sim 40\%$。每日吸 20 支香烟，可吸入镉 $2 \sim 4\mu g$。镉经消化道的吸收率，与镉化合物的种类、摄入量及是否共同摄入其它金属有关。例如钙、铁摄入量低时，镉吸收可明显增加；而摄入锌时，镉的吸收可被抑制。吸收入血液的镉主要与红细胞结合。肝脏和肾脏是体内储存镉的两大器官，两者所含的镉约占体内镉总量的 60%。据估计，$40 \sim 60$ 岁的正常人，体内含镉总量约 30mg，其中 10mg 存于肾，4mg 存于肝，其余分布于肺、胰腺、甲状腺、睾丸、毛发等处。器官组织中镉的含量，可因地区、环境污染情况的不同而有很大差异，并随年龄的增加而增加。进入体内的镉主要通过肾脏经尿排出，但也有相当数量由肝脏经胆汁随粪便排出。镉的排出速度很慢，人肾皮质镉的生物学半衰期是 10～30 年。

5. 镉及其化合物的毒性

镉及其化合物均有一定的毒性。有急性、慢性毒性之分。吸入含镉气体可致呼吸道症状，经口摄入镉可致肝、肾症状。镉作业工人的肺气肿、贫血及骨骼改变也有报道，但这些改变与镉接触的确切关系尚不能肯定。国外也有报道接触氧化镉的工人前列腺癌发病率较高。一般情况下，大多数食品均含有镉，摄入镉污染的食品和饮水，可导致人发生镉中毒；镉中毒的病理变化主要发生在肾脏、骨骼和消化器官三个部分。

（1）急性毒性

镉为有毒元素，其化合物毒性更大。自然界中，镉的化合物具有不同的毒性。硫化镉、硒磺酸镉的毒性较低，氧化镉、氯化镉、硫酸镉毒性较高。镉引起人急性中毒的最低剂量为 13mg/kg。急性中毒者表现为恶心、呕吐、腹痛、腹泻，引起中枢神经中毒症状；严重者虚脱而死亡。

吸入氧化镉的烟雾可发生急性中毒。中毒早期表现咽炎、咳嗽、胸闷、气短、头晕、恶心、全身酸痛、无力、发热等症状，严重者可出现中毒性肺水肿或化学性肺炎，有明显的呼吸困难、胸痛、咯大量泡沫血色痰，可因急性呼吸衰竭而死亡。用镀镉的器皿调制或存放酸性食物或饮料，饮食中可能含镉，误食后也可引起急性镉中毒。潜伏期短，通常经 10～20 分钟后，即可发生恶心、呕吐、腹痛、腹泻等症状。严重者伴有眩晕、大汗、虚脱、上肢感觉迟钝、甚至出现抽搐、休克。一般需经 3～5 天才可恢复。

（2）亚急性和慢性毒性

长期摄入含镉食品，可使肾脏发生慢性中毒，主要是损害肾小管和肾小球，导致蛋白尿、氨基酸尿和糖尿。由于镉离子取代了骨骼中的钙离子，从而妨碍钙在骨质上的正常沉积，妨碍骨胶原的正常固化成熟，导致软骨病。

① 镉对肾脏的危害：损害肾近曲小管上皮细胞，使其重吸收功能下降，出现蛋白尿、氨基酸尿和高钙尿等症状，造成钙、蛋白质等营养成分从体内大量流失。

② 镉可以导致钙代谢紊乱：骨钙迁出而使中毒的人发生骨质疏松和病理性骨折。

③ 镉在肾脏蓄积引起高血压：镉通过导致细胞内钙超载、细胞脂质过氧化损伤及增加体内水钠潴留等多种机制引起血压升高。

④ 镉能引起贫血：机理可能与镉抑制骨髓血红蛋白的合成，影响肠道对铁的吸收降低等有关。

⑤ 镉具有"三致"作用：致畸、致癌、致突变作用。

1987 年国际抗癌联盟（IARC）将镉定为ⅡA 级致癌物，1993 年被修订为ⅠA 级致癌物。镉可引起肺、前列腺和睾丸的肿瘤。在实验动物体中，镉能引起皮下注射部位、肝、肾和血液系统的癌变。镉是很弱的致突变剂，其致癌作用与镉能损伤 DNA、影响 DNA 修复以及促进细胞增生有关。

6. 食品中镉的允许限量

1988 年 FAO/WHO 推荐镉的每周允许摄入量为 0.007mg/kg（以体重计）。我国 2017

年颁布实施的《食品安全国家标准　食品中污染物限量》（GB 2762—2017）规定镉的限量（除饮用水外，以 mg/kg 计）为：稻谷、糙米、大米≤0.2、谷物及碾磨加工品（稻谷、糙米、大米除外)≤0.1、蔬菜、蛋≤0.05、肉类（畜禽内脏除外)、鱼类≤0.1、水果及其制品≤0.05、饮用水≤0.005mg/L。

7. 预防措施

为了预防镉中毒，熔炼、使用镉及其化合物的场所，应具有良好的通风和密闭装置。焊接和电镀工艺除应有必要的排风设备外，操作时应戴个人防毒面具。不应在生产场所进食和吸烟。我国规定的生产场所氧化镉最高容许浓度为 $0.1mg/m^3$。镀镉器皿不能存放食品，特别是醋类等酸性食品。急性食入性镉中毒时主要采用对症治疗，给予大量补液、注射阿托品用来止吐和消除腹痛。

镉污染土壤，可造成公害病"痛痛病"。镉对土壤的污染，主要通过两种形式，一种是工业废气中的镉随风向四周扩散，经自然沉降，蓄积于工厂周围土壤中；另一种方式是含镉工业废水灌溉农田，使土壤受到镉污染。因此为了防止镉对环境的污染，必须做好环境保护工作，严格执行镉的环境卫生标准。

第五节　动植物中的天然有毒物质

一、食品中天然有毒物质的概念

天然有毒物质指作为食品的动植物中存在的某种对人体健康有害的非营养性天然物质成分，或者因储存方法不当，在一定条件下产生的某种有毒成分。

二、天然有毒物质的中毒条件

遗传原因：如牛奶的乳糖不耐症。过敏反应：如菠萝中含有一种蛋白酶，有人过敏，食用后出现腹痛、恶心、呕吐、腹泻等症状，同时有头痛、四肢及口舌发麻、呼吸困难，严重者可出现休克和昏迷。食用量过大：如连续多日大量食用荔枝可引起荔枝病，发病时有饥饿感、头昏、无力、出冷汗、抽搐、瞳孔缩小、呼吸困难的症状，其实质是低血糖，荔枝含有一种可降低血糖浓度的物质。食物成分不正常：如发芽的马铃薯含龙葵素。

三、食品中天然有毒物质的种类

1. 生物碱

概念：一类含氮的有机化合物，多为复杂的环状结构，有类似碱的性质，可与酸结合成盐，在植物体中多以有机酸盐的形式存在。

性质：无色味苦的结晶形固体，少数有色或为液体。一般不溶或难溶于水，易溶于醇、醚、氯仿等有机溶剂中，但其硫酸盐或小分子有机酸盐可溶于水。

分布：罂粟科、茄科、毛茛科、豆科、夹竹桃科等植物；海狸、蟾蜍等动物。

2. 苷类

概念：植物糖分子中环状半缩醛形式的羟基和非糖类化合物分子中的羟基脱水缩合而成

具有环状缩醛结构的化合物。

性质：味苦，可溶于水、醇，极易被酸或共同存在植物中的酶水解，最终产物为糖及苷元。

种类：皂苷、氰苷、黄酮苷、蒽苷、强心苷等。

（1）氰苷

概念：结构中有氰基的苷类，水解后产生氢氰酸（HCN），能麻痹咳嗽中枢，有镇咳作用，过量则可中毒。

机理：氰基易与细胞色素氧化酶结合，阻断细胞呼吸时氧化与还原的电子传递，使细胞代谢停止，导致呼吸麻痹致死。

分布：禾本科、豆科、果树的种子、幼枝、花、叶等；青鱼、草鱼、鲢鱼等的胆。

（2）皂苷

概念：皂苷是类固醇或三萜系化合物的低聚配糖体的总称。

性质及危害：无定形粉末或结晶，黏膜刺激性较大；内服量过大伤肠胃，发生呕吐，并引起中毒。

分布：豆科、五加科、蔷薇科、菊科、葫芦科和苋科；海参、海星。

3. 有毒蛋白和肽

分布：毒伞菌、白毒伞菌、褐鳞环柄菇等；青海湖裸鱼、鲶鱼、鳇鱼、石斑鱼等的鱼卵毒素；植物中的胰蛋白酶抑制剂、红细胞凝集素、蓖麻毒素、巴豆毒素、刺槐毒素、硒蛋白等。

4. 酶

分解维生素等人体必需成分或释放出有毒化合物。如蕨类中的硫胺素酶可破坏动植物体内的硫胺素，引起人和动物的硫胺素缺乏症；大豆中存在破坏胡萝卜素的脂（肪）氧化酶，食入未处理的大豆可使家畜及人体的血液和肝脏内维生素及胡萝卜素的含量降低。

5. 草酸及草酸盐

草酸在人体中可与钙结合形成不溶性的草酸钙，在组织中沉积。

分布：盐生草、苋属植物、滨藜、酢浆草、马齿苋及一些蔬菜，如菠菜。

6. 酚类及其衍生物

包括简单酚类、鞣质、黄酮、异黄酮、香豆素等。棉酚存在于棉花的叶、茎、根和种子中，它是一种细胞原浆毒，对心、肝、肾及神经、血管等均有毒性。棉籽饼和粗制棉籽油中的棉酚含量都较高，如果未经脱酚处理且食用量过多时，有可能引起人畜中毒。

7. 河豚毒素

河豚毒素主要分布于河豚鱼的卵巢、肝、肠、皮肤及卵中。河豚毒素能专一性地堵塞为产生神经脉冲所必需的钠离子向神经或肌肉细胞的流动，使神经末梢和神经中枢发生麻痹，最后使呼吸中枢和血管神经中枢麻痹而死。

8. 贝类毒素

贝类毒素是由一些浮游藻类合成的多种毒素在贝类中蓄积所形成，多为神经毒素。其抑制位于脑中的呼吸和心血管调节中枢，常使人呼吸衰竭而死。有麻痹性贝类中毒（PSP）、腹泻性贝类中毒（DSP）、神经毒性贝类中毒（NSP）和失忆性贝类中毒（SP）四种中毒类型。

四、食物中毒的症状

特点为潜伏期很短，食用某种食物后突然发病，常常伴有呕吐、头疼、腹泻等肠胃炎的病症。严重的可呈昏迷、休克等症状，甚至可引起死亡。

有些污染食品的有毒物质由于在食品中数量过少，或者由于本身毒性作用的特点，并不引起食物中毒症状。但是长期、连续食用，可造成慢性毒害，甚至有致癌作用、致畸作用或致突变作用，更应引起人们的重视。

五、植物毒素

（一）植物毒素分类

①非食用部位有毒；②在某个特定的发育期有毒；③其有毒成分经加工可去除；④含有微量有毒成分，食用量过大时引起中毒。

（二）几种常见的食用有毒植物

1. 豆类

种类：大豆、豌豆、扁豆、菜豆、刀豆及蚕豆等。其有害物质主要是凝血素、胰蛋白酶抑制物。大豆中还有皂苷，通过加热可除去。

2. 各种"有毒"的豆类食物

（1）菜豆

中毒原因：皂素对消化道黏膜有强烈的刺激作用；其凝血素有凝血作用；它的亚硝酸盐和胰蛋白酶抑制物均能产生一系列肠胃刺激症状。

症状：胃肠炎、呕吐、腹泻（水样便）、头痛、胸闷、四肢发麻，潜伏期一般为 2～4h，病程为数小时或 1～2d。

预防：炒熟煮透方可食用。

（2）蚕豆

中毒原因：蚕豆种子含有巢菜碱苷，是 6-磷酸葡萄糖的竞争性抑制物，引起急性溶血性贫血（即蚕豆黄病）。

症状：血尿、乏力、眩晕、胃肠紊乱及尿胆素排泄增加，严重者出现黄疸、呕吐、腰痛、发烧、贫血及休克。一般吃生蚕豆后 5～24h 后即可发病，如吸入其花粉，则发作更快。

预防：不要生吃新鲜嫩蚕豆，吃干蚕豆时也要先用水浸泡，换几次水，然后煮熟后食用。

（3）生豆浆

中毒原因：含有皂苷、胰蛋白酶抑制剂、红细胞凝集素等有毒成分，如饮用未煮熟的豆浆，可引起中毒。假沸：煮豆浆时，当 80℃ 左右，皂素受热膨胀，形成泡沫上浮，造成"假沸"现象。

症状：胃肠炎症状。

预防："假沸"之后应继续加热至 100℃，泡沫消失，再用小火煮 10min，彻底破坏豆浆中的有害成分，以达到安全食用的目的；也可以在 93℃ 加热 30～75min，121℃ 加热 5～10min 或 121℃ 喷雾干燥 30min 有效地消除有毒物质。

3. 粮食作物

（1）木薯

中毒原因：亚麻仁苦苷经共存于木薯中的亚麻仁苦苷酶或胃酸水解，产生游离的氢氰酸，对中枢神经系统先兴奋后抑制。

症状：早期症状为胃肠炎症状；严重者出现呼吸困难、躁动不安、瞳孔散大，甚至昏迷；最后可因抽搐、缺氧、休克或呼吸循环衰弱而死亡。

预防：去皮，水浸薯肉，溶解氰苷再经加热煮熟，即可食用；木薯加工有多种方法，如切片水浸晒干法（去皮、切片、浸水 3～6d、沥干、晒干）、熟薯水浸法（去皮、切片、浸水 48h、沥干、蒸熟）；除严格禁止生食木薯外，不能喝煮木薯的汤，不得空腹吃木薯，一次不宜吃得太多。

（2）发芽马铃薯

中毒原因：马铃薯的致毒成分为茄碱（龙葵苷）。对人体的毒性是刺激黏膜，麻痹神经系统、呼吸系统，溶解红细胞等。

症状：数十分钟至 10h 内发病，首先是咽喉部瘙痒和烧灼感、头晕，并有恶心、腹泻等症状；严重者有耳鸣、脱水、发烧、昏迷、瞳孔散大、脉搏细弱、全身抽搐、因呼吸麻痹而致死。

预防：将马铃薯存放于干燥阴凉处，以防止发芽；发芽多的或皮肉为黑绿色的都不能食用；如发芽不多，可剔除芽及芽基部，去皮后水浸 30～60min，烹调时加些醋，以破坏残余的毒素，因为茄碱可溶于水，与稀盐酸或醋酸共热可被水解为无毒的茄啶（茄次碱）和一些糖。

（3）荞麦花

中毒原因：荞麦花中含有两种多酚的致光敏有毒色素，即荞麦素和原荞麦素。

症状：4～5d 后，面部有烧灼感，颜面潮红并出现豆粒大小的红色斑点，经日晒后加重；在阴凉处又出现麻木感，尤以早晚为重；发麻的部位以口、唇、耳、鼻、手指等外露部位较明显；严重者颜面、小腿均有浮肿、皮肤破溃；病程持续约 2～3 周；一般无死亡，轻者数日可自愈。

4. 蔬菜

（1）鲜黄花菜

中毒原因：含有一种叫秋水仙碱的物质，本身无毒，当它进入人体被氧化后，会迅速生成二秋水仙碱，这是一种剧毒物质，对人体胃肠道、泌尿系统具有毒性并产生强烈的刺激作用。

症状：一般在 4h 内发病，主要是嗓子发干、心慌胸闷、头痛、呕吐及腹痛、腹泻，重者还会出现血尿、血便、尿闭与昏迷等。

预防：浸泡处理，即先用开水将鲜黄花菜焯一下，然后用清水浸泡 2～3h（中间需换一次水），因秋水仙碱易溶于水，这样可将大部分秋水仙碱除去；高温处理，即用水将鲜黄花菜煮沸 10～15min，把菜煮熟煮透，这样可将其中的秋水仙碱破坏得充分一些；晒干后再食用。

（2）十字花科蔬菜

包括：油菜、甘蓝、芥菜、萝卜等。

中毒原因：含有芥子油苷，是一种阻抑机体生长发育和致甲状腺肿的毒素。

症状：引起甲状腺肿大，导致生物代谢紊乱，阻抑机体生长发育，出现各种中毒症状；如精神萎靡、食欲减退，呼吸先快后慢，心跳慢而弱，并有肠胃炎、粪恶臭、血尿等症状，严重者死亡。

预防：采用高温（140～150℃）或70℃加热1h破坏菜籽芥子酶的活性；采用微生物发酵中和法将已产生的有毒物质除去；选育出不含或仅含微量芥子油苷的油菜品种。

5. 水果

（1）某些水果的果仁

中毒原因：种子或其他部位含有氰苷，苦杏仁苷是最常见的一种氰苷，苦杏仁苷在口腔、食道及胃中遇水，经核仁本身所含苦杏仁酶的作用，水解产生氢氰酸，氢氰酸被吸收后，使人体呼吸不能正常进行，陷于窒息状态。

症状：口苦涩、流涎、头痛、恶心、呕吐、心悸、脉频等，重者昏迷，继而意识丧失，可因呼吸麻痹或心跳停止而死亡。

预防：不吃各种生果仁，苦杏仁经炒熟后可除去毒素；如用苦杏仁治病，应遵照医嘱，防止因食用过量中毒。

（2）白果

中毒原因：含白果二酚、白果酚、白果酸等，尤以白果二酚的毒性较大，损害中枢神经系统及胃肠道。

症状：轻者精神呆滞、反应迟钝、食欲不振、口干、头昏等，1～2d可愈；重者除胃肠道症状外，还有抽搐、肢体强直、呼吸困难、发绀、神志不清、脉细、瞳孔散大、对光反射迟钝或消失，严重者常于1～2d因呼吸衰弱、肺水肿或心力衰竭而危及生命；少数人可引起末梢神经功能障碍，表现为两下肢轻度或重度瘫痪。

预防：采集时避免与种皮接触，不生食白果，熟食也要控制数量，而且要除去果肉中绿色的胚。

（3）柿子——胃柿石

什么是胃柿石？胃柿石是柿子在人的胃内凝聚成块所致，小者如杏核，大者如拳头，而且越积越大，越积越坚，以致无法排出，有时可被误诊为胃部肿瘤，小的柿石可以排出，大的只能采用手术排出。

胃柿石形成的原因：柿胶酚遇到胃内的酸液后，产生凝固而沉淀；红鞣质与胃酸结合凝成小块，并逐渐凝聚成大块；柿中含有14%的胶质和7%的果胶，在胃酸的作用下也可发生凝固，最终形成胃柿石。

症状：剧烈腹痛、呕吐，重者引起呕血，久病还可并发胃溃疡。

预防：不空腹或多量或与酸性食物同时食用柿子，还要注意不要吃生柿子和柿皮。

6. 其他

（1）胃肠炎型中毒

有毒物质：松蕈酸、类树脂物质、石炭酸或甲酚样化合物。

症状：胃肠道机能紊乱，出现恶心、腹泻等胃肠道症状；也有因失水和电解质紊乱发生虚脱，甚至休克。

毒蕈：褐绒盖牛肝、虎斑蘑、小毒蝇菇、黄粉牛肝、白乳菇、毛头乳菇、稀褐黑菇等。

（2）神经精神型中毒

有毒物质：毒蝇碱、光盖伞素。

症状：刺激交感神经系统，降低血压，减低心率，引起视觉、听觉、味觉的紊乱。

毒蕈：毒蝇伞、褐黄牛肝菌、豹斑毒伞、残托斑毒伞、角鳞灰伞、枯黄裸伞、星孢丝盖伞、裂丝盖伞、花褶伞等。

（3）中毒性肝损害型

有毒物质：毒肽和毒伞肽。

症状：可分为六期。潜伏期；胃肠炎症状期；假愈期；内脏损伤期，一般以肝脏为主，涉及心、肺、脑等；精神症状期，严重者最后进入昏迷期；临终出现中枢性呼吸循环衰竭或死于中枢性高热。

毒蕈：白毒伞、鳞柄白毒伞、包脚黑褶伞、褐鳞小伞、秋生盔孢伞等。

（4）中毒性溶血型

有毒物质：马鞍酸、毒蕈溶血素。

症状：贫血、虚弱、烦躁、气促、溶血性黄疸，并见血红蛋白尿；更进一步发展可出现尿毒症。

毒蕈：鹿花菌、纹缘鹅膏、白毒伞、鬼笔鹅膏等。

7. 蓖麻籽中毒

中毒原因：蓖麻籽含蓖麻毒素、蓖麻碱和蓖麻血凝素 3 种毒素，以蓖麻毒素毒性最强，1mg 蓖麻毒素或 160mg 蓖麻碱可致成人死亡，儿童生食 1～2 粒蓖麻籽可致死，成人生食 3～12 粒可导致严重中毒或死亡。

症状：食用蓖麻籽的中毒症状为恶心、呕吐、腹痛、腹泻、出血，严重的可出现脱水、休克、昏迷、抽风和黄疸，如救治不及时，2～3d 出现心力衰竭和呼吸麻痹。目前对蓖麻毒素无特效解毒药物。

预防措施：蓖麻籽无论生熟都不能食用；但由于蓖麻籽外观漂亮饱满，易被儿童误食，加强宣传教育，防止误食。

六、动物毒素

（一）鱼类

1. 河豚

中毒原因：河豚的有毒部位主要是卵巢和肝脏。河豚毒素是一种很强的神经毒素，它对神经细胞膜的 Na^+ 通道具有高度专一性作用，能阻断神经冲动的传导；使呼吸抑制，引起呼吸肌麻痹；对胃、肠道也有局部刺激作用，还可使血管神经麻痹、血压下降。

症状：先感觉手指、唇、舌等部位刺疼，后出现呕吐、腹泻等胃肠道症状，并有四肢无力、发冷，以及口唇、指尖、趾端等处麻痹；之后言语不清、发绀、血压和体温下降，呼吸困难，最后死于呼吸衰竭。其死亡率较高。

预防：严把供货源头，严禁流入市场销售。

2. 青皮红肉鱼

中毒原因：含有较高量的组氨酸，经脱羧酶作用强的细菌作用后，产生组胺。

症状：脸红、头晕、头疼、心跳、脉快、胸闷和呼吸促迫等；部分病人有眼结膜充血、瞳孔散大、脸发胀、唇水肿、口舌及四肢发麻、荨麻疹、全身潮红、血压下降等症状；但多数人症状轻、恢复快、死亡者较少。

预防：防止鱼类腐败。

3. 胆毒鱼类

种类：青鱼、草鱼、鲢鱼、鲤鱼。

中毒原因：胆汁中含有组胺、胆盐及氧化物；鱼胆中毒主要是胆汁毒素严重损伤肝、肾，造成肝脏变性坏死和肾小管损害；脑细胞、心血管与神经系统也有改变。

症状：中毒初期都出现胃肠道症状；有的出现肝脏症状，有黄疸、肝大及触痛，严重者有腹水、肝昏迷等；有的出现泌尿系统症状，发生少尿、血压增高、全身浮肿，严重者出现尿闭、尿毒症；此外，还有少数出现造血系统或神经系统症状。

预防：将鱼胆去掉。

4. 肝毒鱼类

种类：鲨鱼。

中毒原因：维生素中毒。

症状：初期为胃肠道症状，之后有皮肤症状，如鳞状脱皮，自口唇周围及鼻部开始，逐渐蔓延至四肢和躯干，重者毛发脱落；此外，还有结膜充血、剧烈头痛等症状。

（二）贝类

1. 蛤类

中毒原因：赤潮期间，蛤类摄食膝沟藻科的藻类，这种藻类含有一种神经毒，可在蛤类中蓄积，人食用蛤肉后毒素被释放，引起中毒。

症状：呼吸麻痹甚至死亡。

预防：加强卫生防疫部门的监督，做毒素含量测定，如超过规定标准，则应做出禁止食用的决定和措施。

2. 螺类

麻痹型：包括节棘骨螺、蛎敌荔枝螺、红带织纹螺；含有影响神经的毒素，使人发生麻痹型中毒。皮炎型：食毒螺后经日光照射，于颜面、颈部、四肢等暴露部位出现皮肤潮红、浮肿、随即呈红斑和荨麻疹症状，如泥螺。

3. 鲍类

鲍类包括杂色鲍、皱纹盘鲍和耳鲍等。

中毒原因：鲍的肝及其他内脏中可提取出不定型的有光感力的色素毒素；人食用其肝和内脏后再经日光曝晒，可引起皮炎反应；在鲍的中肠里也常积累一些毒素，这主要是由于在赤潮时，鲍进食了藻类所含的有毒物质，人食用后也可致病。

4. 海兔

在海兔皮肤组织中所含的有毒物质是一种挥发油，对神经系统有麻痹作用。所以，误食其有毒部位或皮肤有伤口时接触海兔，都会引起中毒。

（三）海参类

海参体内含海参毒素，溶血作用很强。少量的海参毒素能被胃酸水解为无毒的产物，一般常吃的食用海参是安全的。因接触发生中毒时常表现局部症状，即局部有烧灼样疼痛、红肿，呈皮炎症反应；当毒液接触眼睛时可引起失明。

（四）蟾蜍

其含有蟾蜍毒素，人食入后表现出胃肠道、循环系统、神经系统等多方面症状，胸部胀闷、心悸、脉缓，重者发绀、休克、房室传导阻滞、心房颤动及室性心动过速，头昏头痛、流涎、唇舌或四肢麻木，重者抽搐、不能言语和昏迷，死亡率高。

无特效的治疗方法，主要是预防，严格不食蟾蜍。

（五）某些含有毒物质的动物组织

1. 内分泌腺——甲状腺

中毒原因：大量外来的甲状腺激素扰乱人体正常的内分泌活动。

症状：头晕、头痛、胸闷、恶心、呕吐、便秘或腹泻，并伴有出汗、心悸等。严重者发高热，心动过速。

预防：摘除牲畜的甲状腺。

2. 内分泌腺——肾上腺

中毒原因：屠宰牲畜时未摘除或髓质软化在摘除时流失，被人误食，使机体内的肾上腺素浓度增高，引起中毒。

症状：血压急剧升高、恶心呕吐、头晕头痛、四肢与口舌发麻、肌肉震颤，重者面色苍白、瞳孔散大，高血压、冠心病者可因此诱发脑卒中、心绞痛、心肌梗死等，危及生命。

3. 内分泌腺——病变淋巴结

其含有大量的病原微生物，可引起各种疾病，对人体健康有害。正常的淋巴结，因食入病原微生物引起相应疾病的可能性较小，但致癌物无法从外部形态判断。为了食用安全，对无论有无病变的淋巴结，消费者应将其一律废弃。

4. 动物肝脏

要选择健康肝脏；食前必须彻底清除肝内毒物；要慎重食用，不可一次过量食用或少量连续食用，防止过量维生素中毒。

第六节　食品包装材料和容器的安全性

一、食品包装概述

食品包装容器、材料是指包装、盛放食品用的纸、竹、金属、搪瓷、陶瓷、塑料、橡胶、天然纤维、化学纤维、玻璃制品和接触食品的涂料。

目前我国允许使用的食品容器、包装材料比较多，主要有以下 7 种：塑料制品；橡胶制品——天然橡胶、合成橡胶；陶瓷器、搪瓷容器；铝制品、不锈钢食具容器、铁质食具容器；玻璃食具容器；食品包装用纸等系列化产品；复合包装袋——复合薄膜、复合薄膜袋等系列化产品。

各种食品包装材料都存在着这样或那样的问题，难以符合国家对食品安全、卫生和环保方面的要求，不但危害消费者身体健康，而且影响到我国的食品包装业，甚至整个食品工业的健康发展。

目前欧盟对包装的贸易壁垒已从几项增加到几十项，因此食品包装及包装材料的卫生、安全状况能否符合不同进口国的要求显得至关重要。

二、包装材料种类

1. 纸及其制品

纸质包装材料可以制成袋、盒、罐、箱等容器，在食品行业被广泛应用。纯净的纸无害、无毒。

（1）纸质包装材料安全问题的来源

目前，食品包装用纸存在安全性问题主要是由以下原因造成：①原料本身的问题，生产食品包装纸的原材料本身不清洁，存在重金属、农药残留等污染问题，或采用了霉变的原料，使成品染上大量霉菌，甚至使用社会回收废纸作为原料，造成化学物质残留；②生产过程中添加了荧光增白剂，使包装纸和原料纸中含有荧光化学污染物；③加工处理时用的清洁剂、涂料、改良剂等使其含有较多的化学污染物多环芳烃化合物；④存在油墨印染问题。

（2）荧光增白剂

荧光增白剂是一种致癌性很强的化学物质，是纸浆在制作过程中为了使纸亮度和白度增加而使用的。医学实验发现，荧光物质可使细胞发生变异，如对荧光剂接触过量，毒性积累在肝脏或其他器官，会成为潜在的致癌因素。长期使用荧光增白剂超标的纸张后，会引起头痛、干咳、胸疼和腹泻等症状；使用此类产品还易诱发炎症、皮肤湿疹和肺结核等呼吸道传染病。

荧光剂国家有严格标准，严禁在食品用纸、餐巾纸中添加。江西省质监局的权威检验报告中，某品牌餐巾纸违规添加有害化学物质荧光增白剂，而且细菌菌落总数含量超标。而其包装上，却印有"原生木浆、不添加荧光剂、高温处理"。而且外包装上均未标明生产日期，也无合格证。

温馨提示：餐巾纸使用不当等于服毒；不宜用白纸包食物，尤其是脂肪的食品；国家市场监督管理总局公布的一次性纸杯产品质量抽查结果显示，一些纸杯中含有大量的有害物质——荧光剂。

（3）不可把卫生纸当餐巾纸用

① 原料不同：生产纸巾纸（含餐巾纸）只可以使用木材、草类、竹子等原生纤维做原料，不得使用任何回收纸、纸张印刷品、纸制品及其他回收纤维状物质做原料；生产皱纹卫生纸可以使用原生纤维、回收的纸张印刷品、印刷白纸边做原料，不得使用废弃的生活用纸、医疗用纸、包装用纸做原料。

② 卫生标准不同：餐巾纸的生产车间根据要求必须按一次性卫生用品标准进行消毒、隔离生产，而卫生纸生产车间并没有特殊要求。

③ 质量标准不同：卫生纸只限定总体细菌总数，而餐巾纸则细化到限定每一种细菌数量。

2. 塑料制品

塑料是以合成树脂的单体为原料，加入适量的稳定剂、增塑剂、抗氧化剂、着色剂和防腐剂等助剂制成的一种高分子材料。

在众多的食品包装材料中，塑料制品及复合包装材料占有举足轻重的地位，这种包装材料具有重量轻，运输销售方便，化学稳定性好，易于加工，装饰效果好等优点，以及良好的食品保护作用。但是塑料包装材料也存在着卫生安全方面的隐患。

（1）塑料中有害物质的来源

①塑料包装容器表面污染问题；②塑料制品中未聚合的游离单体及其塑料制品的降解产物向食品迁移的问题；③油墨、印染及加工助剂问题；④回收问题。

（2）原料安全性

聚乙烯、聚丙烯塑料是安全的包装材料；聚氯乙烯、聚苯乙烯等塑料均不安全。

（3）增塑剂

对于增塑剂来说，邻苯二甲酸酯类是一个最大系列的品种。邻苯二甲酸酯类增塑剂一直在增塑剂中占有主导地位，我国的比例更高，约为85%左右。20世纪80年代起，欧盟和美国就不断有研究报道，主增塑剂邻苯二甲酸二（2-乙基）己酯（DEHP，简称DOP）对动物具有"三致"作用。因此，欧盟、日本，首先在食品包装、医疗用品、儿童玩具及其他与人体密切接触的PVC软制品，对使用DOP、DBP等多种邻苯二甲酸酯类增塑剂的应用领域进行限制。近几年来，对原来认为无毒的己二酸二辛酯（DEHA，简称DOA）通过毒理实验，发现也能使动物致癌，所以相继在许多PVC用品上被限制使用。

（4）塑料制品对食品安全的影响

塑料袋大致分为两种，一种是新塑料制成的，一种是再生塑料制成的。前者是比较卫生健康的，而后者则是非健康的。

再生塑料大都是由垃圾回收料，甚至是医用输液针管等废弃物品合成的，再加上制作流程中环境卫生的不合格，它制成的塑料袋是极不卫生的，一般存在大量的有毒病菌。目前市面上使用的黑、红、蓝色塑料袋，大都是用废旧塑料制品（如农用薄膜、化工用桶、医院废弃物）重新加工而成的，虽然在加工过程中经高温加热，但其中对人体有害的增塑剂、稳定剂和甲醛等种种有害物质却不能去除掉。

（5）不要用不合规塑料桶装食用油

据分析，许多塑料单体和增塑剂、稳定剂、色素等对人体健康有损害。如聚氯乙烯塑料，长期接触食用油则可溶出增塑剂，对人体有害，而且聚氯乙烯单体也有致癌性。

用不合规塑料桶装食用油，对人体的危害主要有以下几点：一是引起贫血、血尿、肾脏肿大；二是引起人的肝脏病变；三是引起神经系统、大脑中枢的病变。

（6）一次性餐盒

餐盒的主要原料应是聚丙烯，按规定其含量应占80%，作为填充料的工业碳酸钙含量不能超过20%。而最便宜的不合格餐盒工业碳酸钙含量很高，因为碳酸钙比聚丙烯便宜得多。人食用工业碳酸钙后，易发生胆结石、肾结石，特别是其中含有的重金属铅，对人体的消化道、神经系统都有危害。不合格的餐盒和食品包装袋往往会导致慢性中毒，对儿童和青少年的成长发育尤其不利。

温馨提示：有害一次性塑料餐具的主要特征有手摸软绵绵，轻撕就破裂，一闻刺鼻又呛眼，遇热变形又渗漏。同时，有害一次性塑料餐具因为加入大量滑石粉等填充剂，剪碎了扔水里会下沉，一折会出现白印。

（7）保鲜膜

我国国内市场上销售的家庭用食品保鲜膜，大多采用安全的聚乙烯（PE）和聚偏二氯乙烯（PVDC）材料生产，但超市却大量使用聚氯乙烯（PVC）保鲜膜包装蔬菜、水果、生鲜食品和熟食。长期食用PVC保鲜膜包装的食品，不但有致癌危险，而且可使男性精子数减低。

3. 金属制品

金属包装材料具有优良的阻隔性能和机械性能，表面装饰性能好，废弃物处理性能好。但其化学稳定性差，特别是包装酸性内容物，金属离子易析出而影响食品风味。内壁涂料易迁移有毒物质。铁和铝是目前使用的两种主要的金属包装材料，其中最常用的是马口铁、无锡钢板、铝和铝箔等。容器主要有铁、铝及不锈钢。

（1）铁制食品容器

安全又有好处，铁制餐具虽毒性不大，但铁锈可引起呕吐、腹泻、食欲不振等现象；提倡使用铁锅、铁铲等铁制用品，但生锈的铁制餐具不宜使用，不宜长时间存放食物。

（2）铝制食品容器

使用铝制餐具时，往往会有铝屑脱落，遇酸或碱性物质即可形成铝离子进入食物，再随食物进入人体。研究发现，铝在人体内积累过多，可引起智力下降、记忆力衰退和老年性痴呆。此外对肝、骨、血液及细胞均有毒性。因此，人们应尽量不用铝制炊具，使用铝制餐具时也不要接触酸性和碱性物质。

（3）不锈钢制食品容器

2005年由于从国内出口的不锈钢制食品容器中测出重金属溶出量超标，欧盟已正式发出预警通报。对不锈钢制食品容器抽样检测，结果发现：不少产品的铬、镍、铅等重金属含量超标，主要原因是使用劣质材料。

不锈钢是统称，它里面主要是铁、镍、铬三种金属的合金。三种元素可以是不同比例。在不锈钢餐具上常有"13-0""18-0""18-8"三种代号。代号前面的数字表示含铬含量，后面的数字则代表镍含量。铬是使产品不生锈的材料，而镍是耐腐蚀材料。铁含量低，铬含量高的不锈钢就亮；镍含量高或铁含量高则比较暗，暗的不锈钢比较健康。

温馨提示：不要长时间盛放强酸或强碱性食品，以防铬、镍等金属元素溶出；不用不锈钢器皿煎熬中药，由于中药含有很多生物碱、有机酸等成分，特别是在加热条件下，很难避免与之发生化学反应而使药物失效，甚至生成毒性更大的化学物质；不能接触食用酒精、料酒。

4. 玻璃包装材料存在的安全、卫生问题

玻璃是一种惰性材料，无毒无味。一般认为玻璃与绝大多数内容物不发生化学反应，其化学稳定性极好，并且具有光亮、透明、美观、阻隔性能好、可回收再利用等优点。其中最显著的特征是光亮和透明。玻璃中的迁移物质主要是无机盐和离子，从玻璃中溶出的物质是二氧化硅。

5. 陶瓷和搪瓷包装材料的安全问题

搪瓷、陶瓷容器在食品包装上主要用于装酒、咸菜和传统风味食品。陶瓷容器美观大方，在保护食品风味上有很好的作用。但由于其材料来源广泛，反复使用以及加工过程中添加的化学物质而造成食品安全性问题。其危害主要由制作过程中在坯体上涂覆的瓷釉、陶釉、彩釉引起。釉料主要是由铅、锌、锑、钡、钛、铜、铬、钴等多种金属氧化物及其盐类组成。

　　使用陶瓷器皿时应注意以下三点，一是选陶瓷餐具时不要选釉上彩装饰的，尤其是陶瓷餐具内壁不要有彩绘，可选釉下彩或釉中彩装饰；二是买回的陶瓷餐具，先用含 4％食醋的水浸泡煮沸，这样可以去掉大部分有毒物质，降低陶瓷餐具对人体的潜在危害；三是不要用陶瓷长期存放酸性食品和果汁、酒等饮料，因为陶瓷餐具盛放酸性食品的时间越长，温度越高，就越容易溶解出铅，等于加重铅溶出量的毒副作用。

思　考　题

　　1. 什么是农药？什么是农药残留？

　　2. 什么是最大残留限量？

　　3. 对农药按用途分为哪几类？按化学成分分为哪几类？如何看待农药使用带来的利与弊？

　　4. 简述农药污染食品的主要途径，以及预防农药残留的措施。

第五章 食品的物理安全性

食品的物理性危害是指食品在生产加工过程中，杂质超过规定的含量，或食品吸附、吸收外来的放射性核素所引起的食品污染。物理性危害不仅会造成食品污染，还会损坏消费者的健康。食品物理性危害包括食品的放射性污染和杂物污染。其中，放射性污染可在人体内长期蓄积，当放射性物质达到一定浓度时，就会对人体产生危害，甚至危及生命，并且消除危害的时间长，往往需要几十年甚至几百年的时间，其危害程度令人心惊。

食品的杂物污染是最常见的消费者投诉问题，因为伤害立即发生或吃后不久发生，并且伤害的来源容易确认。杂物污染一般包括食品的掺伪和碎玻璃、木屑、头发及一些昆虫的残体等可见异物，具体分为：

① 来自田地，如叶子、枝茎、贝壳、树籽、草籽、木屑、小石头、害虫等。②来自食品生产过程的牙签、头发、指甲、玻璃、金属屑、珠宝、布料、绷带、害虫肢体、害虫粪便、包装物料、设备小配件、骨头、果核、油漆片等。③运输中进入的害虫、金属、泥块、石头或其他物质。④有意放在食品中的东西（蓄意破坏）。⑤各种原因产生的磷酸铵镁之类结晶。

因杂物污染较常见，本章节不做阐述，主要围绕食品的放射性污染进行。

第一节　食品放射性污染

食品的放射性污染是指食品可吸附或吸收外来的放射性核素，当其放射性高于自然界放射性本底时，就称作食品的放射性污染。其主要来自对放射性物质的开采和冶炼、核废物及平时意外核爆炸或核泄漏事故所释放的放射性核素等。

食品放射性污染的种类较多，半衰期一般较长，被人摄取的机会大，有的在人体内可长期蓄积，对人体的危害程度大，并且消除影响的时间长。

一、来源

1. 天然放射性本底

天然放射性本底是指自然界中本身就存在的，未受人类活动影响的电离辐射水平。包括来自宇宙射线和环境中的放射性核素。其中，食品的天然放射性本底由参与外环境和生物体间的物质交换，并存在于动植体内的放射性核素构成。

天然放射性核素分为两大类：一类是宇宙射线的粒子与大气中的物质相互作用产生的，如 ^{14}C、^{3}H 等，另一类是在地球的形成过程中存在的核素及其衰变产物，如 ^{238}U、^{235}U、^{40}K、^{87}Rb 等。

天然放射性核素广泛分布于自然界中，主要存在于矿石、土壤、天然水、大气和动植物组织中，可以通过食物链进入生物圈。一般来说，食品中的天然放射性物质基本不会对食品安全产生影响，除非其具有很高的含量。

2. 人为放射性污染

食品中人为放射性污染主要来源于以下方面。

（1）核试验

核爆炸时会产生大量的放射性裂变产物，随高温气流被带到不同的高度，大部分在爆点附近地区沉降下来，较小的粒子能进入对流层甚至平流层，绕地球运行，经数天、数月或数年缓慢地沉降到地面。因此，核试验的污染具有全球性，而且是放射性环境污染的主要来源。

（2）核废物排放不当

从一座核电站排放出的放射性物质，虽然其浓度极微量，几乎检测不出来，但经过水生生物的生物链，被成千上万倍地浓缩，成为水产食品放射性物质污染的一个来源。据调查，厂区邻近的海域及地区所产鱼、牡蛎、农作物、牛奶中均有较高浓度的 ^{137}Cs、^{65}Zn、^{51}Cr 和 ^{32}P 等。

（3）意外事故的核泄漏

主要引起局部性污染，如：英国温茨凯尔原子反应堆事故，由于周围牧草受到污染，牛奶中放射性物质含量也很高；苏联切尔诺贝利核事故也造成了环境及食品的污染，当时，欧洲许多国家生产的牛奶、肉类和动物肝脏中都发现有超量的放射性核素；由地震及海啸导致的日本福岛第一核电站1号反应堆发生的核泄漏导致日本近海鱼类放射物超标。

（4）放射性矿石的开采和冶炼

在开采和冶炼放射性矿石（如铀、钍矿等）的过程中，会产生放射性粉尘、废水和废渣，造成环境和食品的污染。

（5）照射食品技术的应用

对食品及农作物进行射线照射的技术叫做食品辐照，用射线照射过的食品叫做辐照食品。进行食品辐照的目的是抑制发芽、杀虫、推迟成熟、杀菌等。

（6）其他

放射性核素在工农业、医学和科研上的应用，也会向外界环境排放一定量的放射性物质。如农业上含铀等放射性元素的磷肥，放射性核素在农作物中大量累积，并通过食物链进入畜禽体内，再进入人体。

二、途径

1. 通过食物链

进入大气的放射性尘埃会随着气流和雨水扩散，大部分沉降到江河湖海和大地表面，污染水域和植被，然后通过作物、饲料、牧草等进入畜禽体内，通过水体进入水产动物体内，最终以食品途径进入人体。而各种放射性物质经食物链进入人体的转移过程，会受到诸如放射性物质的性质、环境条件、动植物的代谢情况和人的膳食习惯等因素的影响。

2. 污染水体

放射性物质污染的另一个途径是对水体的污染。地球上,水域面积占总面积的 2/3 以上,是核试验放射性物质的主要受纳体,也是核动力工业放射性物质的受纳体。水体中的水生生物对放射性核素有明显的富集作用,浓集系数可达到 $10^3 \sim 10^4$。进入水域的放射性核素,一部分被水吸收后消除,另一部分被水生生物吸收、富集并随食物链转移。

三、危害

一般来说,放射性物质主要经消化道进入人体。其中食物占 94% ~ 95%,饮用水占 4% ~ 5%。而较少的放射性物质经呼吸道和皮肤进入人体。在核试验和核工业泄漏事故中,放射性物质经消化道、呼吸道和皮肤这三条途径均可进入人体。

进入人体的放射性物质,在人体内继续发射多种射线引起内照射。当放射性物质达到一定浓度时,便能对人体产生损害。自从人类利用核物质以来,发生了不少人为(核爆炸)核污染事故。苏联的切尔诺贝利核电站核泄漏事故是最严重的核污染事故,其危害是令人触目惊心的。

食品中主要的放射性污染物是碘(I)和锶(Sr)。^{131}I 是在核爆炸早期出现的最突出的裂变产物,可通过牧草进入牛体中造成牛奶污染。^{131}I 通过消化道进入人体,可被胃肠道吸收,并且有选择性地富集于甲状腺中,造成甲状腺损伤甚至可能诱发甲状腺癌。^{90}Sr 在核爆炸过程中大量产生,污染区的牛奶、羊奶中含有大量的 ^{90}Sr,^{90}Sr 进入人体后参与钙代谢过程,大部分沉积于骨骼中。

某些鱼类能富集金属同位素,如 ^{137}Cs 和 ^{90}Sr 等。^{90}Sr 的半衰期较长,多富集于骨组织中,而且不容易排出,对机体的造血器官具有一定的影响。某些海产动物,如软体动物能富集 ^{90}Sr,牡蛎能富集大量 ^{65}Zn,某些鱼类能富集 ^{55}Fe。另外,还有 ^{239}Pu、^{226}Ra、^{144}Ce、^{137}Cs、^{216}Po、^{89}Sr、^{60}Co 和 ^{40}K 等。

放射性元素的原子核在衰变过程放出 α、β、γ 射线的现象,称为放射性。由放射性物质所造成的污染,称为放射性污染。放射性对生物的危害是十分严重的。放射性损伤有急性损伤和慢性损伤。如果人在短时间内受到大剂量的 X 射线、γ 射线和中子的全身照射,就会产生急性损伤。轻者有脱毛、感染等症状。当剂量更大时,会出现呕吐等肠胃损伤。在极高剂量的照射下,发生中枢神经损伤直至死亡。放射能引起淋巴细胞染色体的变化,放射照射后的慢性损伤会导致人群白血病和各种癌症发病率增加。表 5-1 为成年人全身短时间内受辐射程度及症状。

表 5-1　成年人全身短时间内受辐射程度及症状

辐射剂量/mSv	受辐射程度	症状
100 以下	无影响	
100 ~ 500	轻微影响	白细胞减少,多无症状表现
1000 ~ 2000	轻度	疲劳、呕吐、食欲减退、暂时性脱发、红细胞减少
2000 ~ 4000	中度	骨骼和骨密度遭到破坏,红细胞和白细胞数量极度减少,有内出血、呕吐、腹泻现象
4000 ~ 6000	重度	造血、免疫、生殖系统以及消化道等脏器受到影响,甚至危及生命

注:引自张小莺,殷文政. 食品安全学,2017。

动物实验及现场人群调查研究证明，人和动物在大剂量照射情况下，可以发生放射病，并可致死。一次较大剂量或长期小剂量照射，均能引起慢性放射病和长期效应，如血液学变化，生育能力障碍，以及发生肿瘤和缩短寿命等。很早就有放射性物质引起人体肿瘤的报道，如 X 射线引起皮肤痛，接触放射性物质的工人发生肝癌等。

四、防治

食品放射性污染给人体带来的危害是小剂量、长时间的照射作用。为了防止这种污染，必须从预防入手。

1. 加强对污染源的卫生防护和经常性的卫生监督

防止食品的放射性污染，主要在于控制污染源。使用放射性物质时，应严格遵守技术操作规程，定期检查装置的安全性。

放射性防护机构必须对产生放射性"三废"单位周围的农、牧、水产品等进行监测，不能轻易地将这些地区生产的食品供给人们食用，对其周围可能受到污染的地表水和地下水进行定期检验。食品进行辐照保鲜时，应严格遵守照射源和照射剂量的规定，禁止任何能够引起食品和包装物产生放射性的照射。食品加工厂和食品仓库都应设立在产生放射性工作单位的防护监测区之外，并在生产过程中要严防放射性物质污染食品。包装食品的所有材料，必须保证未被放射性物质污染。任何食品都不能和放射性物质混合装在同一车厢、船舱中运输，如用曾经运输过放射性物质的车厢、船舱运送食品时，必须事先对车厢或船舱经过彻底处理，否则不能用来运送食品。各种食品都不能和具有放射性的物品混合储存。绝对禁止把放射性核素作为食品保藏剂。核装置和同位素试验装置的废物排放，必须做到合理、无污染。

2. 适时或定期进行食品卫生监测

食品遭受放射性污染的途径是多方面的，要经常监测，及时掌握污染的动态。

对应用于工农业、医学和科学实验的核装置及同位素装置附近地区的食品，要定期进行卫生监督。对于辐照处理的食品应严格控制食品的吸收剂量，卫生监督部门随时检查，未经审查批准的辐照食品，一律不得上市。

发生意外事故造成的偶然性放射性污染，要全力进行控制，把污染范围控制到最小。包装密闭的食品因干燥灰尘使外部受到放射性污染时，可用擦洗或吸尘方法除去。如果放射性物质已经进入食品内部或已渗入食品组成成分时，则应予以销毁。

五、辐照食品

通过电离辐射的方法，杀灭虫害，消除病原微生物及其他腐败细菌，或抑制某些生物的活性和生理过程，或改变某些化学成分，从而达到保藏、保鲜和改性目的的一类食品，称为辐照食品。随着各国经济的不断发展，辐照食品的种类也逐渐增多。

用于食品照射的电离射线只限于 ^{60}Co 和 ^{137}Cs 的 γ 射线，以及能量在 10MeV 以下的电子射线和能量在 5MeV 以下的 X 射线。电离辐射穿透物质的能力，用能量表示，单位为 MV 或 MeV。

目前，辐照食品逐步进入实用阶段，食品在加工过程中的安全性和有关辐照食品安全性的进一步研究，是食品安全和公共卫生方面不可忽视的问题。

1. 食品辐照的应用现状

（1）辐照杀菌

对香辛料或干蔬菜进行辐照杀菌主要是在荷兰、法国、美国等国家进行，美国、荷兰、法国、南非等国正在对食用禽肉类实施辐照杀菌处理主要由沙门氏菌引起的污染。另外，美国为了防止因汉堡包中病原性大肠杆菌引起食物中毒，于 2000 年开始对汉堡包进行照射，对用于零售的汉堡包也实施了照射，并在超市等商场出售。中国也对畜肉类制品实施辐照杀菌。

（2）辐照杀虫

射线照射是很有效的谷物杀虫方法，乌克兰在苏联时期就对进口的小麦进行电子射线辐照。美国对用射线为果实杀虫非常感兴趣，已经在夏威夷开始对拟输往本土的热带果实进行辐照。

（3）抑制发芽

病人食品、航天食品、野营食品等必须做到干净无菌，有些国家对其实施射线辐照。另外，包装容器也用射线来杀菌。

不只是食品，饲料也可以用射线杀菌，而且这样对其品质的损伤很小。SPF 动物用饲料及部分无菌动物用饲料使用剂量为 $20\sim50kGy$ 的射线进行杀菌照射。实验动物用饲料的辐照杀菌在以日本为首的多数发达国家长年实施，日本每年在对数百吨的实验动物用饲料进行射线辐照。目前，欧洲发达国家几乎都在对动物用饲料进行辐照杀菌处理。

2. 辐照食品的分类

辐照食品一般分为三类：低剂量，用于抑制产品的代谢和杀虫；中剂量，用于针对性、选择性地杀虫和杀菌，改进品质；高剂量，用于彻底杀虫和长期保存食品。

3. 辐照食品的安全性

20 世纪 50 年代，美国和英国进行辐照食品的健全性试验，后来各国也都陆续实行。日本于 1967～1971 年进行了特定食品照射综合研究（食品照射国际计划），以洋葱（抑制发芽）、马铃薯（抑制发芽）、大米（杀虫）、小麦（杀虫）、维也纳香肠（杀菌）、水产制品（杀菌）、柑橘（表面杀菌）为对象进行了试验研究，发现 7 种辐照食品的健全性不存在任何问题。依据此结果，1972 年日本取得了用 γ 射线照射马铃薯的许可证，1974 年 1 月，开始了对马铃薯的照射工作。

另外，日本在再次讨论国际性存疑问题的同时，认为有必要用新方法来评价辐照食品的健全性。因此，1986 年到 1991 年期间在日本同位素协会设立"食品照射研究委员会"，分别就感生放射性、食品成分的变化、变异原性、微生物学方面的安全性等，用最新方法进行了再次试验。结果表明，辐照食品的健全性不存在问题。

关于辐照食品的安全性，有以下几方面的问题值得考虑。

（1）有害物质的生成

经过辐照处理的食品是否会生成有害成分或带来有害作用，特别是慢性危害和致畸性。过高剂量（大于 10^4Gy）照射时，会产生有害物质，而低剂量（小于 10^4Gy）的照射，目前尚未发现会产生有害物质。

（2）营养成分的破坏

辐照处理的食品，食品中的营养素会受到影响，蛋白质、脂肪、糖类和纤维素被破坏或变性，营养价值降低，特别是对维生素 A、维生素 E、维生素 K 及维生素 C 的破坏，同时也涉及感官性状的变化。因此，辐照处理食品时，应使用规定照射剂量，以降低对食品营养物质的破坏。

（3）致癌物质的生成

1968 年美国曾对高剂量辐照的火腿进行动物实验，观察到受试动物除繁殖能力及哺乳行为下降、死亡率增高、体重增长率下降、血液中红细胞减少外，还观察到肿瘤的发生率比对照动物高。但中剂量（$10^3 \sim 10^4 Gy$）和低剂量辐照食品的实验，还未发现致癌物质的产生。目前，研究者们认为，食品在推荐和批准条件下照射时，不会产生具有危害水平的致癌物。

（4）诱变物质的生成

食品辐照可能生成具有诱变和细胞毒性的少量分解产物，这些产物可能诱导遗传变化，包括染色体的畸变。实验表明，用经过照射的培养基来饲养果蝇，其突变率增加，数代后死亡率增加。有研究发现，对培养物中加入最终浓度大于 0.2% 的辐射蔗糖后，人体白细胞培养物中有丝分裂速率严重降低，而且染色体的碎块增加。因为蔗糖是许多食品的天然组分，并可加到其他食品中，所以不管研究者对这一问题有什么样的论点，仍然值得引起足够的关注。

（5）食品中的诱导放射性

经过照射处理的食品，因为处理过程中不与放射源直接接触，所以一般不会沾染放射性物质。但是，是否具有感生放射性危险的问题，曾引起了很大的关注。事实上被人食用的食品都是具有一定放射性的，且放射性水平的变化相差很大。对照射食品使用的放射线，要求穿透能力大，以便使食品深处均能受到辐照处理，同时又要求放射能诱导性小，以避免被冲击的元素变成放射性。目前主要使用的食品放射线有 γ 射线、X 射线或电子束。不能排除照射在某一能级时，放射能有被诱导的可能性。从现在食品辐射采用的射线和使用的放射剂量来看，诱导放射不会引起健康危害。

第二节　案例分析

一、自加工食品加工过程可能面临的物理性危害

自加工主要产品有：各类面包、主食、炸制品、卤制品、凉拌菜等。

1. 原、辅料采购环节

如果不能严格按要求筛选供应商，没有对供应商、商品资质进行审核把关。所采购的原、辅料本身可能存在物理性危害。如面粉中的小虫、蔬菜中泥土较多等。

2. 收货环节

假设供应商送来合格的产品，但是由于收货环节没能做好环境的定期清扫，未能使其无积尘、无食品残渣，苍蝇、蟑螂、老鼠等很易造成物理性污染。如掉进、飞进原料中的小虫及杂物。

3. 储存环节

仓储环境未按要求进行定期清洁、清扫，做好整理、整顿工作，可能出现积尘及空纸箱

中滋生害虫，造成物理性污染。

4. 制作与销售环节

从业人员未能严格执行从业人员个人卫生标准，未对原材料彻底清理分拣，未按规程进行清洗、消毒，未按规程对设施设备进行巡检、定检或从业人为等原因都有可能造成物理性危害，如头发、指甲、小石头、碎片、设备小零件、虫害尸体、清洁金属屑等。

二、控制措施

① 对收货、储存区域严格按照食品加工企业设计施工要求，对墙面、地面、门窗等进行修缮，并加装防爆灯具，杜绝害虫侵入及便于视觉检查。

② 储存过程严格执行库区管理办法，妥善保存原料做到离墙离地（15cm），同时注意先进先出。

③ 定期做 6S 整理整顿工作，防止滋生有害物。

④ 严格执行员工着装规定及个人卫生制度。

⑤ 行政部门加强加工设备的定检巡检制度，确保设施、设备的完好使用。

⑥ 建立自查、互查、专查机制，形成良性循环机制，以确保各类污染降到最低。

第三节　食品企业如何提高物理安全性

① 应用于监察食品原料的方法：可通过视觉方法检查（最常用也是较有效的方法）、金属探测器、瓶底及瓶边扫描仪、X 射线照射等。

② 应用于监察食品生产过程中的方法：处理和制作食品的过程中要有清楚的质量标准，每个工序都应有清晰的标准，并通过培训使每位员工掌握。

③ 建立完善的设施设备定检、巡检制度，经常检查及维修用具，确保设备正常运转，避免虫害的出现。

④ 拆除包装、处理食物和包装食物的地点要分隔清楚，并且要经常保持整齐清洁，拆下的包装物要及时处理或弃掉，以免滋生害虫。

⑤ 加工过程中操作间光线要充足，以便察觉异物，尤其是以玻璃瓶包装食物的工作间。

思　考　题

1. 简述大型食品企业该如何提高物理安全性。

2. 物理性危害会对身体健康、外界环境等有什么影响？

第六章 各类食品的安全与采购

第一节　食品安全采购需重点把握的问题

食品是人人每天都要消费的东西。在现代工业化商品时代，不法厂商造假售假、以次充好的事件时有发生，为了买回食用安全的食品，需要注意以下几点。

一、注意销售单位的资质

尽量选择有固定销售场所的商品，少买路边食品。在固定场所，一般都会按照执法部门的要求办理营业执照与食品经营许可证，如图 6-1，消费者容易追责，商贩有一定的责任心，制假售假会有所顾忌，场地出租单位也会与商贩签订责任书，执法部门还会定期上门执法。

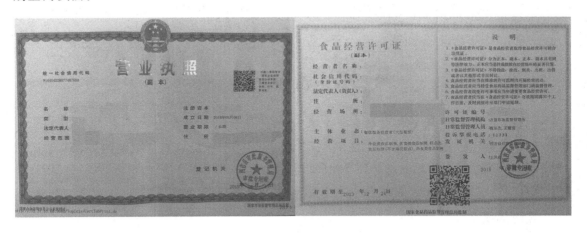

图 6-1　营业执照与食品经营许可证

二、外形过于好看的食品或原料要小心

任何食品或原料，都有它固有的色、香、形、味，出现颜色、软硬、弹性、香气等感官性状过分"好"的，要慎重购买和食用。近年来出现的食品安全事件中，就有不少是不法分子利用消费者心理需求，将苏丹红、吊白块、孔雀石绿、甲醛等化学物质加进食品中，消费者购买这样的食品时也就将这些添加物无意中"带回"了家。

三、食品价格过低要当心

与同类食品相比，价格过低，可能有猫腻。如陈化粮大米抛光加蜡，劣质面粉加漂白剂增白等。

四、购买食品时要索要发票、小票等购物凭证

购买食品时要索要发票、小票等购物凭证，以作为出现问题后申诉、举报、维权的依据。这是在消费一切商品所应该做到的最基本要求。一定要牢记。

五、购买熟食要看销售环境

销售荤熟食的场所要配空调，温度不超过 25℃，销售人员戴帽、口罩、手套，佩戴健康证。采购回家的熟食以当餐消费为主，尽量不要存放过夜。

六、购买定型包装食品要点

要注意食品的生产日期、保质期、生产单位等包装标注是否清楚、是否过期、是否有"SC"标识，包装表面是否整齐光洁，有无破损。凡真空包装食品出现漏气、胀袋等现象，罐头出现鼓盖现象，干货、调味品出现霉变、生虫现象，不可购买、食用。

七、购买散装食品要点

要注意选择在盛放食品容器的显著位置或隔离罩上有标签标注，并且标签标注齐全、规范，保质期、生产日期标注真实，有防尘设施的散装食品；对于想购买直接入口的散装食品，应要求专销人员称取，切勿直接动手。必要时，查看该批散装食品的检验合格证或者化验单。

第二节 看懂食品标签

食品标签是指预包装食品容器上的文字、图形、符号，以及一切说明物。食品标签不仅可以引导、指导我们选购食品，也是生产商的法律承诺与我们维权的重要内容，国家标准《食品安全国家标准 预包装食品标签通则》（GB 7718—2011）对它有相应的规定。作为普通消费者，我们该如何读懂食品标签？

一、看食品类别

标签上会标明食品的类别，如图 6-2 所示。类别的名称是国家许可的规范名称，能反映食品的本质。

二、看配料表

食品的营养品质，本质上取决于原料及其比例。按法规要求，含量最多的原料应当排在第一位，最少的原料排在最后一位。

某麦片产品的配料表上写着"米粉、蔗糖、麦芽糊精、燕麦、核桃……"，说明其中的

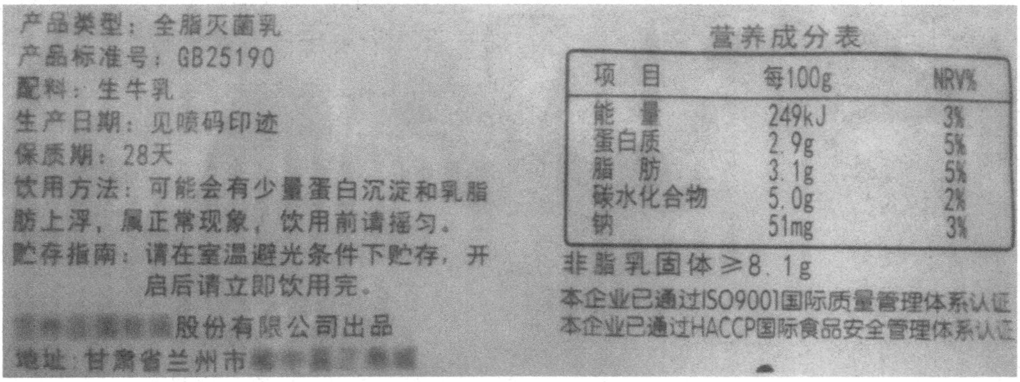

产品类型：全脂灭菌乳
产品标准号：GB25190
配料：生牛乳
生产日期：见喷码印迹
保质期：28天
饮用方法：可能会有少量蛋白沉淀和乳脂肪上浮，属正常现象，饮用前请摇匀。
贮存指南：请在室温避光条件下贮存，开启后请立即饮用完。
　　　　　　　　　股份有限公司出品
地址：甘肃省兰州市

营养成分表

项　目	每100g	NRV%
能　量	249kJ	3%
蛋白质	2.9g	5%
脂　肪	3.1g	5%
碳水化合物	5.0g	2%
钠	51mg	3%

非脂乳固体≥8.1g
本企业已通过ISO9001国际质量管理体系认证
本企业已通过HACCP国际食品安全管理体系认证

图 6-2　鲜奶的食品标签

米粉含量最高。

三、看食品添加剂

食品中使用的所有食品添加剂都必须注明在配料表中。通常我们会看到"食品添加剂："或"食品添加剂（　）"的字样，而冒号后面或括号里面的内容就是食品添加剂。

四、看营养素含量

营养素是人们追求的重要目标。而对于以口感取胜的食物来说，也要小心其中的热量、脂肪、饱和脂肪酸、钠和胆固醇含量等指标。

如果购买一种豆浆粉产品，显然是为了获得其中的蛋白质和其他营养成分。那么，通常蛋白质含量越高的产品，表示其中来自大豆的成分越多，健康作用也就更强。

五、看产品重量、净含量或固形物含量

有些产品看起来可能便宜，但如果按照净含量来算，很可能会比其他同类产品昂贵。两种面包体积差不多大，但一个净含量是 120g，另一个是 160g。实际上，前者可能只是发酵后更为蓬松，但从营养总量来说，显然后者更为合算。

六、看生产日期和保质期

保质期指可以保证产品出厂时具备的应有品质的时限，过期后品质有所下降，保质期或最后使用期限表示过了这个日期便不能保障食用的安全性。

七、看认证标志

很多食品的包装上有各种质量认证标志，比如有机食品标志、绿色食品标志、无公害食品标志、SC 标志等，还有市场准入证明。这些标志代表着产品的安全品质和管理质量，消费者可以在网上查询其具体意义。在同等情况下，最好能够优先选择有认证的产品。

（1）SC 标志

2015 年 10 月 1 日起实行的新《食品安全法》和其配套规章《食品生产许可管理办法》

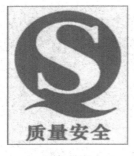 

(a) 旧规QS　　　　　　(b) 新规SC

图 6-3　食品生产许可标志

（下文简称《办法》）对 QS 标志做出了调整，SC 标志成为新版 QS 食品许可证标志，如图 6-3 所示。新《食品安全法》明确规定，食品包装上应当标注食品生产许可证编号，没有要求标注食品生产许可证标志。还有一个重要的意义就是，"QS" 对应质量安全之义，体现是由政府部门担保的食品安全，而 "SC" 是生产之义，后跟着企业唯一许可编码，体现食品生产企业保证食品安全的主体地位，监管部门从单纯发证，变成了事前事中事后的持续监管。QS 标志的这些食品不会从市场上立刻消失，而是随着时间的推移慢慢退出市场。按照国家要求，新获证及换证食品生产者，应在食品包装或标签上标注新的食品生产许可证编号，不再标注 "QS" 标志。食品生产者存有的带有 "QS" 标志的包装和标签，可以继续使用完。2018 年 10 月 1 日起，食品生产者生产的食品不得再使用原包装、标签和 "QS" 标志。使用原包装、标签、标志的食品，在保质期内可以继续销售。《办法》给予了生产者最长不超过三年过渡期，即 2018 年 10 月 1 日及以后生产的食品一律不得继续使用原包装和标签以及 "QS" 标志。新的食品生产许可证编号是字母 "SC" 加 14 位阿拉伯数字组成，数字从左至右依次为：3 位食品类别编码、2 位省（自治区、直辖市）代码、2 位市（地）代码、2 位县（区）代码、4 位顺序码、1 位校验码。新编码与企业一一对应，一经确定不再改变，以后申请许可延续及变更时，许可证书编号也不再改变。新《办法》将"一品一证"改为"一企一证"，即同一个食品生产者从事食品生产，取得一个食品生产许可证即可，这不仅便于监管，也便于查询产品信息，能更好地实现食品追溯。

（2）无公害农产品

无公害农产品是指生产地的环境、生产过程和产品质量符合一定标准和规范要求，并经过认证合格，获得认证证书，允许使用无公害农产品标志（图 6-4）的没有经过加工或者经过初加工的食用农产品。按照国家规定，无公害农产品是中国普通农产品的质量水平。无公害农产品的质量指标主要包括两个方面，就是产品中重金属含量和农药（兽药）残留量要符合规定的标准。

（3）绿色食品

绿色食品是真正的安全食品，就是指无农药残留、无污染、无公害、无激素的安全、优质、营养类食品。其比无公害农产品要求更严、食品安全程度更高，并且是按照特定的生产方式生产，经过专门的认证机构认定，许可使用绿色食品标识（图 6-5）的安全食品。

绿色食品又分为 A 级和 AA 级两大类。A 级：生产过程严格按照绿色食品的生产准则、限量使用限定的化学肥料和化学农药，产品质量符合 A 级绿色食品的标准。AA 级：生产地环境与 A 级相同，生产过程中不使用化学合成的肥料、农药、兽药，以及政府禁止使用的激素、食品添加剂、饲料添加剂和其他有害环境和人体健康的物质，其产品符合 AA 级绿色食品标准。

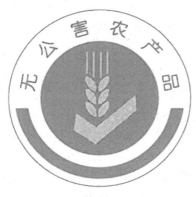

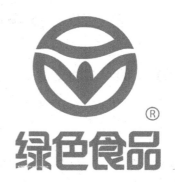

图 6-4　食品包装上无公害农产品标识　　　图 6-5　食品包装上绿色食品标识

（4）有机食品

有机食品是有机产品的一类，是安全食品中最高档、最安全、价格最高的安全食品，须经有机农产品颁证机构颁发证书，如图 6-6 所示。有机农业是一种完全不用化学合成的肥料、农药、生长调节剂和饲料添加剂的生产体系。有机食品在数量上也要进行严格控制，要求定地块、定产量进行生产。目前国内生产有机食品的企业非常少，产品主要销往国外。有机食品需要符合以下条件：原料必须来自已建立的有机农业生产体系，或采用有机方式采集的野生天然产品；产品在整个生产过程中严格遵循有机食品的加工、包装、储藏、运输标准；生产者在有机食品生产和流通过程中，有完善的质量控制和跟踪审查体系，有完整的生产和销售记录档案；必须通过独立的有机食品认证机构认证。因此，有机食品是一类真正源于自然、富营养、高品质的环保型安全食品。

（5）保健食品

保健食品标识为天蓝色图案，下有"保健食品"字样，俗称"蓝帽子"，如图 6-7 所示。保健食品的批准文号是"国食健字××××××××"，由国家市场监督管理总局批准。保健食品是食品的一个种类，具有一般食品的共性，能调节人体的功能，适于特定人群食用，但不能治疗疾病。必须强调，保健食品姓"食"，不姓"药"，不要相信"疗效""速效"的字样。药品对人的疾病有治疗作用，而保健食品是对那些亚健康、还没有患病的人群起一个辅助调节作用。任何一种药品都不能长期食用，因为它都有一定的毒副作用，而保健食品绝不允许有毒副作用，可以长期食用。

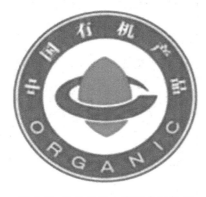

图 6-6　食品包装上有机食品标识　　　图 6-7　食品包装上保健食品标识

第三节　谷类食品的卫生问题与安全采购

一、谷类食品的安全问题

① 霉菌及其毒素、"工业三废"（废水、废气、废渣）和农药对食品的污染。

② 粮食中的有害种子，主要有麦仙翁籽、槐树籽和毛果洋茉莉籽等。这些有害种子含有毒成分，可引起急性中毒，主要表现为头昏、头痛、无力和呕吐，有时出现痉挛。

③ 粮食仓库害虫。世界上已发现的粮食仓储害虫有 300 多种，我国有 50 余种，如甲虫、螨类及蛾类。当库温达 18~21℃和相对湿度达 65％以上时，均易繁殖。

二、谷类的安全选购

1. 大米的安全选购

① 正常大米应洁白透明，色泽明亮、白净，腹白（白斑）的色泽也正常；而陈米的颜色偏黄，表面有白道纹，甚至会出现灰粉状。

② 正常大米的硬度较大，这是因为一般大米的硬度主要是由蛋白质决定的，正常大米的蛋白质含量高，硬度大且透明度也高；陈米中的蛋白质含量相对较少，含水量高，透明度低，且米的腹白较大，腹部不透明。

③ 正常大米有米的清香味；而陈米闻起来会有霉味或是虫蛀味等其他不良气味。

2. 面粉的安全选购

① 优质面粉色泽白净；标准面粉颜色呈淡黄色；劣质面粉多呈深色。

② 优质面粉的气味正常，还略带香味；劣质面粉则会有酸苦味、霉味、土腥味等异味。

③ 将面粉放在手心里捻，如感觉绵软，则为优质面粉；如感觉较涩或过分光滑，则为劣质面粉，说明面粉中可能添加了一些物质。

④ 抓一把面粉用手使劲捏，松手后，若是面粉也随之散开则说明为优质面粉；若是面粉不散开，则说明含水量较高，为劣质面粉。

3. 挂面、方便面的安全选购

挂面的色泽、气味应正常，且无霉味、酸味及其他异味；花色挂面应具有添加辅料的特色和气味。煮熟后不糊、不浑汤，口感不黏，柔软爽口，自然断条率不超过 10％。

近几年来，我国方便面的品种和产量迅速上升，使用面广，采购时要注意几个问题：

① 方便面不宜存放过久，不要采购超过保质期的产品。

② 色泽应呈均匀的乳白色或淡黄色，无焦、生现象，外形整齐。

③ 滋味和气味正常，无霉味、哈喇味及其他异味。

④ 面条复水后无明显断条、并条现象。

三、常见问题谷类产品

1. 常见问题大米

（1）陈化粮

陈化粮是指长期（3 年以上）储藏，其黄曲霉菌超标，已不能直接作为口粮的粮食。国家规定，陈化粮只能向特定的饲料加工和酿造企业定向销售，并严格按规定进行使用，倒卖、平价转让、擅自改变使用用途的行为都是违法行为。食用陈化粮对市民的危害不仅仅是其本身所含有的黄曲霉毒素，因为陈化粮米粒泛黄，直接生产出来的米粉不为市民所接受，于是米粉生产者又加入了另一种致癌物质甲醛（俗称吊白块）。

（2）抛光大米

目前，国内大型大米生产企业在加工精米过程中，一般都要经过低温烘干、除尘、除石、砻谷、碾米、磁选、色选等数十道工序，其最后一道工序就是抛光。为了大米的外观、储存性和制成米饭的口感，人们通过"抛光"工序去掉这部分糠粉。适当的抛光能使米粒表面呈现一定亮光，商品价值提高，但营养价值反而被抛光降低。更有一些不法商贩为了销售陈米，非法添加化学物质进行抛光处理，抛光后晶莹剔透、光鲜亮丽的大米却是"毒大米"。大米中60%~70%的维生素、矿物质和大量人体必需氨基酸都聚积在外层组织中，这些营养成分已在抛光加工过程中有所损失。

经过初加工没有抛光的大米有一层白色的粉末，看上去颜色不均匀，大约30%带有胚芽，米头含淡黄色的不完全的颗粒。而经过抛光的大米则看上去呈现均匀的半透明色，美观了很多。至于"N次抛光米"，不但看不出来，连闻也闻不出有何异样，只有靠洗和煮鉴别。一般没有抛光或只经过一次抛光的米，洗第一次时会有米浆；而经过二次以上抛光的米，第一次洗米时水都是比较清澈的。另外，一般的米煮成饭后很难再煮成粥，最多也只能煮成米和水明显分开的稀饭；而二次抛光的米更容易煮烂，在煮成饭后只要再添点儿水，很快就可以煮成粥了。

（3）香精大米

天然香米是淡淡的清香，而加了香精的米闻起来香味强烈，用手一摸，手上还会留下强烈的香味。

（4）霉变大米和矿物油毒大米

霉变大米色泽发黄、表面粗糙、易碎，霉变严重者呈褐黑色，有异味。这些大米经去皮、漂白、抛光、添加矿物油等处理后，米粒细碎、有油腻感，仍有轻微的霉味。

（5）染色米

市场上染色米形形色色，有染色黑米、染色红米、染色小米等。鉴别方法：有色米的米心是白色的，但经过染色的米，米心也会有颜色渗透进去；正常的有色米清洗时会轻微掉色，但如果掉色严重，就有可能是染色米。对染色黑米的鉴别，黑米水遇到碱性物质就会变成绿色，遇到酸性就会变成深红色。如果对买回来的黑米有疑问的话，可以用醋试验。因为醋是酸性的，如果黑米水遇到醋酸起化学反应、变色，则肯定为染料所致。

2. 常见问题面粉

（1）荧光粉面粉

其是指用荧光粉对面粉进行漂白。荧光粉又称荧光增白剂，其增白作用主要靠反光作用产生，对人体十分有害。

（2）吊白块面粉

在面粉的加工过程中加入吊白块，可提高面粉的感官效果，但吊白块是致癌物质之一。

（3）亚氯酸钠面粉

亚氯酸钠是一种白色粉末，加在黄色面粉中对其进行漂白，漂白后的面粉能蒸出又白又亮的馒头，生产的面条色泽也很好。

（4）硫黄面粉

硫黄在高温下能形成二氧化硫，具有漂白作用，被硫黄熏蒸后的面粉非常好看。但二氧化硫会伤害神经系统、心脏、肾脏等的功能。

3. 常见问题谷物制品

（1）硫黄馒头

为了改善馒头的外观，一些不法商家会在蒸笼里放一小块硫黄，这样蒸出的馒头比正常馒头洁白，保存期延长，但有酸味。硫黄馒头会破坏维生素 B_1，影响人体对钙的吸收。同时，硫与氧发生反应，产生二氧化硫，遇水而产生亚硫酸，亚硫酸对胃有刺激作用。此外，工业硫黄含铅、汞等重金属也会污染馒头。

（2）洗衣粉油条

以洗衣粉为发酵剂，炸出来的油条又粗、又脆，里面很白。但是，食用后会出现不同程度的中毒现象。

（3）硼砂面条

在面粉里掺入硼砂制成的面条即为硼砂面条。硼砂可延长面条的保质期，改善面条的口感，使面条更加筋道。我国已明令禁止将硼砂作为食品添加剂。硼砂会刺激胃酸分泌，严重的会出现恶心、呕吐、腹泻等症状。

（4）荧光粉制品

其指用含荧光粉的面粉制成的面条、馒头等制品。

第四节　食用油的卫生问题与安全采购

一、食用油的卫生问题

1. 食用油脂的酸败

储藏过程中油脂出现氧化、酸败，导致酸价和过氧化值升高。酸败油脂对人体危害巨大，包括中毒、肝脏肿大、影响生育功能等，并有明显的致癌作用。

2. 黄曲霉毒素污染

油料作物在种植、收割、储藏过程中带入的黄曲霉毒素（如花生油等）。

3. 油料作物自身含有的毒素污染

如硫苷、噁唑烷硫酮（菜籽油）、棉酚（棉籽油）、苯并芘（椰子油）等天然毒素。另外，一些脂肪酸，如菜籽油中的芥酸、棉籽油中的环丙烷酸也是食用油面临的安全问题。毛油含这类毒素最高。

4. 农药与重金属污染

在种植过程中，施用的农药与土壤水体中重金属会在油料作物内累积，并进入食用油中；加工过程中生产设备中的重金属也会迁移进入食用油。

5. 加工过程污染

加工带来的苯并芘、反式脂肪酸以及浸出毛油中的溶剂超标问题。

6.非法添加或掺假问题

非法添加是近年来导致食品安全事件的主要原因。食用油中同样存在非法添加问题，如过量添加 BHT/BHA/TBHQ 等抗氧化剂、煎炸过程使用的硅酮（消泡剂）、羟基硬脂酸三酰甘油（结晶抑制剂），非法添加非食用香精、色素以及工业用油（如地沟油）等违禁添加物。

二、食用油脂的安全采购

在我国市场上，食用油主要是指植物油和动物油。常见的食用植物油有大豆油、菜籽油、花生油、葵花油、棉籽油、棕榈油、椰子油、玉米胚芽油、芝麻油、米糠油、橄榄油、亚麻油、红花籽油、核桃油、葡萄籽油、小麦胚芽油等；常见的食用动物油有猪油、牛油等。

食用植物油的制取分为压榨法和浸出法。压榨法是用物理压榨方式，借助机械外力的作用从油料中榨油的方法。浸出法是应用固液萃取的化工原理，用食用级溶剂从油料中抽提出油脂的一种方法，经过对油料的接触（浸泡或喷淋），使油料中油脂被萃取出来，多采用预榨饼后再浸提。压榨油和浸出油都需经过化学精炼才能成为可食用的成品油。只经过压榨或浸出这一步加工工艺得到的油叫毛油，毛油是不能吃的。

食用植物油按其精制程度一般分为：二级油、一级油、高级烹调油和色拉油 4 个等级。二级油颜色深、油烟大、酸价高，是我国正在淘汰的油品；一级油虽比二级油好，但色泽黄、油烟大，对健康有负面影响；高级烹调油用两种植物油调配而成，特点是颜色淡黄、酸价低，加热至 200℃ 也不冒烟；而食用色拉油比烹调油颜色更浅，油烟更少，一年四季都能直接食用。

食用油的质量主要表现：色泽、气味、透明度、滋味。色泽：品质好的豆油为深黄色，一般的为淡黄色；菜籽油为黄中带点绿或金黄色；花生油为淡黄色或浅橙色；棉籽油为淡黄色。气味：用手指沾一点油，抹在手掌心，搓后闻其气味，品质好的油，应视品种的不同具有各自的油味，不应有其他异味。透明度：透明度高，水分杂质少，质量就好；好的植物油，经静置24h后，应该是清晰透明、不浑浊、无沉淀、无悬浮物。滋味：用筷子沾上一点油放入嘴里，不应有苦涩、焦臭、酸败的异味。

值得注意的是，这些食用油里面总有"因油而异"的个别情况。色拉油应是清澈透明、无色或淡黄色，花生油、大豆油、菜籽油等呈半透明的淡黄色至橙黄色，麻油则是橙黄色或棕色。大豆、菜籽、花生仁、芝麻等经初步处理得到的是毛油，色泽深、浑浊，不宜食用。如果植物油透明度差、黏度变大、有气泡，常是变质的象征。花生油在冬天低温时会凝固成不透明状，这是正常现象，鉴别时应有所区别。

三、常见的问题油脂——地沟油

地沟油，泛指在生活中存在的各类劣质油，如回收的食用油、反复使用的炸油等。地沟油最大来源为城市大型饭店下水道的隔油池。地沟油是质量极差、极不卫生，过氧化值、酸价、水分严重超标的非食用油。它含有毒素，流向江河会造成水体营养化；一旦食用，则会破坏白细胞和消化道黏膜，引起食物中毒，甚至致癌。

"过菜油"之一的炸货油在高温状态下长期反复使用，与空气中的氧接触，发生水解、氧化、聚合等复杂反应，致使油黏度增加，色泽加深，过氧化值升高，并产生一些挥发物及醛、酮、内酯等有刺激性气味的物质，这些物质具有致癌作用。"泔水油"中的主要危害物——黄曲霉毒素的毒性是砒霜的100倍。

地沟油的检测要由专业技术机构对感官、水分含量、酸价、过氧化值、羰基价、碘值、金属污染、电导率和钠离子含量等进行测定。对于消费者个人来说，有以下几种识别方法。一看：看透明度，纯净的植物油呈透明状，地沟油在生产过程中由于混入了碱脂、蜡质、杂质等物质，透明度会下降；看色泽，地沟油在生产过程中由于油料中的色素溶于油中，油会带色；看沉淀物，地沟油主要成分是杂质。二闻：每种油都有各自独特的气味，可以在手掌上滴一两滴油，双手合拢摩擦，发热时仔细闻其气味，有异味的油，说明质量有问题；有臭味的很可能就是地沟油；若有矿物油的气味更不能买。三尝：用筷子取一滴油，仔细品尝其味道，口感带酸味的油是不合格产品，有焦苦味的油已发生酸败，有异味的油可能是"地沟油"。四听：取油层底部的油一两滴，涂在易燃的纸片上，点燃并听其响声，燃烧正常、无响声的是合格产品；燃烧不正常且发出"吱吱"声音的，水分超标，是不合格产品；燃烧时发出"噼叭"爆炸声的，表明油的含水量严重超标，而且有可能是掺假产品，绝对不能购买。五问：问商家的进货渠道，必要时索要进货发票或查看当地食品卫生监督部门抽样检测报告。此外，食用油有一定成本，如果油的价格太低，就很可能有问题。

第五节　肉类食品的卫生问题与安全采购

一、肉类食品的卫生问题

① 腐败变质。

② 常见人畜共患传染病有炭疽、结核、布氏杆菌病和口蹄疫等。有些牲畜疾病，如猪瘟、猪丹毒，虽不感染人，但当牲畜患病后，可继发沙门氏菌感染，从而引起食物中毒。

③ 常见人畜共患寄生虫病，如囊虫病、旋毛虫病。

④ 兽药残留及工、农业污染。

二、肉类食品的安全采购

1. 肉类

① 查验产地《动物检疫合格证明》或屠宰加工厂或定点屠宰厂《动物检疫合格证明》。

② 鲜肉的表面应干燥，肌肉切面有光泽，红色均匀，具有各种畜肉所特有的气味。肌肉结实而有弹性，手指压后凹陷立即复原，不黏手，不软化。各种脂肪有其固有的色泽，无酸败味，烧熟后肉汤透明澄清，脂肪团聚集并上浮表面，且具有各种动物肉的香味。

③ 所采购肉类的皮肤及肉尸无出血斑（点）、无脓肿、无病灶、无血污、无毛、无粪便污染、无有害腺体、无寄生虫（包括肉眼可见的米猪肉）等。

④ 严禁采购死畜禽肉（病死肉多呈紫红色）。

2. 肉类制品

（1）干制品

常见的干制品有肉干、肉松等。其要求是：不黏手，具有制品特有香味，无异臭。

（2）腌腊制品

常见的有咸肉、火腿、腊肉、培根肉、板鸭、风鸡等。其要求是：表面干燥，无霉斑，无黏液，不生虫；肌肉呈咖啡色或暗红色，脂肪切面为白色或微红色，组织状态紧密结实，切面平整有光泽，具有制品特有的香味。

（3）灌肠制品

有香肠、血肠、红肠、肉肠、粉肠及香肚等。其要求是：肠衣干燥、牢固、有韧性、无霉斑、无黏液；肉和肠衣紧密结合；肉呈粉红色，脂肪为白色；具有制品特有的香味，无腐臭，无酸败味。

（4）熟肉制品

有卤肉、叉烧、肴肉、熟副产品以及各种烧烤制品等。对这类直接食用的肉制品，特别强调原料新鲜，烧熟煮透，防止生、熟肉、工具及容器的交叉污染，保证无异味、无异臭。

第六节　水产食品的卫生问题与安全采购

一、水产食品的卫生问题

（1）腐败变质

活鱼的肉一般是无菌的，但鱼的体表、鳃及肠道中都有一定量细菌。腐败变质的鱼意味着有大量细菌繁殖，并有大量蛋白质分解产物，对健康有害，不得食用。

（2）寄生虫病

在我国主要有华支睾吸虫（肝吸虫）病、卫式并殖吸虫（肺吸虫）病以及广州管圆线虫病等。预防肝吸虫病最好不吃生鱼片及其粥；预防肺吸虫病最好不吃生蟹、生泥螺、石蟹或刺蛄；预防广州管圆线虫病的方法是不吃福寿螺或不食用生蛇皮。

（3）食物中毒

有些鱼类含有毒素，可引起食物中毒。

（4）工业废水污染

工业废水中的有害物质未经处理排入江河、湖泊，污染水体进而污染水产品，食用后可引起中毒。

二、水产食品的安全采购

① 采购黄鳝、甲鱼、乌龟、各种贝类均应为鲜活品。

② 采购鲨鱼、鲅鱼、旗鱼时，应检查是否去除肝脏，未去除的不得采购。

③ 采购鱼、贝类等水产品时，必须强调其鲜度，即体表光泽保持自然色调，不失水分，体形有张力，眼球充血、眼房鼓起透明，腮鲜红，肉体有弹性、无臭味或不良异味。

④ 不得采购河豚。

⑤ 如生食水产品，必须选购深海鱼类，因为深海海水不易受到生物性和化学性污染，鱼体内一般没有致病菌和人鱼共患的寄生虫。

⑥ 干水产制品、烤鱼片等都必须具有水产品固有气味，应无杂质、无霉变、无异味或哈喇味。

三、常见问题水产食品

1. 污染鱼

污染鱼一般是指在受过各种化学毒物污染的水域中生长的鱼，多种化学毒物长期汇集在鱼鳃、肌肉和脂肪里，致使鱼体带毒。人如果吃了这些有毒的鱼，也将会中毒，甚至致畸、致癌。可通过以下几个方面来识别。

① 看鱼形：污染严重的鱼，形态不整齐，头大尾小脊椎弯曲甚至出现畸形，还有的皮肤发黄，尾部发青。

② 看鱼眼：带毒的鱼眼睛浑浊，失去正常的光泽，有的甚至向外鼓出。

③ 看鱼鳃：鳃是鱼的呼吸器官，相当于人的肺，大量的毒物可能蓄积在这里，有毒的鱼鳃不光滑，较粗糙，呈暗红。

④ 闻鱼味：正常的鱼有明显的腥味，污染了的鱼则气味异常。根据各种毒物的不同，污染鱼会散发出大蒜气味、氨味、煤油味、火药味等不正常的气味，含酚量高的鱼鳃还可能被点燃。

2. 染色黄鱼

染色鱼品种繁多，形形色色，市场以染色黄鱼最常见。目前，大黄鱼多为人工饲养，体色偏淡，卖相差，不法商贩为了超额利润，采用人工合成的色素对大黄鱼进行染色。人工合成色素对人体危害巨大，可以通过以下方法鉴别大黄鱼是否被染色。

① 看鱼唇：自然生长的大黄鱼，鱼体背面和上侧面是黄褐色的，下侧面和腹部是金黄色的；没有被染色的大黄鱼，鱼唇是橘红色的，而染色大黄鱼，鱼唇是黄色的。

② 擦鱼身：自然生长的大黄鱼本身不会褪色；大家购买时可以带上一包纸巾，取一张擦拭鱼身，如果发现纸巾上只有浅黄的黏液，证明这条大黄鱼没有被染色；而如果纸巾变成了黄色，证明这条大黄鱼被染了色。

③ 刮鱼鳞：自然生长的大黄鱼，刮掉鱼鳞后鱼身是黄色的，水洗后不褪色；而染色大黄鱼，刮掉鱼鳞后，鱼身是淡黄色的，用水多洗几遍，这种黄色便会褪去。

④ 泡鱼体：自然生长的大黄鱼，泡水后不会出现明显的褪色；而染色大黄鱼泡过水之后，水会变成黄色，跟啤酒的颜色差不多。

⑤ 辨新鲜：一般新鲜的大黄鱼眼球饱满，角膜透明清亮，鳃盖紧密，鳃色鲜红，黏液透明无异味；肉质坚实有弹性，头尾不弯曲，手指压后凹陷能立即恢复；鳞片完整有光泽，附着鱼体紧密，不易脱。

第七节　蛋类食品的卫生问题与安全采购

一、蛋类食品的卫生问题

鲜蛋的主要卫生问题是沙门氏菌污染及微生物污染引起的腐败变质。禽往往带有沙门氏菌，蛋壳表面受沙门氏菌污染比较严重。在一定条件下，蛋内也会受到污染，其他微生物（细菌、霉菌）也可通过蛋壳上的蛋孔进入禽蛋内与禽蛋内的酶一起分解蛋内容物而引起腐败变质。禽蛋通常有少量细菌，特别是受精卵可随精液带入，但新鲜蛋清中有杀菌素，有杀菌作用。如在较高气温下存放，则很快失去杀菌作用。禽蛋类另一个卫生问题是农药残留问题，特别是有机氯性质稳定，不易降解，可通过食物链使禽蛋中有大量残留。

二、蛋类食品的安全采购

1. 鲜蛋

正常鲜蛋的蛋壳应清洁完整，打开后蛋黄膜不破裂、凸起、完整并带有韧性，蛋黄、蛋白分明，颜色鲜艳。

2. 蛋制品

（1）皮蛋（松花蛋）

蛋壳应完整，涂料均匀。手振摇时无响声及活动感，有弹性。剥壳后，蛋白为茶色胶冻状，蛋白表面常有松针状的结晶或似松花的花纹，蛋黄可分为黑绿、土黄、灰绿、橙黄等彩色层。

（2）咸蛋

正常咸蛋煮熟后，其断面黄白应分明，蛋白质地细嫩疏松。蛋黄为沙状，呈微红色，中间无硬心，味道鲜。

（3）干蛋品

其包括蛋粉与蛋白干。正常质量的蛋粉、蛋白干应均匀呈黄色或淡黄色粉末状，或极易松散的块状。具有蛋粉正常气味，无异味，无杂质。蛋白干均匀，呈淡黄色透明晶片及碎屑，具有鸡蛋的纯味，无异味和杂质。

（4）冰蛋

正常冰蛋块应呈均匀淡黄色，具有冰蛋制品的正常气味，无异臭味。

三、常见问题蛋类

1. 假土鸡蛋

土鸡蛋不含任何人工合成抗生素、激素、色素，与普通鸡蛋相比蛋白浓稠，蛋白质含量提高 5%～6%，脂肪降低 3%，口感香鲜、质嫩无腥味。打开蛋壳，土鸡蛋蛋清清澈黏稠，略带青黄；蛋黄色泽金黄，浮在蛋清之上，不沉底，一根牙签插在蛋黄中间可以直立起来；它的蛋壳坚韧厚实，含钙量高，不像洋鸡蛋壳那么脆薄。土鸡蛋蛋黄与蛋白的比例明显要高。一般来说，土鸡蛋蛋黄颜色较深，但一些不法商贩给鸡饲喂人工色素来增加蛋黄的颜色。饲料中加色素的鸡所产蛋的蛋黄为红色。

2. 不新鲜或变质鸡蛋

刚产出的鸡蛋放在清水中，会立即沉入水底，平躺着。随着存放时间的延长，鸡蛋逐渐悬浮在水中，室内存放 15d 的鸡蛋全部大头朝上、小头朝下浮在水面。

3. 人造鸡蛋

人造鸡蛋的主要成分是树脂、淀粉、凝固剂、柠檬色素等，很多地下工厂乱用添加剂，吃了这样的鸡蛋一定对身体有危害，下面是最简单的辨别方法。

① 看蛋壳：人造鸡蛋的蛋壳特别光滑，剥开后发现蛋清不黏稠，而且很容易和蛋黄混合成一团；真鸡蛋的内壳一定有白色的薄膜，而假鸡蛋没有。

② 闻味道：人造鸡蛋有很大一股化学药剂的味道，而真鸡蛋打开后无论蛋壳和蛋黄都有一股腥味。

③ 看气孔：强光下观察蛋壳有无气孔，一般真鸡蛋有气孔，而假鸡蛋特光滑，肯定没有气孔。

④ 手摇晃：真鸡蛋特别结实，新鲜鸡蛋怎么摇也不会感觉里面晃动，而人造鸡蛋就有响声，这是因为人造鸡蛋添加的化学成分经不住碰撞，一旦摇晃就有水分从凝固剂中溢出。

⑤ 看蛋黄：人造鸡蛋打开不久后蛋黄、蛋清就会融合到一起，因为蛋黄没有一层膜包裹，而且是同一种化学制剂制成；煎蛋时，蛋黄也会自动散开，形不成圆形的蛋黄。

⑥ 问价格：碰到价格特别便宜的鸡蛋，就要长个心眼了。

第八节　奶类食品的卫生问题与安全采购

一、奶类食品的卫生问题

奶类食品的主要卫生问题是微生物污染，其次是抗生素等兽药残留，此外就是形形色色的非法添加物，如三聚氰胺、尿素、糊精等。

二、奶类食品的安全采购

1. 鲜乳

① 采购鲜乳时，首先要查明是消毒牛乳，还是新鲜生牛乳。因为新鲜生牛乳仅限乳品生产加工厂收购，用于加工消毒牛乳或其他乳制品，不得直接供应其他用户，所以采购鲜乳必须是消毒牛乳。

② 鲜乳应呈均匀一致的乳白色或稍带微黄色，无沉淀，无凝块，无杂质。

③ 每次按当天用量采购，不得过夜储存。

2. 乳制品

① 乳粉：任何包装的乳粉均应有符合《食品安全法》规定的标识，包装必须密封、无破损；罐装应无锈斑，商标与内容物相符；乳粉应呈淡乳黄色，有光泽、粉粒大小均匀，无结块，无杂质；加糖乳粉颗粒稍大，有明显砂粒感，用水冲调后呈乳白色，有纯正的乳香味。

② 奶油：表面紧密，色泽均匀微黄，无霉斑，可有少量沉淀物，无异味，无杂质，具有奶油特有的香味。

③ 炼乳：良质炼乳应呈白色略带黄色，黏度均匀，无凝块，无霉斑，无脂肪上浮，冲调后有纯正的乳香味，无异臭味；质量差的甜炼乳，其色泽比正常的深，呈褐黄色或肉橘色，黏性大，乳香味差，冲调后有少量脂肪上浮及蛋白凝固颗粒；这种炼乳不能用作冷饮食品的原料，可作为食品加工原料。

三、常见问题奶类

1. 掺假牛奶

牛奶掺假形形色色，有掺水、豆浆、淀粉、碱、尿素、三聚氰胺、明胶等。在牛奶中掺水、掺米汤、掺豆浆只是为了增加分量；掺尿素（化肥）是为了防止牛奶在夏天变质发酸，还可提高掺水牛奶的比重，并延长牛奶的保质期；还有些奶农是用硝酸盐当防腐剂来使用的；掺碱就是为了中和已经发酸的牛奶；掺三聚氰胺、明胶是为了增加掺水后牛奶的浓度，应对奶站对牛奶蛋白质含量检测。

2. 掺假奶粉

2004 年，安徽阜阳"大头娃娃事件"起因是当地幼儿食用的劣质奶粉中蛋白质等营养素全面低下，奶粉主要成分是米粉；2008 年的"三鹿奶粉事件"是因"三鹿"奶粉中非法添加三聚氰胺，造成食用者尿结石。

掺假奶粉的检验方法：

① 手捏鉴别：用手捏住袋装奶粉包装来回摩擦，真奶粉质地细腻，发出"吱吱"声；假奶粉由于掺有白糖、葡萄糖、豆粉、淀粉，发出"沙沙"的声响。

② 色泽和组织状态鉴别：真奶粉呈天然乳黄色，质地细腻；假奶粉颜色较白，掺糖多者细看呈结晶状，掺豆粉或淀粉者呈粉末状，或呈漂白色。

③ 气味鉴别：真奶粉嗅之有牛奶特有的奶香味；假奶粉奶香味甚微或没有奶香味。

④ 滋味鉴别：真奶粉入口后细腻发黏，溶解速度慢，无糖的甜味，也无豆腥味和淀粉味；掺糖奶粉入口后溶解快，不黏牙，有甜味（全脂牛奶粉）或太甜（全脂加糖奶粉）；掺豆粉者有豆腥味；掺淀粉者有淀粉黏牙的感觉和滋味。

⑤ 溶解鉴别：真奶粉用冷开水冲时，需经搅拌才能溶解成乳白色混悬液；用开水冲时，有悬漂物上浮现象，搅拌时粘住调羹。假奶粉用冷开水冲时，不经搅拌就会溶解或发生沉淀；用开水冲时，其溶解迅速，掺淀粉的奶粉需搅动才会溶解，但形成淀粉糊状。

第九节　蔬菜和水果的卫生问题与安全采购

一、蔬菜和水果的卫生问题

1. 微生物和寄生虫卵的污染

蔬菜栽培，利用人畜粪、尿作肥料，可被肠道致病菌和寄生虫卵污染。国内外都有因生吃蔬菜而引起肠道传染病和肠寄生虫病的报道。

2. 工业废水和生活污水的污染

用未经无害化处理的工业废水和生活污水灌溉，可使蔬菜受到其中有害物质的污染。

3. 蔬菜和水果中的农药残留

使用过农药的蔬菜和水果，在收获后，常会有一定量农药残留，残留量大将对人体产生一定危害。对蔬菜尤应注意，因水果有明显的成熟季节，而许多蔬菜如黄瓜、番茄在同一时间有未成熟的和可以收获的，常常是施药不久即收获销售。

二、常见蔬菜和水果的安全采购

1. 番茄

挑选番茄越红越好，外形圆润皮薄有弹力的，以及底部（果蒂）圆圈小的好吃，果蒂硬挺且四周仍呈绿色的番茄比较新鲜。不宜吃全青色的番茄，完全青的番茄含有番茄碱，如果大量吃，会出现恶心等不舒服症状，但如果番茄表面大部分都红了，只一小部分有点青则没有关系。

可采用几种方法辨别催熟番茄：一是外形，催熟番茄形状不圆，外形多呈棱形。二是内部结构，掰开番茄查看，催熟番茄少汁，无籽，或籽是绿色；自然成熟的番茄多汁，果肉红色，籽呈土黄色。三是口感，催熟的番茄果肉硬无味，口感发涩，自然成熟的吃起来酸甜适中。

2. 黄瓜

刚采收的黄瓜表面一摸有刺，是十分新鲜的。颜色应浓深有光泽，再注意前端的茎部切口，需感觉嫩绿，才是新鲜的。

3. 洋白菜

叶子的绿色带光泽，且颇具重量感的洋白菜（圆白菜）才新鲜。切开的洋白菜，切口白嫩表示新鲜度良好。

4. 茄子

深黑紫色，具有光泽，且蒂头带有硬刺的茄子最新鲜，反之带褐色或有伤口的茄子不宜选购。若茄子的蒂头盖住了果实，表示尚未成熟。茄子如刀口变色，只要泡在水中即可恢复原有色泽并保持鲜嫩。

5. 香菇

菇盖为鲜嫩的茶褐色，肉质具有弹性，才是新鲜的香菇。刚采的香菇，背面皱褶附有白膜状的东西，若此处呈现出茶色斑点，表示不太新鲜。

6. 菠萝

首先要看表皮颜色，青黑有光泽且浑圆饱满者最新鲜。若叶片呈深绿色，表示日照良好，甜度高，汁液多。泛出香味，用力按压有柔软感的菠萝最为可口。

7. 草莓

新鲜的草莓果蒂鲜嫩呈深绿色。果蒂四周均呈鲜红色，若果实还残留白色部分，表示尚未成熟。

8. 苹果

若底部泛出青色，表示尚未成熟。敲敲看，如声音不脆，表示不新鲜。

9. 香蕉

表皮有许多黑色斑点，且色泽深黄的香蕉最可口。若表皮青色，毫无斑点，虽然新鲜但尚未成熟。

第十节　怎样选择食品

一、吃什么食品最健康

有一位身体健康的人向一位著名的营养师请教："我应该吃些什么食品？"营养师回答

说："什么食品都吃。"

初听起来这个回答有点像说笑话，或者在玩语言游戏，其实这仅有 6 个字的一句话说得非常好。因为这 6 个字说明了以下几重意思：①每种食品都是有营养的，只是对每个人的具体情况来说，是否合适；②人选择吃什么食品，总是按照自己的喜好和习惯，良好的饮食习惯对健康很重要；③食品要多样性，或者说种类越多越好，以保证营养素的均衡，其最后的目的是达到身体的健康；④你现在很健康，反过来说明在选择食品方面已经做到合理和正确了。

在对食品的认识中，许多人都有一个共同误区，就是价格越贵营养越好，其实这是错误的。物以稀为贵，任何商品都存在着供求关系，东西少价格就高。如一条大鱼的价格常常是小鱼的数倍，我们吃的是鱼肉，若把 2 条小鱼的肉放在一起，可能是大鱼肉的 1.5 倍以上，而花的钱可能不及大鱼的一半，所以营养价值是不能以价格衡量的，这里面有一个性价比的关系。在生活中求新或猎奇的心理是人的本能，当物质生活水平提高了，口袋里的钱多起来时，这种心态也很正常。但从实际收入条件和健康出发看待食品的选择，上述的观念应该不是适当的，也是不科学的。

对于一个健康的人来说，在健康饮食知识的指导下，您喜欢吃什么就吃什么，什么都吃、什么都有才是最好的。

二、怎样选择健康食品

一个人一年的平均饮食消费量达 1 吨。营养不仅是个人问题，而且是社会问题，关系所有国民健康的问题。膳食安排不合理，每天都损害健康。食品业是"天下第一产业"。营养学是"朝阳产业"。

食物多样，谷类为主，粗细搭配。每种食物含不同的营养成分，任何天然食物都不能提供完全的营养，多种食物搭配，才能满足人体各种营养需求。没有不好的食物，只有不合理的膳食，关键在于平衡。谷类食物是能量的主要来源，应保持中国传统饮食习惯。米面类不宜加工过细，避免维生素 B、矿物质等营养素和膳食纤维的丢失。

三、肥胖与饮食

1. 肥胖定义

肥胖是指能量摄入超过能量消耗，而导致体内脂肪积聚过多达到危害程度的一种慢性代谢性疾病。肥胖目前在全球范围内广泛流行，发达国家患病率高。在我国，肥胖人数也日益增多，肥胖已经成为不可忽视的严重威胁国民健康的危险因素。

2. 评价肥胖的常用指标

体重指数（BMI）是目前国际上用来评价成年人体重不足、超重和肥胖的最常用指标。但对特殊人群，BMI 不能准确反映超重和肥胖的程度。BMI 的计算公式如下：

$$BMI＝体重(kg)÷身高^2(m^2)$$

中国成年人判断超重和肥胖的界限值：BMI 在 $18.5\sim23.9kg/m^2$ 为正常；BMI 在 $24\sim27.9kg/m^2$ 为超重；BMI$\geqslant28kg/m^2$ 为肥胖。

3. 肥胖的原因

（1）内在因素

其包括遗传因素、胰岛素抵抗及脂肪组织的变化等。

（2）饮食因素

①摄食过多；②不良的饮食行为；③进食能量密度较高的食物。

（3）其他因素

①运动减少；②妊娠期营养因素；③人工喂养及其辅食添加（针对婴儿）。

4. 肥胖饮食控制

肥胖直接起因是长期能量摄入量超标，治疗必须坚持足够时间，持之以恒、长期地控制热能摄入和增加热能消耗，彻底纠正热能高代谢状况，切不可急于求成。

（1）限制总热能

热能限制要逐渐降低，避免骤然降至最低安全水平以下，应适可而止。辅以适当体力活动，增加热能消耗。

（2）蛋白质

低热能膳食蛋白质供应不宜过高，可选用高生物价蛋白质，如牛奶、鱼肉、鸡肉、鸡蛋清、瘦肉等。

（3）限制脂肪

（4）限制糖类

（5）限制食盐和嘌呤

（6）维生素和矿物质

必须按正常标准保证膳食有足够维生素和矿物质，多进食蔬菜，蔬菜中含有丰富的维生素，且热能低，并有饱腹感。

（7）食物应多样化，切忌偏食

四、青春痘、少白头与饮食

1. 青春痘患者的饮食预防

青春痘（图 6-8）与饮食有很大的关系。随着人们生活水平的提高，食物结构中动物性脂肪、蛋白质的比例大幅增长。由于动物性脂肪及其加工品、奶油、油炸食物等会促进皮脂腺旺盛地分泌皮脂，促使青春痘生长及恶化。另外，香辣、刺激的调味品及酒也有促进微血管扩张的效果，因而刺激皮脂分泌过剩，使皮肤长出青春痘。除此之外，甜食也是诱发青春痘的主要因素，像蛋糕、巧克力、红豆汤、冰淇淋、果汁、香蕉、饼干等都是年轻人喜欢的甜食，须多加留意。爱运动的人若常喝可乐等清凉饮料来解渴，这些饮料中含有的糖分，对于青春痘的预防亦有负面影响。

青春痘患者的饮食应注意以下几方面。

（1）注意饮食均衡

青春痘患者应注意饮食的均衡性，建议患者少食油腻性食物（如肥肉、奶油、鱼油、动物大脑或煎炸食品）、辛辣食物（如烈酒、浓茶、咖啡）等，以及巧克力、糖果、糕点食物，多吃清淡可口的食物，适当补充维生素和微量元素，多吃新鲜水果、蔬菜，保护大便通畅。

（2）多饮水

饮用足量的水可以使皮肤光洁、滋润并促进废物的排泄。

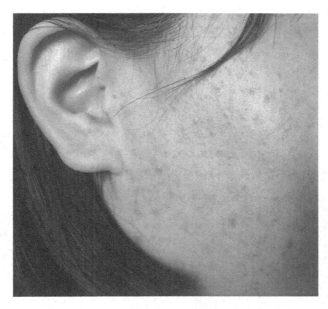

图 6-8　青春痘

（3）多食富含维生素的食物

多食含有维生素 A 和 B 族维生素的食物，如胡萝卜、韭菜、荠菜、菠菜、动物肝脏、内脏、瘦肉、乳类、蛋类、绿叶蔬菜等。

（4）多食含锌、钙、铁等微量元素的食物

如海鱼、鸡蛋、核桃仁、葵花籽、苹果、金针菇等。

（5）多食清淡的食物

青春痘患者大多肺胃积热，宜多食清凉祛热、生津润燥的食物，如蘑菇、芹菜、油菜、菠菜、苦瓜、黄瓜、丝瓜、冬瓜、番茄、绿豆芽、黄豆、豆腐、西瓜、梨、山楂、苹果、瘦猪肉、鱼肉、鸭肉等。此外，如羊肉、鸡肉、南瓜、龙眼、栗子、鲤鱼、鲢鱼等应少吃。

2. 少白头的饮食预防

当今有很多年轻的朋友惹上了"少白头"的烦恼，年纪轻轻却头顶白发，不仅影响心情，而且会让他们产生自卑的心理。现代医学认为，少白头的发生多与神经因素、营养不良、内分泌障碍以及全身慢性消耗性疾病有关。

决定头发颜色的因素是头发中色素颗粒的多少，与发根乳头色素细胞的发育生长情况有关。头发由黑变白，一般是毛发的色素细胞功能衰退，当衰退到完全不能产生色素颗粒时，头发就完全变白了。正常人从 35 岁开始，毛发色素细胞就开始衰退。但是，如果不好好保护的话，黑发有可能会提前变成白发。古人说，"发为血之余"，意思是说头发的生长与脱落、润泽与枯槁，主要依赖于肾脏精气之充衰，以及肝脏血液的滋养。不吃或少吃米谷等主食，必然会伤脾胃，而且还会伤及肝肾。人在青壮年时，肝的气血充盈，所以头发长得快且充满光泽，而到了年老体衰时则精血多虚弱，其直接原因是脾胃提供的营养不足。五谷杂粮中富含淀粉、糖类、蛋白质、各种维生素和某些微量元素（如铜）等，肉食中含有丰富的肉蛋白，中老年人如果主食及肉食摄取不足，常会导致头发变灰变白。

那么，应如何预防头发变白呢？可常吃紫米、黑豆、赤豆、青豆、红菱、黑芝麻、核桃等主食，也要多吃乌骨鸡肉、牛羊肉、猪肝、甲鱼、深色肉质的鱼类、海参等肉食。为了防止少白头的出现，在饮食上应注意多摄入含铁和铜的食物。含铁多的食物有动物肝、蛋类、黑木耳、海带、大豆、芝麻酱等；含铜多的食物有动物肝、肾、虾、蟹类、坚果类、杏干和干豆类等。此外，中老年人还要常吃胡萝卜、菠菜、紫萝卜、紫色包心菜、香菇、黑木耳等。总之，凡是深色的食物都含有色素，对头发色泽的保养有益。

五、口腔溃疡的营养对策

口腔溃疡（图 6-9）发生时，大部分人的对策是多吃蔬菜水果，补充维生素 C，但往往并不见效。因为与口腔溃疡关系最密切的并不是缺乏维生素 C，而是缺乏维生素 B_2 和其他 B 族维生素。

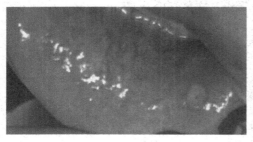

图 6-9　口腔溃疡

哪些食物富含维生素 B_2 呢？非常遗憾，日常食物含维生素 B_2 都不是很丰富，想找一两种维生素 B_2 含量特别高的食物以补充维生素 B_2 的企图注定要失败。成功的办法是饮食尽量均衡，即鱼、肉、蛋、奶、大豆制品、绿色蔬菜、新鲜水果、粗粮等样样齐全。

直接补充维生素片剂或药丸是快捷有效的办法，维生素 B_2 及其他维生素都很容易在药房买到。维生素 B_2 缺乏经常与其他维生素缺乏同时发生，这是因为维生素 B_2 缺乏主要是饮食不均衡造成的，而饮食不均衡就很可能导致缺乏多种维生素，所以最好同时补充多种维生素，除了维生素 B_2，还有维生素 B_1、维生素 B_6 和维生素 C。大致的剂量是：维生素 B_2，每日 3 次，每次 1 粒，5mg；维生素 B_1，每日 3 次，每次 1 粒，10mg；维生素 B_6，每日 3 次，每次 1 粒，10mg；维生素 C，每日 3 次，每次 1 粒，100mg。

上述维生素的建议剂量都比较大，即超出一般饮食推荐摄入量（维生素 C 的推荐摄入量是每日 100mg，维生素 B_1、维生素 B_2 和维生素 B_6 的每日推荐摄入量只有 1～2mg），能发挥治疗口腔溃疡的作用。出于安全的考虑，不要长期如此，最好短期应用，如一二周之内。

如果口腔溃疡反复发作或者长时间不愈合，那就要想到缺锌的可能，补锌后可以愈合。缺锌影响伤口愈合。一个典型的情况是，吃饭时不留神咬破了唇部黏膜，局部不愈合反而形成了一个溃疡。补锌的方法是服用葡萄糖酸锌（有口服液型，也有颗粒剂型），每日补充 10～20mg（以元素锌计）。

如果你能明白口腔溃疡反映了食谱不佳（不均衡），其很可能是缺乏多种营养素，而不仅仅是我们重点讨论的维生素 B_2、维生素 C 和锌等，那么接下来的预防措施就很容易理解了：补充复合型维生素、矿物质。

当然，即使你选用复合维生素，也仍然要尽量注意饮食均衡，鱼肉蛋奶、深色蔬菜、新鲜水果、粗粮、大豆制品样样齐全，多喝水。毕竟，均衡饮食才是防治口腔溃疡的根本方法。

最后，还要再强调一下难治的、复发的、严重的、顽固的口腔溃疡，多与免疫性疾病、感染或综合因素有关，可能不是维生素缺乏那么简单，仅仅补充维生素不一定能治好，必要时应及时就医，应用相关药物（包括激素）才行。即便如此，均衡饮食或补充复合型维生素仍然是值得推荐的。

六、感冒与饮食

至今还没有特效疗法能快速治疗感冒。一旦感冒，病程基本上都要持续 7 天。所以多关注"感冒了吃什么""吃什么预防感冒"等问题比关注"吃什么食物或药物能缩短病程"要来得更实际一些。

1. 感冒的吃与不吃

吃什么食物可以缩短病程？回答是没有食物可以辅助治疗感冒且缩短病程。红糖姜水、大葱、大蒜、生姜等不行，小米粥也不行。普通感冒一般 1 周左右即可痊愈，由流感病毒引起的流行性感冒，需要 7～15d 才能好转，食物并不能起到缩短病程的作用。

感冒期间，人通常会觉得没有胃口，原因有两个：①感冒时胃肠道蠕动速度减慢，甚至紊乱；②人体内时刻都在进行着复杂的化学反应，而这些化学反应的顺利进行则需要各种酶的催化，人感冒后体温升高会让酶活性降低，也造成消化液分泌减少，由此会影响消化过程，使人感觉没有胃口或饭后不舒服。

人的体温每增加 1℃，基础能量消耗就会增加 13％。人在感冒的时候，一定要有良好的进食，不能因为胃口不好就少吃或者不吃。饮食，在感冒期间尤为重要，对食物的选择也确实有宜忌之分。

感冒的时候一定要多喝水，而且是温开水，不要喝过凉的水。人正常一天至少要摄入的水量是 2500mL，其中人体氧化产生的代谢水约 300mL，通过食物吃进去的水约 1000mL，剩下的约 1200mL 的水是人一天要喝进去的。人在感冒发烧时的饮水量需要超过 1200mL，可以达到 1500～1800mL。要注意的是，这些水是单纯的温开水，绝不是浓茶、浓咖啡等各种饮料。

2. 感冒宜食

（1）清淡的汤和粥

感冒时，人的肠胃功能变差，清淡的汤和粥相对易于消化，同时热汤和热粥可以起到发汗的作用，发汗之后要注意水分的补充。

（2）清蒸的鸡和鱼

人体相对虚弱时，要注意优质蛋白质的补充。鸡肉和鱼肉中含有人体所必需的多种氨基酸，且其蛋白质易于消化吸收，能显著增强机体对感冒病毒的抵抗能力。

（3）萝卜

萝卜对预防感冒及缓解感冒症状可能有一定的作用。推荐一种做法，把萝卜切碎，榨汁，再把生姜捣碎，榨出少量姜汁，加入萝卜汁中，可再加入蜂蜜，拌匀后冲入开水做成饮料喝，可以清热、驱寒。

（4）洋葱和大蒜

洋葱气味辛辣，可抗寒，抵御感冒，且具有一定的抑菌作用。同时洋葱营养价值丰富，能刺激胃、肠及消化腺分泌，增进食欲，促进消化。

大蒜是饮食中不可缺少的调味品，大蒜内含"硫化丙烯"辣素，这种辣素对病原菌和寄生虫都有很好的抑制作用。

（5）蜂蜜

蜂蜜含有多种生物活性物质，能激发人体的免疫功能，每日早晚两次服用，可增强身体免疫力，抵抗病毒侵袭。注意蜂蜜要用温水或凉水冲调。

3. 感冒忌食

（1）甜食

无论是高糖的水果还是甜品点心，在感冒期间都要禁食。甜食不但会增加痰的黏度，也会增加痰的量。另外，还会导致腹胀，抑制食欲。高糖水果有很多种，如芒果、葡萄、荔枝、甘蔗、菠萝、红枣等。

（2）多盐

实验数据显示，少吃点含钠的食盐，可提高唾液中溶菌酶的含量，保护口腔、咽喉部黏膜上皮细胞，让其分泌出更多的免疫球蛋白 A 及干扰素来对付感冒病毒。因此，感冒期间每日盐量一定要控制在 5g 以内。感冒时人也不能不吃盐，因为在大量发汗过程中，身体会丢失一部分钠离子，烹调中的盐是对钠离子的一种补充。

（3）粗纤维食物

感冒期间，人的胃动力较弱，所以这段时间还要尽量避免食用粗纤维的食物，如芹菜、韭菜、茼蒿、生豆等，不给肠胃增加负担。建议在感冒时多食用低纤维的食物，如去掉皮的茄子、黄瓜、冬瓜、西葫芦、西红柿等。

（4）辛辣食物

不要迷信吃辛辣食物可以发汗，这种刺激性的食物只会让已经变差的胃肠道功能更加紊乱，甚至增加恶心、呕吐的风险。

（5）浓茶、浓咖啡

浓茶、浓咖啡会导致胃肠不适，有时可能引发胃食管反流。

最后要提醒大家，千万不要迷信传说中"饥饿疗法"，不吃东西只会导致能量不足、血糖降低、抵抗力下降，对病情没有任何帮助。感冒时需要摄入适宜的营养才能有利于病情的好转，但要注意饮食清淡。

4. 预防感冒的饮食诀窍

虽然我们说食物不是药物，没有治疗病症的作用，但是在预防疾病的问题上，食物是可以发挥一定功效的。如果人们在日常饮食上能注意以下几点，会起到较好的预防感冒的效果。

（1）规律补充维生素 C

补充维生素 C 基于两个层面：一个是不缺乏，一个是达到预防量。国家规定每人每日摄入维生素 C 的量是 100mg，达到 100mg，人就不会出现坏血病等维生素 C 缺乏所致的疾病，但也达不到预防慢性疾病的水平。国际上有研究证明，若成人每日摄入维生素 C 的量达到 300mg，就可以减少一些疾病的发生，如感冒等，那么这 300mg 就是维生素 C 可以起到预防疾病作用的量。达到每日 500～600mg 可能在降低部分慢性疾病或心脑血管疾病等方面发挥一定作用。如果饮食中的维生素 C 不能达到 300mg，可以通过食用维生素 C 药片或维生素 C 泡腾片等来补充。

（2）饮食不可过饱油腻

饮食不宜过饱，同时要少吃油腻、高盐食品。多喝温开水，注意每日饮用适量的水分来补充丢失的汗液，加速代谢物的排泄。

（3）多食适宜食物

① 蘑菇：含有丰富的矿物质硒、核黄素、烟酸和大量的抗氧化物，是加强身体免疫力，

对抗感冒的有力武器。

②　大蒜和洋葱：其抑菌功效是众所周知的，特别是大蒜中所含有的大蒜素具有强效的消炎作用，能同时抑制多种细菌。需要注意一点：大蒜虽然具有预防感冒的功效，但平时也不要过量食用。每日对大蒜的食用量最好控制在 4 瓣以内。如果过量食用的话，会对肠胃产生刺激。

③　西瓜：含有一种抗氧化剂"谷胱甘肽"，它对增强免疫功能、抵抗感染很有帮助。

七、痛风与饮食

1. 概述

痛风是与遗传有关的嘌呤代谢紊乱所引起的疾病，临床特点为反复发作的急性关节炎及某些慢性表现，如痛风石、关节强直或畸形、肾实质损害、尿路结石及高尿酸血症等。高尿酸血症是痛风的重要特征。人体尿酸来源有内源性和外源性两种：内源性尿酸是由谷氨酸在肝内合成，或是由核蛋白不断更新分解而来；而外源性尿酸是摄入高嘌呤食物所致。

痛风急性发作时要尽快终止其发作症状，尽快控制住急性痛风性关节炎。要积极控制外源性嘌呤的摄入，减少尿酸的来源；用一切治疗手段促进尿酸从体内排出。通过膳食控制和药物治疗，完全可以控制痛风急性发作，阻止病情加重和发展，逐步改善体内嘌呤代谢，降低血中尿酸的浓度，减少其沉积，防止并发症。

2. 急性痛风患者的饮食选择

（1）限制嘌呤摄入

患者应长期控制嘌呤摄入，急性期应选用嘌呤含量低的食物，禁用嘌呤含量高的食物。

（2）限制热能

因痛风患者多伴有肥胖、高血压和糖尿病等，故应降低体重、限制热能。但要注意切忌减重过快。减重过快促进脂肪分解，易诱发痛风急性发作。

（3）蛋白质

蛋白质以植物蛋白为主，动物蛋白可选用牛奶、鸡蛋，在蛋白质供给量允许范围内选用。尽量不用肉类、禽类、鱼类等。

（4）维生素和矿物质

应供给充足的 B 族维生素和维生素 C，多供给蔬菜、水果等食物。应限制钠盐的摄入，通常每日 2～5g。

（5）水分

多饮水有利于尿酸的排出，心、肾功能不全时宜适量限制水分。

（6）禁食刺激性食品

禁食如酒和辛辣调味品等。咖啡、茶叶和可可等可适量选用。

3. 慢性痛风患者的饮食选择

给予平衡膳食，适当放宽嘌呤摄入量，但仍禁食嘌呤含量较高的食物，可自由选择嘌呤含量少的食物（表 6-1～表 6-3）。维持理想体重；瘦肉类食品要煮沸去汤后食用；限制脂肪。

表 6-1　慢性痛风患者可以吃的食物

食物名称	100g 食物嘌呤含量/mg	食物名称	100g 食物嘌呤含量/mg
菠菜	13.3	橙子	3
奶粉	15.7	橘子	2.2
莴苣	5.2	西瓜	1.1
柠檬	3.4	苹果	1.3
鸡蛋白	3.7	猪血	11.8
鸡蛋黄	2.6	海参	4.2
芹菜	8.7	白米	18.4
辣椒	14.2	玉米	9.4
姜	5.3	面粉	17.1
白菜	9.7	蜂蜜	1.2
葱头	8.7	马铃薯	3.6

注：引自唐雨德，周东明. 食品营养与安全，2016。

表 6-2　慢性痛风患者尽量不要吃的食物

食物名称	100g 食物嘌呤含量/mg	食物名称	100g 食物嘌呤含量/mg
蛤蜊	316	香菇	214
豆芽	166	猪肝	229.1
乌鱼	183.2	秋刀鱼	355.4
干贝	390	小鱼干	1538.9
带鱼	391.6	草虾	162.2
鸡肝	293	牡蛎	239
海鳗	159.5		

注：引自唐雨德，周东明. 食品营养与安全，2016。

表 6-3　慢性痛风患者可适当吃一些的食物

食物名称	100g 食物嘌呤含量/mg	食物名称	100g 食物嘌呤含量/mg
猪脑	65.3	豆干	66.5
绿豆	75.1	海带	96.6
猪肚	132.4	豆浆	27.75
油菜	30.2	金针菇	60.9
红豆	53.2	鸡腿肉	140.3
猪大肠	69.8	鲫鱼	137.1
茼蒿菜	33.4	平菇	34
黑豆	137.4	鸡胸肉	137.4
羊肉	111.5	红鲋	140.3
牛肉	83.7	栗子	34.6
花生	95.3	莲子	40.9
豆腐	55.5	猪肉	132.7
鳝鱼	92.8	螃蟹	81.6

注：引自唐雨德，周东明. 食品营养与安全，2016。

八、贫血与饮食

1. 贫血的定义及表现

贫血是缺铁性贫血、巨细胞性贫血、溶血性贫血、再生障碍性贫血和其他继发性贫血等的总称。临床以面色苍白或萎黄、唇甲色淡、困倦乏力、气短头晕、心悸、形体消瘦和出血为特征。缺铁性贫血也称营养性贫血，最为常见，特别是经期女性。

贫血一般表现为发色黯淡、头昏眼花、心悸失眠，甚至月经失调等。此症长期不治，将形成恶性循环，引起免疫力下降，许多疾病也会乘虚而入，健康将受到全面威胁。

2. 贫血患者的饮食

贫血患者的饮食营养要合理，要富有营养且易于消化。食物必须多样化，食谱要广，不应偏食，防止某种营养素的缺乏。饮食应有规律、有节制，严禁暴饮暴食，忌食辛辣、生冷、不易消化的食物。平时可配合滋补食疗，以补养身体。

（1）高蛋白低脂肪

对一般贫血患者来说，首先应考虑给予高蛋白饮食。要多吃些肉食，如瘦猪肉、鸡肉、鱼、肝或其他动物内脏等，以获得优质蛋白的补充。这主要由于瘦肉、鱼、鸡或动物内脏中的铁，在肠道内不受其他食物因素影响，容易被肠黏膜吸收；而粮食等植物性食物中的铁会变成离子状态，与粮食中的植物酸、蔬菜中的草酸及食物中的磷酸等结合成不溶状态，不易被肠道吸收。

其次，应尽量控制脂肪的摄入量，因为脂肪可抑制人体的造血功能，高脂肪还可导致腹泻、消化不良、肥胖症等隐患。

（2）丰富的维生素

维生素的含量丰富，对各类疾病的患者都是适宜的。就贫血患者而言，维生素 B_1、维生素 B_{12}、维生素 C 和叶酸等是至关重要的。维生素 B_1 的补充，可以通过粮食，特别是杂粮获得；维生素 B_{12} 和叶酸，主要来源于动物内脏等食物；维生素 C 的主要来源，则是各种新鲜的蔬菜和水果。多饮茶能补充叶酸、维生素 B_{12}，有利于巨细胞性贫血的治疗。但缺铁性贫血则不宜饮茶，因为饮茶不利于人体对铁的吸收。在一般情况下，膳食改进后 1 个月左右，轻度贫血就可以得到纠正或明显好转。

（3）补充微量元素

多食用含铁丰富的食物，如猪肝、猪血、瘦肉、奶制品、豆类、大米、苹果、绿叶蔬菜等，适当补充酸性食物则有利于铁的吸收。值得注意的是，适量补充微量元素铜对纠正贫血也相当重要，不过人体对铜的生理需要量甚微，通过日常饮食即可满足。但是，如果饮食营养欠佳，而又少食，甚至不食蔬菜，就会给纠正贫血带来不利。

（4）少食含盐食物

贫血患者应少食含盐食物为好，一旦出现水肿还应暂时禁盐。

九、骨折与骨质疏松症的饮食

1. 骨折患者的饮食原则

骨折患者除了在最初一些日子里可能伴有轻微的全身症状外，其余时间里大多没有全身症状，所以和一般健康人的日常饮食相仿，选用多品种、富有各种营养的饮食就可以了。要注意使食物易于消化和吸收，慎用对呼吸道和消化道有不良刺激的辛辣品（辣椒、生葱、芥末、胡椒）等。在全身症状明显的时候，应给予介于正常饮食和半流质饮食之间的软饭菜，供给的食物必须少含渣滓，便于咀嚼和消化，烹调时须切碎煮软，不宜油煎、油炸。

骨折分早、中、晚 3 个阶段，根据病情的发展，配以不同的食物，以促进血肿吸收或骨痂生成。

（1）早期（1～2周）

受伤部位瘀血肿胀，经络不通，气血阻滞，此期治疗以活血化瘀、行气消散为主。中医认为，"瘀不去则骨不能生"，"瘀去新骨生"。可见，消肿散瘀为骨折愈合之首要。饮食配合原则上以清淡为主，如蔬菜、蛋类、豆制品、水果、鱼汤、瘦肉等，忌食酸辣、燥热、油腻，尤不可过早施以肥腻滋补之品，如骨头汤、肥鸡、炖水鱼等，否则瘀血积滞，难以消散，必致拖延病程，使骨痂生长迟缓，影响日后关节功能的恢复。在此阶段，食疗可用三七10g，当归10g，肉鸽1只，共炖熟烂，汤肉并进，每日1次，连续7～10日。

（2）中期（2～5周）

瘀肿大部分吸收，此期治疗以和营止痛、祛瘀生新、接骨续筋为主。饮食上由清淡转为适当的高营养补充，以满足骨痂生长的需要，可在初期的食谱上加以田七煲鸡、动物肝脏之类，以补给更多的维生素A、维生素D、钙及蛋白质。食疗可用当归10g，骨碎补15g，续断10g，新鲜猪排或牛排骨250g，炖煮1h以上，汤肉共食，连用2周。

（3）后期（5周以上）

受伤5周以后，骨折部位瘀肿基本吸收，已经开始有骨痂生长，此为骨折后期。治疗宜补，通过补益肝肾、气血，以促进更牢固的骨痂生成，以及舒筋活络，使骨折部的邻近关节能自由灵活运动，恢复往日的功能。饮食上可以解除禁忌，食谱可再配以老母鸡汤、猪骨汤、羊骨汤、鹿筋汤、炖水鱼等，能饮酒者可选用杜仲骨碎补酒、鸡血藤酒等。食疗可用枸杞子10g，骨碎补15g，续断10g，薏米50g。将骨碎补与续断先煎去渣，再入余2味煮粥进食。每日1次，7日为1个疗程。每1疗程间隔3～5日，可用3～4个疗程。

2. 骨质疏松症的饮食防治

（1）骨质疏松症概述

骨质疏松症虽然是中老年人常见的骨骼疾病，但很多和年轻时饮食不平衡与缺少运动有关。骨质疏松症是一种全身性疾病，它的主要特征是骨矿物质含量低下、骨结构破坏、骨强度降低、易发生骨折。疼痛、驼背、身高降低和骨折是骨质疏松症的特征性表现。但有许多骨质疏松症患者在疾病早期常无明显的感觉。

骨质疏松症受先天因素和后天因素影响。先天因素指种族、性别、年龄及家族史；后天因素包括药物、疾病、营养及生活方式等。

有以下因素者属于骨质疏松症的高危人群：老龄；女性绝经；母系家族史（尤其髋部骨折家族史）；低体重；性激素低下；吸烟；过度饮酒或咖啡；体力活动少；饮食中钙和（或）维生素D缺乏（光照少或摄入少）；有影响骨代谢的疾病；应用影响骨代谢的药物。骨质疏松症是第4位常见的慢性疾病，被称为沉默的杀手。

骨折是骨质疏松症的严重后果，常是部分骨质疏松症患者的首发症状和就诊原因。常见的骨折部位是腰背部、髋部和手臂。髋部骨折后第一年内由于各种并发症病死率达到20％～25％。存活者中50％以上会有不同程度的残疾。

（2）骨质疏松症的预防

人各个年龄阶段都应当注重骨质疏松的预防，婴幼儿和年轻人的生活方式都与骨质疏松的发生有密切联系。人体骨骼中的矿物含量在30多岁达到最高，医学上称之为峰值骨量。峰值骨量越高，就相当于人体中的"骨矿银行"储备越多，老年发生骨质疏松症的时间越推迟，程度也越轻。老年后积极改善饮食和生活方式，坚持钙和维生素D的补充可预防或减轻骨质疏松。

① 均衡饮食

增加饮食中钙及适量蛋白质的摄入，低盐饮食。钙的摄入对于预防骨质疏松症具有不可替代的作用。嗜烟、酗酒、过量摄入咖啡碱和碳酸饮料会增加骨质疏松的发病风险。

② 适量运动

人体的骨组织是一种有生命的组织，人在运动中肌肉的活动会不停地刺激骨组织，使骨骼更强壮。运动还有助于增强机体的反应性，改善平衡功能，减少跌倒的风险。这样骨质疏松症就不容易发生。

③ 增加日光照射

中国人饮食中所含维生素 D 非常有限，大量的维生素 D_3 依赖皮肤接受阳光紫外线的照射后合成。经常接受阳光照射会对维生素 D 的生成及钙质吸收起到非常关键的作用。正常人平均每天至少 20min 日照。防晒霜、遮阳伞也会使女性骨质疏松概率加大。平时户外光照不足的情况下，出门又要涂上厚厚的防晒霜或者用遮阳伞，会影响体内维生素 D 的合成。

3. 骨质疏松症的误区

（1）喝骨头汤能防止骨质疏松

实验证明同样一碗牛奶中的钙含量，远远高于一碗骨头汤。对老人而言，骨头汤里溶解了大量骨内的脂肪，经常食用还可能引起其他健康问题。要注意饮食的多样化，少食油腻，坚持喝牛奶，不宜过多摄入蛋白质和咖啡碱。

（2）治疗骨质疏松症等于补钙

简单来讲骨质疏松症是骨代谢的异常（人体内破骨细胞影响大于成骨细胞，以及骨吸收的速度超过骨形成速度）造成的。因此骨质疏松症的治疗不是单纯补钙，而是综合治疗，提高骨量、增强骨强度和预防骨折。患者应当到正规医院进行诊断和治疗。

（3）骨质疏松症是老年人特有的现象，与年轻人无关

骨质疏松症并非是老年人的"专利"，如果年轻时期忽视运动，常常挑食或节食，饮食结构不均衡，导致饮食中钙的摄入少，体瘦，又不拒绝不良嗜好，这样达不到理想的骨骼峰值量和质量，就会使骨质疏松症有机会侵犯年轻人，尤其是年轻的女性。因此，骨质疏松症的预防要及早开始，使年轻时期获得理想的骨峰值。

（4）老年人治疗骨质疏松症为时已晚

很多老年人认为骨质疏松症无法逆转，到老年期治疗已没有效果，为此放弃治疗，这是十分可惜的。从治疗的角度而言，治疗越早，效果越好。所以，老年人一旦确诊为骨质疏松症，应当接受正规治疗，减轻痛苦，提高生活质量。

（5）靠自我感觉发现骨质疏松症

多数骨质疏松症患者在初期都无异常感觉或感觉不明显。发现骨质疏松症不能靠自我感觉，不要等到发觉自己腰背痛或骨折时再去诊治。高危人群无论有无症状，应当定期去具备双能 X 射线吸收仪的医院进行骨密度检查，有助于了解骨密度变化。

（6）骨质疏松症是小病，治疗无须小题大做

骨质疏松症平时只是腰酸腿痛而已，一旦发生脆性骨折，尤其老年患者的髋部骨折，就会导致长期卧床，病死率甚高。

（7）骨质疏松症治疗自己吃药就可以了，无须看专科医生

对于已经确诊骨质疏松症的患者，应当及早到正规医院，接受专科医生的综合治疗。

（8）骨质疏松容易发生骨折，宜静不宜动

保持正常的骨密度和骨强度需要不断的运动刺激，缺乏运动就会造成骨量丢失。体育锻炼对于防止骨质疏松具有积极作用。另外，如果不注意锻炼身体，出现骨质疏松，肌力也会减退，对骨骼的刺激进一步减少。这样，不仅会加快骨质疏松的发展，还会影响关节的灵活性，容易跌倒，造成骨折。

（9）骨折手术后，骨骼就正常了

发生骨折，往往意味着骨质疏松症已经十分严重。骨折手术只是针对局部病变的治疗方式，而全身骨骼发生骨折的风险并未得到改变。因此，我们不但要积极治疗骨折，还需要客观评价自己的骨骼健康程度，以便及时诊断和治疗骨质疏松症，防止再次发生骨折。

十、心、脑血管疾病患者的食物选择

我国有一句名言，叫作"病从口入"，随着科学的发展和知识量的增加，对这句话的认识已有很大的变化。当今许多疾病，尤其是心、脑血管病，与环境污染、精神过度紧张、精神抑郁得不到宣泄、不健康的饮食、不良生活方式等都有着直接或间接的关系，尤其是过度的高营养，更是罪魁祸首，这些已被多数研究者所公认。心、脑血管病是当今人类的第一杀手，饮食预防是重要的手段之一。平时可多摄取以下食物。

1. 花粉

花粉是浓缩型的完全营养剂。花粉是种子植物的精细胞，蜜蜂采集时加上蜜蜂的腺分泌物、唾液和花粉形成花粉球。花粉含有孕育一个新生命的全部营养物质，素有微型天然营养库、浓缩型的完全营养剂和绿色黄金等的美称。花粉的营养价值很高，一般干燥花粉内含优质蛋白质20%～30%、糖类40%～50%、脂肪5%～10%、矿物质2%～5%、水分15%～25%；含氨基酸22种，其含量比蛋、奶、肉类高；维生素15种，其含量比任何水果都高，并胜过维生素胶丸；还含微量元素20多种，以及多种酶、激素、黄酮类化合物等生物活性物质和丰富的核酸等。有研究者将花粉与牛肉、鸡肉、干酪、蜂王浆等食品的营养成分作比较，在绝大多数成分中花粉都排第一。花粉的营养价值和药用价值都很高，有以下功能：①提高人体综合免疫功能；②调节神经系统，促进睡眠；③调节肠胃功能；④防治心、脑血管疾病；⑤抗癌作用；⑥防治前列腺疾病；⑦保肝护肝；⑧减肥。最适宜老年人服用。在平常饮食情况下，每天服用20g即足。

花粉的种类很多，老年人服用以茶花粉为宜。花粉表面有一层纤维外壁，影响吸收，最好先经破壁处理，若与蜂蜜混合存放几天后，即可达到目的。对于高血糖者不宜，可改用40℃以下的温开水冲服，避免因温度过高破坏了所含酶的活性。

2. 苦瓜

以其苦味而深受喜爱。苦瓜的营养丰富，维生素C含量在瓜类中突出，为黄瓜的14倍、冬瓜的5倍、番茄的7倍。每100g苦瓜，可食部分含蛋白质0.9g，脂肪0.2g，糖类3.2g，无机盐0.6g，粗纤维1.1g，热量75.3kJ，维生素A 0.08mg，维生素B_1 0.07mg，维生素B_2 0.04mg，钙18mg，磷29mg，铁0.6mg。苦瓜的果实中含有苦瓜苷，还有谷氨酸、丙氨酸、苯丙氨酸、脯氨酸、瓜氨酸、半乳糖醛酸等。营养保健特点有：①含有较多的

维生素 C、维生素 B_1、半乳糖醛酸和果胶；②苦瓜中的苦味来源于生物碱中的奎宁，有促进食欲、利尿、活血、消炎、退热和提神醒脑等作用；③含多肽 P，是一种类胰岛素，有降低血糖的作用；④含蛋白质、脂类物质，具有刺激和增强动物体内免疫细胞吞食癌细胞的能力。苦瓜虽苦，但清凉爽口，尤宜夏季食用。

3. 番茄

①含丰富的蛋白质、脂肪、糖类、胡萝卜素、维生素 B_1、维生素 B_2、维生素 C 等，其中维生素 C 的含量高。②含钙、磷、铁等矿物质以及抑制细菌生长的番茄素。③含有谷胱甘肽，这是一种抗衰老的物质，其抗氧化能力是维生素 E 的 500 倍，是天然美容佳品。④防癌、抗癌，可预防子宫癌、卵巢癌、胰腺癌、膀胱癌、前列腺癌等；人体血浆中番茄素含量越高，前列腺癌、肺癌、冠心病的发病率就越低。此外，其还含有香豆酸和氯原酸，它们在人体内有消除致癌物的作用。

一定要选鲜红色外皮的，其顶部不要凸出，因为凸出者是释放了植物激素的结果，故不宜吃。尚未成熟的青番茄还有毒素，更不宜食用。吃法也有讲究，生吃可提供维生素，但不抗癌、不抗病，因为番茄中含有番茄红素，它和蛋白质结合在一起，周围还有纤维素包裹，要经加热才释放出来。特别要指出，樱桃番茄中烟酸的含量居果蔬之首，烟酸的作用是保护皮肤，维护胃液的正常分泌，促进红细胞的生成，对肝病也有辅助治疗作用。

4. 玉米

含有大量的营养保健物质，含有糖类、蛋白质、脂肪、胡萝卜素、核黄素等营养物质，钙含量接近乳制品，富含脂肪，其脂肪中的不饱和脂肪酸，特别是亚油酸的含量高达 60% 以上。有助于人体脂肪及胆固醇的正常代谢，可以减少胆固醇在血管中的沉积，从而软化动脉血管。经常食用玉米皮和玉米油对降低人体胆固醇十分有益。具有防癌、抗癌作用。

5. 苹果

苹果的营养价值在于富含胶质，能保持血糖的稳定和有效降低胆固醇；在空气污染的环境中，多吃苹果可改善呼吸系统和肺功能，保护肺部免受污染和烟尘的影响；所含的多酚及黄酮类天然化学抗氧化物质，可以减少肺癌的危险，预防铅中毒；苹果特有的香味可以缓解压力过大造成的不良情绪，还有提神醒脑的功效；富含粗纤维，可促进肠胃蠕动，协助人体顺利排出废物，减少有害物质对皮肤的危害；含有大量的镁、硫以及铁、铜、碘、锰、锌等微量元素，可使皮肤润滑、红润、有光泽。其中果胶、果酸、黄酮、钾、维生素 E 和维生素 C 等营养成分，可使积蓄体内的脂肪分解，对推迟和预防动脉粥样硬化发作有明显作用。

6. 海带

海带素有长寿菜、海上之蔬、含碘冠军的美誉，从营养价值来看，是一种保健长寿的食品。海带含有丰富的糖类、较少的蛋白质和脂肪。与菠菜、油菜相比，除含维生素 C 外，其粗蛋白、糖、钙、铁的含量均高出几倍至几十倍。养殖海带一般含碘 3%～5%，多的可达 7%～10%。海带上常附着一层白霜，为甘露醇，是贵重的药用物质，具有降低血压、利尿和消肿的作用。海带中含有大量的不饱和脂肪酸 EPA，能使血液的黏度降低，减少血管硬化。因此，常吃海带能够预防心血管方面的疾病。其极为丰富的碘，是体内合成甲状腺素的主要原料，而头发的光泽就是由于体内甲状腺素发挥作用而形成的。碘可以刺激腺垂体，使女性体内雌激素水平降低，恢复卵巢的正常功能，纠正内分泌失调，消除乳腺增生的隐患。海带所含的胶质能促进体内的放射性物质随同大便排出体外，从而减少放射性物质在人体内的积聚。其还含有 60％的岩藻多糖，是极好的膳食纤维，糖尿病患者食用后，能延缓胃排空和食物通过小肠的时间，如此，即使在胰岛素分泌量减少的情况下，血糖含量也不会上升，而达到治疗糖尿病的目的。肥胖者食用海带，既可减少饥饿感，又能从中吸取多种氨基酸和无机盐，是很理想的饱腹物。所含的昆布氨酸，是一种特殊氨基酸，它具有降低血压的功效，可预防高血压和脑出血。海带还有预防和辅助治疗癌症的作用。

7. 茶叶

茶叶中所含的化合物多达 500 种。有些是人体所必需的营养成分，如维生素、蛋白质、氨基酸、类脂类、糖类及矿物质元素等，还有一部分化合物是对人体有保健和药效作用的成分，如茶多酚、咖啡碱、脂多糖等。茶叶中含有多种维生素，如维生素 C 的含量，每 100g 绿茶中含量可高达 $100\sim250\text{mg}$，高级龙井茶含量可达 360mg 以上，比柠檬、柑橘等水果含量还高。每日只要喝 10g 高档绿茶，就能满足人体对维生素 C 的日需要量，此外还含维生素 B_1、维生素 B_2、叶酸、泛酸、维生素 B_{11} 等。茶多酚，能提高机体抗氧化能力，降低血脂，缓解血液高凝状态，增强红细胞弹性，缓解或延缓动脉粥样硬化。经常饮茶可以软化动脉血管。

8. 大蒜

含挥发性蒜辣素，可消除积存在血管中的脂肪，有明显降脂作用，是辅助治疗高脂血症和动脉硬化的好食品。动脉硬化患者，每天坚持吃 3 瓣大蒜，可使病情逐渐得到改善。大蒜还可阻止血小板凝聚，稀释血液，防止血栓形成。大蒜还含有丰富的微量元素硒，有益于预防心血管疾病。近年来流行病学调查发现，大蒜能抑制亚硝酸盐致癌物在人体中的合成与吸收，从而发挥抗癌作用。大蒜还可降低血糖，提高血液中胰岛素水平。

9. 洋葱

几乎不含脂肪，却含有前列腺素 A、生理活性物质二烯丙基二硫化物及硫氨基酸等成分，是天然的血液稀释剂。其中，前列腺素 A 是较强的血管扩张药，能激活血溶纤维蛋白活性成分，可以降低人体外周血管和心脏冠状动脉的阻力，对抗体内儿茶酚胺等升高血压的物质，并能促进引起血压升高的钠盐等物质的排泄，具有降低血压和预防血栓形成的作用。二烯丙基二硫化物及硫氨基酸有预防血管硬化及降低血脂的功能。高血脂患者经常吃洋葱，体内的胆固醇、三酰甘油和脂蛋白水平均值会明显下降。常吃洋葱可以防止血脂代谢紊乱，长期稳定血压，改善血管硬化。对人体动脉血管有很好的保护作用。此外，洋葱还具有利尿和防癌作用。

10. 茄子

有青茄、白茄及紫茄 3 种，性能相同。茄子内含维生素 A、维生素 B_1、维生素 B_2、维生素 C、脂肪及蛋白质等。科学检验证实，茄子含有丰富的维生素 P；每千克茄子含维生素 P 达 7200mg，在大众化健康食品的蔬菜中，可谓出类拔萃。能增强人体细胞间的黏着力，降低胆固醇，保持微血管的坚韧性。多吃茄子，对老年人的血管硬化有抑制作用，同时有降低高血压、防止微血管破裂的特殊功能。美国医学界的"降低胆固醇十二法"中，茄子荣居榜首。多吃茄子不仅有助于降低胆固醇、血压，软化血管，而且其还含有抗癌的成分。现代科学已知茄子含有龙葵素，能抑制消化系统肿瘤的增殖，因此，防治癌症专家建议，茄子可作为癌症患者的常用食物。茄子在食疗上价值不止如此，还能预防咯血、老人斑、坏血症，对痛风患者也有一定的效用。

11. 香菇

香菇具有清香味鲜的独特风味，而且含有大量对人体有益的营养物质。每100g鲜香菇中，含有蛋白质12～14g，远远超过一般植物性食物的蛋白质含量。其含有16种氨基酸，其中7种是人体必需氨基酸；含有多种不饱和脂肪酸、降血脂物质等；含糖类59.3g，钙124mg，磷415mg，铁25.3mg；还含有维生素 B_1、维生素 B_2、维生素C等。干香菇的水浸液中有组氨酸、丙氨酸、苯丙氨酸、亮氨酸、缬氨酸、天冬氨酸及乙酰胺、胆碱、腺嘌呤等成分，这些成分不仅是营养物质，还具有降低血脂等功效，所以不应弃去。近年来，美国科学家发现香菇中含有一种"β-葡萄糖苷酶"，这种物质有明显的加强机体抗癌的作用。因此，人们把香菇称为"抗癌新兵"。香菇营养丰富，超过了普通的蘑菇。中药学认为，香菇性平、味甘，有消食、去脂、抗癌、抗病毒、降血压等功效。香菇所含纤维素能促进胃肠蠕动，防止便秘，减少肠道对胆固醇的吸收。香菇还含有香菇嘌呤等核酸物质，能促进胆固醇分解。有验方"香菇降脂汤"，鲜香菇60g，以植物油炒过，放砂锅里加水煮沸10min，每日饮用，对患有高脂血症和动脉硬化的患者有一定的降血脂作用。

12. 黄瓜

按外形分为有刺黄瓜和鞭黄瓜。黄瓜含水分98%，富含蛋白质、糖类、维生素 B_2、维生素C、维生素E、胡萝卜素、烟酸、钙、磷、铁等营养成分。黄瓜是一种减肥食品，现代药理学研究发现，鲜黄瓜内含有丙醇二酸，可以抑制糖类物质转化为脂肪。含有纤维素，对促进肠蠕动、加快排泄和降低胆固醇有一定的作用。黄瓜的热量很低，对于高血压、高脂血症以及合并肥胖症的糖尿病患者，是一种理想的食疗蔬菜。黄瓜是一味可以美容的蔬菜，被称为"厨房里的美容剂"，经常食用或贴在皮肤上可抗皮肤老化，减少皱纹的产生，并可防止唇炎、口角炎。吃黄瓜可以利尿，有助于清除血液中像尿酸那样的潜在的有害物质。黄瓜味甘性凉，具有清热利水、解毒的功效，对胸热等有独特的功效，对除湿、滑肠、镇痛也有明显效果。黄瓜还可治疗烫伤、痤疮等。此外，黄瓜藤有良好的降压和降胆固醇的作用。

13. 红薯

含有大量胶原和黏多糖物质，能保持血管弹性，维护关节润滑，防止肝、肾结缔组织萎缩。近代营养学发现，红薯能预防心、脑血管系统的脂质沉积及动脉粥样硬化，促使皮下脂肪减少，避免出现过度肥胖，是有效的降血脂保健食品。所含大量钾和胡萝卜素，有益于心脏功能和血压正常，预防脑卒中。辅助治疗夜盲症。更可贵的是谷胱甘肽的含量很高，抗氧化和防衰老作用很强。

14. 绿豆

清凉甘美的绿豆汤是祛暑的大众饮品，常喝能降低血脂、保护心脏、防治冠心病。绿豆粉做成的食品，能降低血清胆固醇、三酰甘油和低密度脂蛋白，减轻冠状动脉粥样硬化病变。临床观察发现，高脂血症患者每日进食50g绿豆食品，血清胆固醇下降率达70%，三酰甘油变化不大。食绿豆无副作用，可补充蛋白质，减少饥饿感，适用于血脂升高伴有肥胖或糖尿病者。

15. 花生

有大量植物蛋白，所含脂类为不饱和脂肪酸和甾醇。花生降低血液中胆固醇的有效率达

12%～15%。因为花生在小肠内经消化后与胆汁接触，能吸收胆汁内的胆固醇，从而降低胆固醇的含量。花生还含有丰富的维生素E，可使血液中血小板沉积在血管壁的数量降低，加强毛细血管的收缩功能，改善凝血因子缺陷，使血管保持柔软通畅，对防治冠心病有积极作用。还含有卵磷脂，可益智健脑，延缓衰老。对于各种出血症，如血友病、血小板减少性紫癜及功能性子宫出血等，都有辅助疗效。

16. 山楂

含有三萜类、生物类黄酮和丰富维生素C，具有扩张血管壁、降低胆固醇和三酰甘油以及降低血压等作用。还含有山楂酸、柠檬酸，均有降血脂功效。但有些老年人食用山楂会引起反酸等胃部不适，须酌情慎用。山楂含钙量很高，对中老年人补钙有益。

17. 玉米油

玉米胚芽中含植物脂肪为52%，玉米油是从玉米胚芽中提炼出来的一种优质油，消化率高，稳定性好，而且有预防和辅助治疗心血管病的作用。玉米油还含有极丰富的不饱和脂肪酸，可促进类固醇和胆酸的排泄，阻止胆固醇的合成和吸收，使胆固醇不易在动脉壁沉积，防止动脉硬化。此外，玉米油含谷胱甘肽，有抗癌作用，并含有极丰富的硒、维生素A、维生素E、卵磷脂及谷氨酸，有益于益智健脑、延缓衰老。

18. 香蕉

香蕉含大量的水溶性纤维，可以帮助肠内的有益菌生长，维持大便通畅。因含有一种化学物质而能够刺激胃黏膜的抵抗能力，增强对胃壁的保护，可以预防胃溃疡的发生。对于一些需应酬喝酒的朋友，酒前可先吃点香蕉。又因含有丰富的色氨酸和维生素B_6，故可以使大脑生成一种基色氨，促使人愉悦兴奋，减轻或消除低沉抑郁的情绪。最新研究显示，越熟的香蕉免疫活性越高，抗癌效果越好，食用它能增加白细胞，改善免疫系统的功能，还能产生攻击癌细胞的物质——肿瘤坏死因子。含维生素A、维生素B、维生素C、维生素E等多种维生素，且钠和胆固醇含量都很低，常食能预防血管硬化，降低高血压和血中的胆固醇水平。香蕉含大量的糖类，属于高热量的水果，并容易在短时间内吸收。香蕉皮中含有可以抑制真菌和细菌生长繁殖的蕉皮素。各种由癣引起的皮肤瘙痒症状，用香蕉皮涂一涂，可减轻症状；冬季皮肤干燥、皲裂，用香蕉果肉涂3～5次有助痊愈。注意别空腹食用，脾、胃虚弱者慎用。

十一、糖尿病患者的食物选择

糖尿病是最常见的慢性病之一。随着人们生活水平的提高，人口老龄化以及肥胖发生率的增加，糖尿病的发病率呈逐年上升趋势。糖尿病是由遗传和环境因素引发的疾病。环境因素包括环境污染、快节奏的生活、精神抑郁不得宣泄、不健康饮食和营养的失调、不良生活方式和运动少等，与糖尿病都有着直接或间接的关联，尤其是过度的高营养。当引起胰岛功能不足甚至衰竭，或胰岛素靶细胞的敏感性降低时，糖尿病就形成了。若得不到有效的治疗，可引起身体多系统的损害。糖尿病的基础治疗是控制饮食，所以食物选择尤为重要。关于糖尿病患者的最佳食物，可参照冠心病的最佳食物，但要注意以下原则。

1. 适当增加膳食纤维的摄入

纤维素是不能为人体消化的多糖。糖尿病患者适当地增加膳食纤维的摄入量，有以下益处。①高纤维食物有降低餐后血糖，改善葡萄糖耐量，减少胰岛素的用量以及降低血脂的作用；②能减缓糖尿病患者的饥饿感；③能刺激消化液分泌及促进肠道蠕动，预防便秘的发生。

下列食物中含纤维量较多，可作为糖尿病患者经常选吃的食品，如绿豆、海带、荞麦面、玉米面、燕麦面、高粱米、菠菜、芹菜、韭菜、豆芽、苦瓜、南瓜、柚子等。这些食物均含有胰岛素样的成分，既营养丰富，又可降糖，是糖尿病患者的理想食物。黑芝麻、葱、胡萝卜有助于改善因少吃淀粉而造成的乏力等症状，并能降低血糖。葱还能增强人体对蛋白质的利用，对于控制糖尿病是很有益处的。

2. 植物油为糖尿病患者理想的烹调用油

应首选玉米油、葵花油、花生油、豆油等，因其中含有较丰富的多不饱和脂肪酸，且是必需脂肪酸，在体内能帮助胆固醇的转运，不使胆固醇沉积于血管壁，所以对预防糖尿病的一些并发症，如动脉硬化等有积极的作用。正因如此，糖尿病患者所需烹调用油以植物油为好。但是，必须强调植物油也不能大量食用，过量食用便会因产热能过多而导致肥胖，加重病情。饮食中多不饱和脂肪酸与饱和脂肪酸之比应以 1:1 为佳。

3. 大豆及其制品对糖尿病患者大有好处

大豆是糖尿病患者较理想的食物。

① 大豆是植物性蛋白质的来源，不仅含量丰富，而且营养价值也高，必需氨基酸种类较齐全，可以与动物性食物相媲美。

② 大豆中脂肪多含不饱和脂肪酸、磷脂与豆固醇，对降低血中胆固醇有利。

③ 大豆中的糖类有一半为人体不能吸收的棉籽糖和水苏糖。

④ 大豆中还含有丰富的无机盐、微量元素与 B 族维生素。因此，大豆及其制品，如豆腐、腐竹、豆腐丝、豆腐干、豆腐脑、大豆粉等，应成为糖尿病患者的常用食物。

十二、关于特殊人群选择食物的建议

1. 婴幼儿食物的选择

婴幼儿处于生长发育时期，代谢旺盛，营养素要求齐全和充分，但婴幼儿的消化能力较差，对食物及其调制要求也较高。小儿生长发育的规律是年龄越小，生长发育越快，需要的营养物质越多。他们既要从食物中得到产热和修补身体组织的原料，还要得到生长发育的原料。因此，小儿所需要的营养量相对要比成人多。以蛋白质为例，成人每天每千克体重需要 1～1.5g，而小儿每日每千克体重则需要 2.5g；又如钙，小儿每天需要 1g，而成人只需要 0.8g。小儿的新陈代谢也比成人旺盛，如呼吸，成人每分钟呼吸 15～16 次，而小儿每分钟要呼吸 30 次左右；又如心脏搏动，成人每分钟 75 次左右，而小儿为 120 次左右。按每千克体重计算，1 岁时对各种维生素的需要量是成人量的一半，到 10 岁时就基本上等于成人的需要量了。维生素的种类多，饮食一定要做到多样化。自 6 个月开始逐渐增加辅食后，1 岁时即可进食鱼、肉、肝、粥、面条、水果、蔬菜等。

水是人体不可缺少的营养素，小儿正处在生长发育期，水的需求相对较成人更多。1 岁以下的婴儿每日每千克体重需水量为 125～150mL，以后每长 3 岁，每千克体重需水量减少 25mL。根据这些数据，可以推算出孩子每天需要多少水，还要结合小儿活动量大小、外界气温高低和食物种类适当增减。需水量的 60%～70% 来自食物，30%～40% 靠饮水补充。在饮用水的选择上有一个误区，即许多家长喜欢让孩子喝饮料，以为饮料营养多，孩子喜欢喝。其实饮料中的添加剂、防腐剂对孩子身体有损害，饮料中糖分过多，会影响孩子食欲，正餐时不想吃饭，时间一长，身体会逐渐瘦弱。最好的饮品应该是白开水，口感清爽，不甜腻，不影响食欲，对生长发育最有利。

小儿生长发育较快，需要蛋白质量相对较成人多。母乳喂养的孩子每日每千克体重需要2g蛋白质，牛奶喂养的婴儿每日每千克体重需要蛋白质2.5g。人奶每100mL约能提供蛋白质1.2g；牛奶每100mL约能提供蛋白质3.5g。由于人奶蛋白质氨基酸组成优于牛奶，人奶蛋白质容易被吸收利用。蛋白质每克能提供热量17kJ，小儿每日由蛋白质提供的热量占每日总热量的8%～15%。动物性蛋白质氨基酸组成较植物性蛋白质氨基酸组成为优。如米、麦类植物蛋白质缺少赖氨酸。豆类蛋白质缺少甲硫氨酸和胱氨酸，为弥补这种缺陷，应该食用多种食品做成的混合性食品，食物互补能够提高植物性蛋白质的营养价值。

脂肪的主要功能是供给热量及促进脂溶性维生素A、维生素D、维生素E、维生素K的吸收，减少体热散失，保护脏器不受损伤。脂肪还是神经系统发育所必需的物质。婴儿每日每千克体重需要脂肪4g，4岁以上儿童每日每千克体重需要脂肪2.5～3g。每克脂肪能提供热量37.8kJ，脂肪提供的热量占每日总热量的30%～50%。食物中所含脂肪大部分为真脂，构成真脂的脂肪酸有饱和脂肪酸和不饱和脂肪酸。不饱和酸中的亚麻二烯酸、亚麻三烯酸、花生四烯酸是必需脂肪酸，也体现脂肪的重要性。人乳中含不饱和脂肪酸多，牛乳中含饱和脂肪酸多，因此人乳喂养对婴儿更有益。乳类、蛋黄、肉类、奶油、肝、鱼类、鱼肝油都是脂肪的重要来源。

糖类能为身体提供热量。婴儿饮食中的糖类多为乳糖和蔗糖。乳糖为乳类所含的糖，不发酵，味不甚甜，初生婴儿能消化吸收。葡萄糖甜味适中。蔗糖能发酵，味甜，婴儿能消化，但用量不宜太多。婴幼儿需要糖类相对成人多。1岁以内的婴儿每日每千克体重需要12g，2岁以上儿童每日每千克体重需要10g。每克糖类能提供热量16.8kJ，每日糖类提供的热量占总热量的35%～65%。婴儿不能摄入过多糖类，否则会影响蛋白质和脂肪的摄入，致婴儿虚胖、免疫力低下，容易发生感染。

小儿不宜吃零食，但小儿又喜欢吃零食，最好把水果当作零食，把零食作为上、下午点心，养成平时不吃零食的好习惯。此外，小儿的偏食对健康影响很大，应积极纠正偏食。

当前的误区是：有的家长怕孩子缺乏营养，想方设法让孩子多吃，结果长成小胖墩；有的家长是怕孩子长胖，限制脂肪摄入，拿自己的减肥食品给孩子吃，影响了孩子的发育与健康。这些做法都是不正确的。应按前面讲的给孩子安排食品，再以体重检验是否正确。孩子体重的测算标准如下：

$$6 个月以内体重(g) = 出生体重(g) + 月龄 \times 600(g)$$
$$7 \sim 12 个月体重(g) = 出生体重(g) + 月龄 \times 500(g)$$
$$1 岁以上体重(kg) = 年龄 \times 2(kg) + 8(kg)$$

一个重要的问题是从小形成正常的新陈代谢类型，让孩子保持正常体重而健壮结实，为以后减少心、血管病发病打好基础。

2. 老年人食物的选择

老年人的器官功能处于衰退期，活动也减少了，消化吸收能力都较年轻人明显降低，且多有动脉硬化和便秘的趋势，选择饮食时应多考虑具有针对性。根据其生理及营养需求特点，可以参照预防高脂血症、高血压和冠心病的食物，结合个体情况选择，符合"四足五低"的营养基本原则：足够的优质蛋白质、膳食纤维、维生素和矿物元素；低热量、脂肪、糖、胆固醇和钠。旨在维持其活力与精力，增强身体防御功能和调节生理节律。每日总热量摄取随着年龄增长而减少；蛋白质的摄取要求质优量少，并以摄入动物性蛋白（蛋、奶、鱼）和大豆蛋白为主；各种维生素的摄取量要比年轻人稍增加。具体地说，年龄在 60 岁以上的老年人，每天摄入的脂肪量以占总热量 $17\%\sim20\%$、糖类占总热量的 $60\%\sim68\%$ 为宜；对 11 种常量元素和 14 种微量元素都要补充，因为老年人实际需要量比年轻人大。做到粗、细粮适当搭配，脂肪不超过 $50g$，主、副食等量，蔬菜、水果类食物与含蛋白质食物的比例为 $3:1$，就是合理饮食。目前市面上的老年强化食品和老年保健食品很多，已占各类保健食品的 $1/3$ 以上。但大多结构单一而模糊，多数属于医药类的营养滋补剂，不宜作为正常食品食用。老年食品还要求易于咀嚼和消化吸收，刺激性小，食品风味与结构应适应老年人的膳食习惯，松软味纯为宜。

3. 孕妇食物的选择

孕妇的食物要负担本身和婴儿的双重需要，对食物的重视是理所当然的事。科学的孕期饮食不仅有利于母体健康，更有益于胎儿发育。但怀孕与分娩是人类和一切动物的本能和自然现象，只要孕妇不偏食，食物的选配得当，再适当增加一些副食的种类和数量，基本上就可以满足整个孕期的营养需要了。孕妇应当尽可能选择自己喜欢的食物，以刺激、增进食欲。应以清淡、少吃多餐为原则，争取不要减少总的摄入量。有学者推荐柠檬汁和油炸土豆片可止吐，可以试用。必要时应去医院补充营养和体液。

4. 辐射环境中工作人员食物的选择

辐射对生物体的危害很大。辐射环境，如研究核科学、核电站、科研生产所用的粒子加速器、放射源，以及医疗使用的 X 射线机、γ 刀等射线诊疗设备，都属于放射性辐射环境。此外还有电磁辐射，如雷达、通讯用的射频发射台、工业用大型电器以及移动电话、微波炉、电磁炉、电脑、电视等家用电器。若长时间接触和操作，人员都会受到轻重不等的影响。

辐射的危害较大，世界卫生组织列出辐射对人体的五大影响。①辐射是心血管病、糖尿病、癌变的主要诱因；②对人体生殖系统、神经系统、免疫系统造成伤害；③是孕妇不孕、流产、畸胎等病变的诱发因素；④直接影响儿童的发育、骨髓功能，导致视力下降、视网膜脱落，肝脏造血功能下降；⑤辐射可使性功能下降，女性内分泌紊乱，月经失调。即便环境中的辐射强度不大，若时间过长，也应引起注意。在大量研究的前提下，国家对防辐射做了许多规定。这里仅对防辐射的食品做简单介绍。

西方发达国家对辐射防护探索的较早，对辐射机制的研究基本上是建立在西医药理基础之上的，但因为辐射对人体的危害是综合性的，以一种或少数几种化合物是很难解决辐射对人体的危害的，所以不要完全依赖抗辐射西药，还是要服用一些抗辐射保健食品或中草药。经常接受放射线的工作人员、接受放疗的人员需要同时增强免疫力和提高造血能力，在选择上也要有所侧重，可以适当选用以人参、阿胶、灵芝等补药为主要成分的保健食品，平时也可以长期服用蜂产品、螺旋藻等抗辐射产品。接受电磁辐射的人员多不宜长时间服用人参、灵芝等保健食品，适宜长时间服用蜂产品、螺旋藻等抗辐射产品。如果经常使用手机和电脑，建议经常服用蜂产品或螺旋藻。

5. 肿瘤的饮食预防

随着物质生活水平的普遍提高以及食物选择的日益丰富，人们不再为食不果腹而烦扰，反而因饮食不合理而惹上了病。如乳腺癌、肠癌、肺癌、食管癌等肿瘤的发病均与饮食密切相关，而合理安排饮食也能有效预防肿瘤。

无论是营养不足，还是营养过剩，都是肿瘤的诱因。过去人们认为"营养不良"就是营养不足，而当今其新概念包括营养不足与营养过剩两个方面。

营养不良与肿瘤的关系包括两层意义。①营养不良的人群更容易发生肿瘤，简单地说就是过分消瘦（营养不足）、过度肥胖（营养过剩）的人群均容易发生肿瘤，其机制涉及免疫失衡、代谢紊乱等多个方面；②肿瘤患者更容易发生营养不良，表现为营养不足，即消瘦，体重下降。

改变营养不良状态，通过合理营养，调整饮食习惯可以预防50％～80％的肿瘤。营养饮食预防肿瘤的原则如下。

（1）食物和热量限制

有研究发现在啮齿类动物中限制食物摄入或仅减少淀粉摄入而限制热量可减少自然发生或诱导产生的肿瘤，此项研究已被多人证实。在另一项独立的研究中，发现限制热量摄入能降低小鼠乳腺导管的增生。然而，以上研究是针对啮齿动物的，关于热量限制对人类肿瘤影响的研究尚待开展。但从动物实验中可以看到此种肿瘤预防的可能性。

（2）食用新鲜的水果与蔬菜

新鲜的水果与蔬菜含有大量的防癌物质，如西蓝花、菜花、卷心菜等十字花科蔬菜中发现的有效化学防癌物——二硫酮。合成二硫代硫酮已经在一些实验动物中表现出对肺、结肠、乳腺和膀胱肿瘤的扩散起抑制作用。西蓝花中分离出的萝卜硫素是一种异硫氰酸盐，它能阻止以化学方式诱发的老鼠乳腺肿瘤。新鲜水果、蔬菜中普遍含有的纤维素能减少致癌物与肠壁的接触时间而减少结肠癌的发生，而其所含的维生素 A、维生素 C、维生素 E 及吲哚等物质对肿瘤预防也有积极意义。少食或不食新鲜水果与蔬菜的人，其胃癌发生率将提高5～6倍。虽然多种防癌物质不断地被发现，但人们更倾向于认为水果与蔬菜的防癌机制是其各种成分共同作用的结果。值得一提的是，对于腌渍的蔬菜和不新鲜的蔬菜因亚硝酸盐含量成倍增加而成为致癌的危险因子。

（3）大豆的妙处

大豆为人们提供优质的植物蛋白，同时含有多种抗肿瘤的成分：六磷酸肌醇能抑制大鼠和小鼠的结肠癌。β-谷甾醇能降低 N-甲基-N-亚硝基脲诱发结肠癌。大豆中的蛋白酶抑制因子，如大豆胰蛋白酶抑制因子、皂素、染料木黄酮能降低结肠癌、乳腺癌和前列腺癌患者的病死率。Bowan-Birk 抑制因子（BBI）是一种对肿瘤具有极大抑制作用的物质。BBI 能完全抑制结肠癌的发生，可抑制71％的肝脏肿瘤、86％的口腔上皮癌与48％的肺癌发生。然而，事物总是具有两面性。大豆中的蛋白酶抑制因子虽有预防肿瘤的作用，同时也会产生一定的不良作用：①对年幼动物的生长和体重增加有抑制作用；②蛋白酶抑制因子可引起小鼠胰腺的增生、肥大，但似乎并不增加胰腺癌的发生率，对于某些种属甚至可以减少胰腺癌的发生率。但也有人认为该作用是大豆所含的脂肪所引起的，与大豆的蛋白酶抑制因子无关。

（4）补充抗氧化剂

DNA 的氧化损伤是肿瘤发生原因之一。从食物中得到的抗氧化剂尚不足以减少 DNA 的氧化损伤。所以，补充维生素 A、维生素 C、维生素 E、β-胡萝卜素和硒等抗氧化剂可消除自由基，减轻氧化损伤，从而减少多种肿瘤的发生。在一项长达5～8年的癌症预防研究中，科学家们发现每日补充 α-生育酚 50mg 能使男性烟民的前列腺癌发生率下降34％，结肠和直肠癌发生率下降16％。此外，维生素C可减少体内致癌物亚硝胺的生成，从而减少胃肠肿瘤的发生。

6. 大学生食物的选择

（1）当代大学生饮食现状

如今大多数大学生都是第一次远离父母独立生活，在校养成许多不良的饮食习惯，如不吃早餐、吃饭速度太快、零食代替正餐，致使饮食质量总是得不到保证，严重影响了当代高校大学生的体质健康。从饮食规律来看，能够保证三餐规律的仅有33.9％，只有24.2％的学生从不错过三餐中的任何一顿正餐。其中男生的规律性比女生更差，超过半数的男生不能按时吃早餐。男生比较喜欢运动和玩电脑，一旦沉溺很容易耽误吃饭时间。

此外，大学生饮食随意性大。六成大学生从不注意食物的营养搭配，其中超过一半的人吃饭主要考虑简便原则，50.4％的人饮食规律受情绪好坏影响。大学生中很大比例的人群喜欢吃零食，女生比例明显高于男生，七成女生吃零食排解无聊，吃零食的主要原因是情绪不好或没时间吃饭。吃饭细嚼慢咽的大学生仅25.8％，部分大学生进餐时习惯狼吞虎咽，吃饭速度很快，男生表现得更突出。女生则喜欢边吃饭边看电视或书，吃饭不够专注。近半数学生习惯喝啤酒，每个月都会喝1～2次啤酒的学生占48.3％，超过3次的占19％，有的学生甚至每月喝啤酒超过10次，男生比例高于女生。还有35％的男生每月会喝1～2次白酒。

从膳食构成来看，大学生的主要食品是米面等，蔬菜、水果和蛋奶类食物摄入量很少，仅两成学生能保证每天吃肉。优质蛋白质的摄入量过低，维生素和矿物质不能得到足够补充，不能满足正常生长发育所需。调查结果显示：目前大学生的饮食结构、规律都有待提高，食物摄入的总能量不够，蛋白质更少。大学时期处于人一生中生长发育的旺盛时期，脑力和体力活动频繁，长此以往会出现营养不良、体力不支的情况，不利于大学生的健康发展。

（2）存在问题

① 不吃早餐或早餐营养质量不高。大学生普遍不重视早餐，相当多的大学生不吃早餐或早餐营养质量不高。国内外的许多研究表明，不吃早餐和早餐营养质量不高的学生，其数字运用、创造性、想象力和身体发育等方面均会受到严重影响。因此，要重视对大学生进行早餐教育，让大学生意识到吃早餐的重要性，并让大学生了解早餐的食物种类、数量和营养搭配情况。

② 偏爱零食。大学生中喜欢吃零食的情况非常普遍，尤其是女生更加偏爱零食。零食所提供的能量、营养素不如正餐均衡、全面，而且多数零食味道浓厚，过于香甜或咸鲜，脂肪和糖盐的含量较高，既影响大学生进食正餐的胃口，又容易造成钙、铁、锌、碘、维生素等多种营养素的缺乏。因此，要教会大学生选择营养相对均衡全面的零食，既享受到吃零食的快乐，又能获得良好的营养。

③ 偏爱洋快餐。从营养的角度看，洋快餐普遍都是肉多、菜少、高能量、高脂肪、低膳食纤维、低维生素、低矿物质的食品。比如马铃薯的营养价值非常高，含有丰富的维生素、矿物质和优质淀粉，但用马铃薯炸制的薯片、薯条中却吸收大量的油脂，能量增加、维生素被破坏了，是典型的"能量炸弹"。

④ 偏爱油炸食品。油条、煎饼、油炸花生、煎鸡蛋等油炸食品以其鲜美酥脆的口感，深受大学生青睐。此类食品经高温烹调可产生有致癌作用的丙烯酰胺、苯并芘等毒性物质，

故油炸食品不宜多食用。

⑤ 校外就餐。大学生，尤其是男生在校外就餐的次数明显高于女生。他们选择校外就餐的原因：有的是认为校外饭菜价格适中，口味要比学校食堂好；有的认为校外就餐自由方便，不受时间和地点的限制；有的经常是因为同学、朋友聚会而外出就餐。大多数学生校外就餐的地点选择在学校周边餐馆、街边小店、小摊上，但这些地方大多条件简陋、缺少消毒器具、用餐环境恶劣，存在严重的食品安全隐患。

⑥ 白开水饮用量偏少。很多大学生没有主动饮水的习惯，每日的饮水量不足，往往是渴极了才暴饮一顿。现在的瓶装水和饮料越来越多，有些大学生常以此替代喝白开水，认为比喝白开水更有营养，尤其偏爱含糖饮料和果汁。其实从健康的角度来看，白开水是最好的饮料，里面含有多种对人体有益的矿物质和微量元素，而且它不用消化就能为人体直接吸收利用。

⑦ 蔬菜和水果摄入量少。大学生膳食结构不合理还表现在每餐主食量摄入偏多，而蔬菜水果摄入量较少。蔬菜和水果能够为人体提供每日以及长期健康所必需的多种维生素和钙、磷、铁等矿物质。它们还能增加膳食纤维，有助于体内酸碱平衡，从而达到一个平衡的膳食模式。

⑧ 饮食不规律。有相当一部分大学生一日三餐进餐时间和进餐间隔无规律，甚至三餐的食量分配也无任何规律，随意性非常大。如果摄食不足或饮食过度，都会伤害脾胃的功能。饮食不规律、饥一顿饱一顿是导致消化系统紊乱的主要原因，长期没有规律会导致疾病的发生，必须引起注意。

（3）营养健康教育存在的主要问题

由于我国大多数学生家长没有受过系统的营养与健康教育，缺乏应有的营养与健康知识，在指导学生饮食方式和营养摄入方面存在着许多传统的错误做法，给学生的营养与健康带来了许多传统观念问题。

饮食与情绪紧密相关，对于许多人而言，它象征快乐、痛苦、奖赏、处罚等，也许这就是营养学无法普及的最主要原因。

过度依赖医生，也是人们忽略营养的原因。例如：医生一般不指导病人饮食，他们就理所当然地忽略了营养。大多专科医生学的是医学，他们的专长是治病，而不是保健。近年来已有越来越多的医生致力于营养工作，成绩非常卓著。然而，大多数医生的目的仍然是着眼于治病，而营养的目的则是为维持人体的健康并且预防疾病。

（4）营养与健康教育的必要性

随着我国经济的发展，特别是高校后勤社会化改革后，政府和社会十分关注大学生的营养与健康问题。然而，许多大学生仍然营养不良，不少学生缺铁、缺钙，而另一些学生却营养过剩。究其原因，是由于90%的大学生营养知识完全缺乏，许多学生不善于科学地安排自己的饮食。我国著名的营养学专家于若木曾深刻地指出："人民的营养问题不是孤立的问题，主要是受国民经济发展程度的制约，可以说，它与经济发展是同步进行的。"

所以说，在我国人民的生活条件已得到很大改善的条件下，向大学生宣传和普及健康、营养知识，不仅必要而且刻不容缓。

参考文献

安建，张穹，牛盾. 中华人民共和国农产品质量安全法释义［M］. 北京：法律出版社，2006.

白晨，黄玥. 食品安全与卫生学［M］. 北京：中国轻工业出版社，2014.

曹小红. 食品安全与卫生［M］. 北京：科学出版社，2013.

成蕾，丁莉. 戒垃圾食品［M］. 北京：中国海关出版社，2007.

杜美丽. 中国食品安全现状与食品质量管理问题分析［J］. 食品安全导刊，2017（36）：27.

高福成. 方便食品［M］. 北京：中国轻工业出版社，2000.

国家卫生和计划生育委员会，国家食品药品监督管理总局. 食品安全国家标准 食品中污染物限量：GB 2762—2017
　　［S］. 北京：中国标准出版社，2017.

韩青，袁学国.《农产品质量安全法》实施对批发市场经营行为影响研究［J］. 中国流通经济，2010（5）：64-67.

韩勇成. 食品添加剂对食品安全的影响［J］食品安全导刊，2018（27）：26

黄冬虹. 明朝穿越至当代的绿仙子［N］. 东南早报，2011-06-10.

蒋昕捷，朱红军，胡颖廉，等. 食品安全报道手册［M］. 北京：人民出版社，2014.

黎柳茜. 6000万元国补流向植保无人机［N］. 财新周刊，2018-03-12（10）.

李鹤，胡文忠，姜爱丽. 不同来源DHA提取技术及其在食品工业中的应用进展［J］. 食品工业科技，2017，38（07）：
　　390-394.

李静，王永，杨耀东. 棕榈油与常见食用油脂脂肪酸组分的比较分析［J］. 南方农业学报，2016，47（12）：2124-2128.

李震海. 浅析《食品安全法》的亮点与不足［J］. 中国卫生监督杂志，2009，18（6）：549-551.

厉曙光主编. 营养与食品卫生学［M］. 上海：复旦大学出版社，2012.

陆爱红. 推动食品造假行为直接入刑契合民意［J］. 中国防伪报道，2017（7）：17.

罗青. 食用菌营养价值及开发利用研究［J］. 郑州师范教育，2015，4（02）：31-35.

罗云波，吴广枫，张宁. 建立和完善中国食品安全保障体系的研究与思考［J］. 中国食品学报，2019，19（12）：6-13.

吕芮光. 小心伤于无形的沙门氏菌［EB/OL］. http://www. xinhuanet. com/science/2018-01/29/c_136933705. html.

全国人民代表大会常务委员会. 中华人民共和国食品安全法［Z］. 2015-04-24.

邵利君，郇延军，甘春生. 热处理对腌制肉糜制品中亚硝酸盐及亚硝胺变化的影响因素分析［J］. 食品与发酵工业，
　　2010，36（06）：190-195.

孙明远. 食品营养学［M］. 北京：科学出版社，2006.

孙秀发，周才琼，肖安红. 食品营养学［M］. 郑州：郑州大学出版社，2011.

唐雨德，周东明. 食品营养与安全［M］. 苏州：苏州大学出版社，2016.

王吉. 温岭给2000多棵杨柳树打针［N］. 台州晚报，2017-4-24（15）.

吴传东. 捍卫舌尖安全食品造假拟直接入刑［J］. 食品安全导刊，2019（17）：6-9.

杨洁彬，王晶，王柏琴，等. 食品安全性［M］. 北京：中国轻工业出版社，1999.

杨有旺，李昌海. 食品安全常识［M］. 武汉：湖北科学技术出版社，2012.

于文萃. 五类常见食品脂肪含量的测定［J］. 黑龙江生态工程职业学院学报，2013，26（06）：27-28.

张小莺，殷文政. 食品安全学［M］. 北京：科学出版社，2017.

赵长明. 食品安全监管体系现状及发展建议［J］. 农业工程，2018，8（10）：74-76.

中国科普博览. 黄曲霉毒素［EB/OL］http://www. kepu. net. cn/gb/lives/microbe/microbe_toxin/200310170029.
　　html. 2013-10-17/2019-10-10

中国食品科学技术学会. 2014年食品安全热点科学解读［J］. 食品安全与营养，2015：15-39.

中国营养学会. 中国居民膳食指南2016［M］. 北京：人民卫生出版社，2016.

朱模忠主编. 兽药手册［M］. 北京：化学工业出版社，2002.

Brian Clrak Howard. 5 Other Mines at Risk of Spilling Toxic Waste. National GeograpHic, 2015. Web. 15 September 2019. https://www. nationalgeographic. com/news/2015/08/150814-hardrock-mines-toxic-waste-pollution-colorado-mine-environment-gold-king-spill/.

CHANG Y F, WEN J F, CAI J Fetal. An investigation and pathological analysis of two fatal cases of cadmium poising [J]. Forensic Sci Int, 2011, 220 (1-3): 125-144.